L'ÉDUCATION THÉRAPEUTIQUE DES PERSONNES VIVANT AVEC LE DIABÈTE DE TYPE 2 AU CAMEROUN

Une analyse socioanthropologique

Collection Etudes Eurafricaines
Dirigée par André Julien Mbem

Le Sahara et la Méditerranée, frontières entre l'Afrique et l'Europe, sont aussi des passerelles par lesquelles, depuis des siècles, au-delà des tragédies et des drames, se rapprochent et se remodèlent ces deux ensembles géographiques et leurs civilisations. La collection « Etudes Eurafricaines » encourage la diffusion d'études historiques et prospectives sur les symbioses dont cette partie du monde est l'antique théâtre.

Déjà parus

BERTE Oumar, *La CEDEAO face aux changements anticonstitutionnels de pouvoir en Afrique de l'Ouest*, 2022.
MATABISHI NAMASHUNJU Samuel, *Education au développement durable en République démocratique du Congo. Cadre théorique et approches historique et linguistique*, 2022.
DEMOUSSA Eugénie, *Evolution de la formation des enseignants en Afrique subsaharienne. Etude comparative entre le Sénégal et la France*, 2022.
ADOUM-BAKHIT HAGGAR Hassan, *La Communauté économique et monétaire des Etats de l'Afrique Centrale (CEMAC). Les obstacles à l'intégration en zone CEMAC*, 2022.
Jérémie POGOROWA, *Retours à Ouagadougou d'étudiants burkinabè de Côte d'Ivoire. Projets migratoires et stratégies d'inscription sociale*, 2022.
Guy-Fabrice HOLO, *Les régimes de transition en Afrique subsaharienne francophone. Volume II*, 2022.
Guy-Fabrice HOLO, *Les régimes de transition en Afrique subsaharienne francophone. Volume I*, 2022.
AMBOMO Myriam Sylvie, *L'agir infirmier et la dignité humaine. De la conception à l'opérationnalisation. Cas des hôpitaux camerounais*, 2022.
NTSAME MINTSA Pauline Vanessa, *L'impact du droit français sur les droits de la défense en matière pénale au Gabon*, 2022.
MOUPEBELE MAKADJOKA Chislain, *Le Gabon, la France et la Banque des Etats de l'Afrique Centrale (1959-1992). De la décolonisation à l'internationalisation des relations monétaires et financières*, 2022.
OVOUNDAGA Marcy Delsione (dir.), *Les moyens de communication au Gabon. Mutations sociopolitiques et enjeux de gouvernance*, 2021.
ADOUM-BAKHIT HAGGAR Hassan, *Le pipeline Tchad-Cameroun : histoire d'une grande infrastructure africaine*, 2021.
DITENGOU ROCKAYA Nielle, *L'usage des technologies de l'information et de la communication en Afrique centrale. L'exemple du Gabon*, 2021.

Myriam Sylvie Ambomo

L'ÉDUCATION THÉRAPEUTIQUE DES PERSONNES VIVANT AVEC LE DIABÈTE DE TYPE 2 AU CAMEROUN

Une analyse socioanthropologique

Préface de Laurent Vidal

L'Harmattan

Du même auteur

L'agir infirmier et la dignité humaine.
De la conception à l'opérationnalisation. Cas des hôpitaux camerounais,
L'Harmattan, 2022.

5-7, rue de l'École-Polytechnique, 75005 Paris

http://www.editions-harmattan.fr

ISBN : 978-2-14-027280-6
EAN : 9782140272806

LISTE DES ABRÉVIATIONS, ACRONYMES ET SIGLES

ACADIA : Association Camerounaise du Diabète

ADO : Antidiabétiques Oraux

APS : Activités Physiques et Sportives

AVC: Accident Vasculaire Cérébral

CDBPS: Centre pour le Développement des Bonnes Pratiques

BIT : Bureau International du Travail

CDiC: Changing Diabètes in Children

CDMT: Cadre de Dépenses à Moyen Terme CNO : Centre National d'Obésité

CMA: Centre Médico-d 'Arrondissement

CCC : Communication pour le Changement de Comportement

CNHD: Centre National d'Hypertension et de Diabète

CNO: Centre National d'Obésité

CPMNT : Consortium National pour la Prévention et le Contrôle des MNT au Cameroun

COGE: Comité de Gestion

CSI: Centre de Santé Intégré

CUSS: Centre Universitaire des Sciences de la Santé

DLM : Direction de Lutte Contre la Maladie

DM : Disease Management

DSCE : Document de Stratégie pour la Croissance et l'Emploi

DT2 : Diabète de type 2

ENTRED : Échantillon national témoin représentatif des personnes Diabétiques

ETP : Éducation Thérapeutique de la Personne malade

FCB : Fondation Chantal Biya

FID : Fédération Internationale du Diabète

FIDRA : Fédération Internationale du Diabète Région Afrique

HAS : Haute Autorité de Santé

HbA1c : Hémoglobine Glyquée

HCY : Hôpital Central de Yaoundé

HDO : Hôpital de District d'Obala

HoPiT : Health of Population in Transition Research group

HTA : Hypertension Artérielle

I.N.P.E.S : Institut National de Prévention et d'Éducation pour la Santé.

IEC : Information Education Communication

INS : Institut National de la Statistique

InVS : Institut National De Veille Sanitaire

MC : Modèle de Coordination

MD : Maison des diabétiques

MCNT : Maladie Chronique Non Transmissible

MINPAT : Ministère du Plan et Aménagement du Territoire

MINSANTE : Ministère de la Santé Publique

MINSEP : Ministère des Sports et de l'Éducation Physique

MTP : Mode de Travail Pédagogique

MTP1 : Mode de Travail Transmissif

MTP2 : Mode de Travail Incitatif

MTP3 : Modèle de Travail Appropriatif

MW : Modèle de Wagner

OMD : Objectif du Millénaire pour le Développement

OMS : Organisation mondiale de la Santé

PCA : Paquet Complémentaire d'Activités

PE : Pays Émergents

PMA : Paquet Minimum d'Activités

PNDS : Plan National de Développement Sanitaire

PSNIML-MCNT : Plan Stratégique National Intégré et Multisectoriel de Lutte Contre les Maladies Chroniques Non Transmissibles

PVD : Personne Vivant avec le Diabète

PVD2 : Personne Vivant avec le Diabète de type 2

RÉFIPS : Réseau Francophone International pour la Promotion de la Santé

RSSP : Réorientation des Soins de Santé Primaires

SIS : Système d'Information Sanitaire

SNIS : Système National d'Information Sanitaire

SSS : Stratégie Sectorielle de Santé

SWAP : Sector Wide Approach

UA : Union Africaine

UKPDS : United Kingdom Prospective Diabetes Study (menée en Grande-Bretagne à partir de 1977 et pendant 20 ans sur 5000 patients).

VIH/Sida : Virus de l'Immunodéficience Humaine/ Syndrome de l'Immunodéficience acquise

PRÉFACE

L'anthropologie de la santé – en tant qu'approche plus que discipline – voit au fil des années ses domaines d'investigation s'élargir, se diversifier. Symétriquement, d'autres disciplines – par exemple la science politique ou la santé publique – investissent de plus en plus des questionnements habituellement traités par les seuls anthropologues. Illustrant le premier constat, je mentionnerai l'investissement de l'anthropologie dans le fonctionnement de ce qu'on appelle communément la médecine moderne ou conventionnelle. L'anthropologue ne s'intéresse alors plus préférentiellement aux recours de types traditionnels, aux représentations du corps, ou aux traitements culturels de la maladie ou de l'infortune. Il ne s'agit ni de le regretter ni de s'en féliciter mais plutôt de garder à l'esprit que ce champ d'étude a aussi été fondateur et influence encore aujourd'hui les travaux sur d'autres questions, relevant donc de la médecine dite moderne.

Dans cette perspective, trois entrées thématiques permettent de caractériser la production de l'anthropologie de la santé : celle s'intéressant à des pathologies, analysées dans leurs « traitements » par le monde de la santé (soignants, décideurs…), celle se penchant sur les acteurs de la santé (je pense ici aux études sur les relations entre soignants et malades, sur la culture de service dans les structures de santé) et enfin celle qui se penche sur le fonctionnement du système de santé. Ce dernier point est une bonne illustration de mon second constat introductif puisqu'il voit s'y impliquer des politistes et des spécialistes de la santé publique.

L'ouvrage de Myriam Sylvie Ambomo s'inscrit avec bonheur dans cette nouvelle anthropologie de la santé en contribuant à chacun de ces trois angles d'approche. A ce qui est déjà en soi une originalité du travail qui nous est ici présenté s'ajoute une seconde caractéristique, à savoir que l'auteure est elle-même « soignante », cadre de la santé à Yaoundé, ayant aussi des fonctions de management dans le système de santé. Et il est important de souligner que cette proximité avec son objet, n'apparaît jamais comme une difficulté, une lourdeur, suivant l'idée que la chercheure par ailleurs professionnelle de santé n'arriverait pas à mettre à distance son objet. Jamais ne transparaît cet écueil dans les analyses de Mme Ambomo. Je dois ici aussi insister sur le mérite de l'auteure d'avoir réussi à mener de pair son travail et son engagement dans un doctorat, à l'origine de ce livre.

Nous sommes donc en présence d'un travail qui s'intéresse à deux questions dont on peut se demander les raisons pour lesquelles elles ont été aussi peu pensées ensemble : la vie avec le diabète d'un côté et l'Éducation Thérapeutique, d'autre part. A cela j'ajoute que se pencher en tant qu'anthropologue de la santé sur le diabète de type 2 en Afrique est déjà en soi relativement original dans un contexte où les maladies « phares » de la discipline sont plutôt soit de grandes épidémies (VIH, tuberculose, voire Ebola) soit des pathologies dites tropicales (paludisme). Il est de ce point de vue heureux et notable que l'anthropologie s'intéresse à ces pathologies qui préoccupent les acteurs de la santé publique – diabète, hypertension artérielle, par exemple. De son côté l'Éducation Thérapeutique a certes été étudiée par les sciences sociales mais pas nécessairement en lien avec le diabète : les chercheurs travaillant sur le VIH, la vaccination, la santé maternelle ont aussi croisé cette question.

L'intérêt de cet ouvrage est donc de se plonger dans ce rapport à l'Éducation Thérapeutique des soignants qui tous sont en mesure d'en défendre, au moins sur le principe, la pertinence pour la prise en charge de la Personne Vivant avec le Diabète de type 2, qui doit comprendre les enjeux d'un suivi scrupuleux de son traitement et des règles diététiques. En avoir conscience est une chose, le faire en est une autre. Et c'est dans ce glissement que se nichent les investigations de Mme Ambomo à partir d'enquêtes auprès de soignants et de Personnes Vivant avec le Diabète de type 2, dans des centres de prise en charge et des associations d'aide aux personnes diabétiques à Yaoundé, au Cameroun. L'argumentaire central de l'auteure, que le lecteur pourra saisir dans sa complexité dans les pages qui suivent, consiste à dire que l'Éducation Thérapeutique demeure trop médicalo-centrée, alors que son appropriation par les personnes malades dépend de l'articulation des dimensions anthropologiques, sociologiques impliquant les facteurs personnels, familiaux, relationnels qu'il faut prendre en compte. Et Mme Ambomo d'expliquer que ce manque d'ouverture de l'approche de l'Éducation Thérapeutique s'explique pour partie par les comportements et les interactions des soignants – des « jeux d'acteurs »

- qui oscillent entre la volonté d'une harmonisation de l'Éducation Thérapeutique et la persistance de relations conflictuelles.

Je finirai en disant que l'attrait du livre réside aussi dans le fait que le lecteur se retrouve à la fois en terrain familier et inconnu, ou peu connu. Familier car les exigences du diabète de type 2 sont connues, de même que la complexité des relations au sein des équipes soignantes, pour quelque pathologie que ce soit. Mais aussi inconnu car ce qui se joue de spécifique dans la mise en œuvre de l'Éducation Thérapeutique qui plus est appliquée à une maladie chronique comme le diabète de type 2, demeure largement à découvrir. C'est ce à quoi j'invite le lecteur.

Laurent Vidal

Institut de recherche pour le développement – IRD

INTRODUCTION

L'Éducation Thérapeutique de la personne malade est devenue aujourd'hui une pratique indissociable de la thérapeutique (Ivernois (d') et Gagnayre, 2002). En ce sens, elle apporte aux personnes malades des connaissances, des compétences, de l'aide et du soutien nécessaires pour qu'elles soient capables de vivre avec leur maladie chronique et maintenir ou améliorer leur qualité de vie (HAS, 2007). C'est dans cette optique que l'OMS (1998) a reconnu l'Éducation Thérapeutique du patient comme moyen efficace pouvant amener la personne à mieux gérer son diabète. La mise en œuvre de cette approche de soins est fonction du contexte et des acteurs. Le but poursuivi est de maintenir ou d'améliorer la qualité de vie de la personne malade, de diminuer les hospitalisations et le recours aux soins d'urgence (HAS, 2007). Cette approche définitionnelle nous interpelle en ce sens que la qualité de vie, qui est le but recherché ici, ne représente pas la seule composante de la santé. En d'autres termes, peut-on dire que la santé seule assure la qualité de vie ? De plus, au regard de nombreuses complications liées au diabète, l'Éducation Thérapeutique ne vise-t-elle pas plus que l'observance thérapeutique ?

À propos de la qualité de vie, un consensus conceptuel est difficile, car chaque personne vivant avec le diabète a une perception individuelle de ce concept. Il se dégage une compréhension polysémique due à la notion de subjectivité attachée à ce concept. C'est sous cet angle que l'approche définitionnelle de Deccache (2002) conçoit la qualité de vie comme un concept complexe, car influencé par les dimensions biologiques, psychologiques, sociales, le niveau d'autonomie, ainsi que sa relation avec son environnement. Cette approche rencontre celle de Lawton (1991) qui conçoit la qualité de vie comme une évaluation multidimensionnelle permanente qu'une personne porte sur sa relation avec l'environnement dans le temps passé, présent et à venir selon des critères à la fois intra personnels et socio-normatifs de la qualité de vie. De plus, cette qualité de vie intègre le respect des droits de la personne à savoir : droit de choisir, de décider, d'agir, de contrôler et d'exister à travers sa maladie et son traitement. Sous cet angle, le professionnel de santé ne saurait prôner la qualité de vie de la Personne Vivant avec le Diabète de type 2 sans chercher à comprendre la construction de cette notion.

Comme la qualité de vie, l'autonomie de la Personne Vivant avec le Diabète de type 2 est aussi visée à partir de l'Éducation Thérapeutique de la Personne malade. Conduire la Personne Vivant avec le Diabète de type 2 vers l'autonomie peut engendrer des confusions chez des acteurs. Quel sens donne-t-on au concept d'autonomie, celle qui conduit à la gestion d'une pathologie ou à la gestion de la santé ? S'agit-il de rendre la Personne Vivant avec le Diabète de type 2 « soignant d'elle-même » ? C'est-à-dire être juge et partie au point où elle pourra se passer du professionnel ? Ou alors, ne s'agit-il pas d'un piège pour la Personne Vivant avec le Diabète de type 2 qui, dans des situations de complications, se voit attribuer la responsabilité de ce qui lui arrive pour n'avoir pas suivi les recommandations ? L'Éducation Thérapeutique de la personne malade requiert certes des connaissances et des compétences de la part du professionnel de santé, mais également des compétences des personnes malades et d'autres acteurs. L'acceptation de la maladie, la compétence de décision, l'état d'esprit et les représentations de la maladie et de L'Éducation Thérapeutique de la Personne malade entre autres sont autant d'éléments qui influencent la participation des Personnes Vivant avec le Diabète de type 2 et l'implication des proches aidants. Dans cette optique, les professionnels qui ont une responsabilité dans la qualité des recommandations, les modes de communication et les méthodes pédagogiques adéquats doivent développer des compétences de négociation. Étant donné que les compétences professionnelles sont mises en œuvre d'une manière routinière, comment le professionnel de santé intègre-t-il les soins techniques, la consultation et l'approche de soins éducative ? De même, comment intègre-t-il toutes les dimensions de la personne vivant avec le diabète pour rendre L'Éducation Thérapeutique de la personne malade efficace ? Aussi est-il important de relever que le temps est capital dans l'évaluation du soin éducatif. Tandis que dans le soin technique l'évaluation est immédiate à partir d'un symptôme. L'évaluation de l'Éducation Thérapeutique de la personne malade nécessite la prise en compte de l'histoire de la maladie influencée par l'histoire de vie de la personne malade, celle-ci a des conséquences sur l'évolution de la maladie et l'avenir de la PVD2. Le temps devient un paramètre incontournable pour procéder à une évaluation des soins éducatifs. Dans le processus de soins, les professionnels de santé pensent faire du bien aux personnes malades. Mais peut-on faire du bien à l'autre sans son accord ? La notion de bien est délicate, car elle suscite une compréhension diversifiée selon les personnes : est-ce l'équilibre de la maladie en référence à l'observance thérapeutique ou alors l'équilibre de la personne malade ?

Il nous semble pertinent de signaler que le diabète de type 2 est l'une des anciennes maladies chroniques où l'Éducation Thérapeutique est assurée. Malgré des progrès considérables faits au cours de ces dernières années en rapport avec la prise en charge des maladies chroniques en général et du diabète de type 2 en particulier, la question de l'évolution du diabète et de ses complications se pose encore aujourd'hui avec acuité. Des recherches basées sur le vécu du malade, les compétences de la personne malade et la relation d'aide sont une source de connaissances indispensable pour comprendre la Personne Vivant avec le Diabète de type 2 (Lacroix, 2007). De même, les programmes, modèles et les méthodes d'Éducation Thérapeutique ont aussi été analysés en vue d'améliorer la pratique de l'Éducation Thérapeutique de la personne malade (Eymard, 2010).

Kleinman (1988) et Young (1982) dégagent trois dimensions d'une pathologie. En référence au diabète de type 2 il se dégage la dimension *Disease,* qui fait référence au biologique et ramène à la forme clinique de la maladie, et à ce que Jaffré (1999) appelle *«matérialités du corps et des états morbides* » (p. 34). Cette dimension est celle qui est accessible aux professionnels de santé. En revanche, la dimension *Illness* est subjective et seule la personne malade peut l'exprimer. Enfin, la dimension *Sickness* est sociale et fait référence aux savoirs populaires. De ce point de vue, la première interrogation qui émerge est celle de savoir comment se construit l'identité de malade ? Est-ce un processus individuel ou alors un processus collectif impliquant l'institution de soins d'une part et la société d'autre part ?

Le diabète de type 2 présente des caractéristiques qui lui sont propres et qui méritent une attention particulière. D'un point de vue biologique, le diabète est une maladie qui évolue de manière insidieuse. Très souvent, sa découverte est fortuite. Elle peut intervenir au cours d’une consultation classique, ou alors à la lumière d'une complication. Pour la plupart des scientifiques, les causes de cette pathologie sont liées aux changements des modes de vie, mais aussi à une certaine prédisposition génétique. Malgré toutes les dispositions qu’une personne malade peut prendre, il est parfois difficile de maîtriser son évolution. Les variations du paramètre biologique qu’est la glycémie sont souvent une source de complications graves et parfois invalidantes, aiguës ou chroniques.

L’absence de contextualisation des référentiels des compétences en Éducation Thérapeutique de la Personne malade pour les pays en développement est un autre aspect du problème qui a entraîné des pratiques diversifiées d’Éducation Thérapeutique de la Personne malade. Ces dernières évoluent et se construisent selon les réalités du contexte de l’action. En effet, les pratiques d’Éducation Thérapeutique de la Personne malade au Cameroun sont fonction des représentations, des ressources dont disposent les acteurs, ainsi que celles de l’environnement du système de soins. Deux acteurs sont dans la plupart des cas pris en compte dans l’Éducation Thérapeutique de la Personne malade, le professionnel de santé et la Personne Vivant avec le Diabète de type 2. Pourtant les proches aidants, le personnel administratif, les associations des malades et les institutions de prise en soin sont des acteurs incontournables dans l’Éducation Thérapeutique de la personne malade. Par ailleurs, les divers itinéraires thérapeutiques des Personnes Vivant avec le Diabète de type 2, leurs expériences profanes ainsi que leurs motivations, sont entre autres des éléments illustratifs qui influencent leurs actions dans le champ de l’Éducation Thérapeutique de la personne malade. Concernant l’organisation de l’Éducation Thérapeutique de la personne malade, elle varie selon les institutions. Au sein des associations, le programme des séminaires d’Éducation Thérapeutique de la personne malade est mieux structuré, connu et affiché tandis que dans les centres de prise en charge des Personnes Vivant avec le Diabète de type 2, cette organisation est implicite, car elle se dévoile à travers le circuit du malade. Les missions et la philosophie de l’institution de soins sont à la base de cette organisation. Ces disparités dans l’organisation et le comportement des acteurs autour de l’Éducation Thérapeutique de la personne malade sont la preuve qu’il existe une dynamique de construction de cette dernière au Cameroun. Celle-ci peut être en même temps source de contradictions et de richesses dans le fond et la forme du concept d'Éducation Thérapeutique de la Personne malade.

L'Éducation Thérapeutique de la personne malade, considérée comme un champ d'interactions complexes, peut engendrer des conflits. Ainsi, chaque acteur, par des interactions, trouvera des motifs d'agir d'une manière ou d'une autre. La confrontation des rationalités des acteurs selon leurs spécialités traduit une quête de sens pour une construction efficace de l'Éducation Thérapeutique de la personne malade au Cameroun, malgré les questions de coordination, de jeux de pouvoir et des enjeux de leadership qui se posent dans le champ de l'Éducation Thérapeutique de la personne malade. Relevons par ailleurs que même si les pratiques de l'ETP au Cameroun se réduisent à l'information au sujet des savoirs ou des savoir-faire (Eymard, 2010), elles cachent le degré d'influence des facteurs personnels, comportementaux, environnementaux et le type de relations réciproques qui s'opèrent. La capacité d'un acteur à atteindre son objectif pour le professionnel par exemple, l'appropriation et la transformation des savoirs de la Personne Vivant avec la Diabète de type 2 (PVD2) restent fortement marquées par le degré de motivation, la charge de travail, la culture d'entreprise et les relations professionnelles entre autres. Ces contraintes du contexte de l'ETP et les intérêts des acteurs sont à la base de nombreuses dissonances, de conflits et de crises d'identités. Ceci peut avoir comme conséquences la non-prise en compte des transitions vécues par la PVD2, la non-implication des familles et des associations dans la prise en soins éducative des Personnes Vivant avec le Diabète de type 2, le comportement d'adhésion faible aux recommandations de l'ETP par la PVD2 d'une part et la difficulté d'intégration de deux aspects de soins [1]par le professionnel de santé d'autre part.

La gestion de la maladie chronique comporte selon Baszanger (1986) deux aspects essentiels à savoir, la chronicité et la gestion même de la maladie. Si nous abordons le volet de la chronicité, cet auteur estime que :

> « La chronicité modifie le travail médical
> en ce sens qu'elle marque la transformation, dans

[1]Soins pratiques et approche éducative

> la durée, de l'évènement maladie et cela pour tous ses acteurs immédiats ou non : malades, professionnels de la maladie-médecin et non-médecin-, familles et entreprises (…). Elle entraîne les acteurs de la maladie au-delà du monde médical ». (p. 4).

L'auteur à travers cette pensée met en exergue la nécessité pour chacun des acteurs de s'interroger sur son rapport à la chronicité et à la maladie. Cette dernière exige de nombreuses adaptations de la part des acteurs, dans la mesure où elle modifie simultanément leurs activités classiques et leurs identités.

En plus de cette chronicité, des interactions multiples qui peuvent être ressenties comme contraignantes pour les uns, restrictives et frustrantes pour les autres, révèlent la complexité de la gestion du diabète de type 2. Au regard des dynamiques de transformation qui s'opèrent au niveau personnel et social, ainsi que des représentations sociales qui émergent autour de cette maladie, nous pouvons alors parler de la « *production sociale du diabète » (Ibid., 1986 :4).*

En effet, l'intrusion d'une maladie à caractère chronique dans la vie d'une personne induit de nombreuses répercussions d'ordres émotionnel, psychologique, familial, social ou professionnel. Chaque acteur devrait s'adapter à ce nouvel environnement. La PVD2 devra réorganiser sa vie pour prévenir la survenue des symptômes anxio-dépressifs très fréquents chez des personnes atteintes de maladies chroniques (Fukuhara, Lopes, Bragg-Gresham, Kurokawa, Mapes, Akizawa et *al*, 2003). L'univers familial de la PVD2 doit pouvoir se réajuster pour accompagner la PVD2 dans cette gestion, car le passage brutal de la santé à une maladie chronique n'est pas facile à gérer, quels que soient l'âge ou la période de la vie. Le professionnel et l'institution d'accueil devront revoir leurs environnements de travail et leurs pratiques pour assurer un accompagnement efficace.

Toutefois, en dehors de toutes ces perturbations inhérentes à la gestion de la maladie, il est observé que certaines PVD2 vivent très bien avec leur pathologie chronique, car elles ont réussi à développer des stratégies d'adaptation efficaces. Elles font corps avec la maladie au point où celle-ci n'est plus un évènement négatif dans leur vie. Ainsi nous semble-t-il pertinent de comprendre comment à partir des savoirs populaires, des discours des professionnels de santé, de l'environnement de soins et de leurs expériences de la maladie, la PVD2 réussit à intégrer toutes les informations tributaires de ces environnements à sa vie quotidienne. Sous cet angle, elle apparaît non seulement comme un être à la fois culturel, mais aussi comme un acteur social (Roy : 12) dans la gestion de sa pathologie. Une certitude émerge de la gestion du diabète de type 2. Il s'agit de la double nécessité d'une gestion de la maladie, du temps, de la PVD2, de l'organisation des soins par l'institution et d'une gestion du contenu de l'ETP entre autres. Toutes ces problématiques sont assez lourdes pour qu'un seul corps de métier en soit concerné. Tous les acteurs sont interpellés par ce phénomène pour mieux le comprendre. C'est dans cette optique que l'anthropologie de la santé aborde l'aspect des logiques d'acteurs et des logiques d'action autour de l'Éducation Thérapeutique de la personne malade.

Loin de résoudre les problèmes liés aux complications de la maladie ou à l'observance thérapeutique, la socio-anthropologie de la santé, qui est notre approche, tente de saisir les rapports entre les différents acteurs dans le champ de l'ETP. Cet ouvrage enraciné dans l'anthropologie de la santé permettra de mieux saisir le champ de l'Éducation Thérapeutique des personnes malades et ses acteurs afin de mieux aborder les logiques d'acteurs et les logiques d'action. En effet, l'objectif de cet ouvrage est d'analyser sous le prisme de la socio-anthropologie l'Éducation Thérapeutique des Personnes Vivant avec le Diabète de type 2. Il s'agit par ailleurs de comprendre les logiques d'acteurs et les logiques d'action qui émaillent ce champ de la prise en charge du diabète au Cameroun et leurs influences. Rappelons que le diabète de type 2 vient brouiller et désorganiser la vie des différents acteurs. Sous cet angle, il vient remettre en cause les rationalités qui fondent les registres habituels de gestion des maladies aiguës et des soins techniques.

Le champ de la prise en charge du diabète a été peu sollicité par les anthropologues de la santé. Nombre d'entre eux se sont penchés sur la prévention et les politiques de prévention y afférentes (Cherubini, 2004). La plupart ont traité du vécu de la maladie, des conditions sociales de la maladie et de la guérison, des représentations sociales de la santé et de la maladie (Tremblay, 1983). D'autres encore ont abordé la question de l'observance thérapeutique et des itinéraires thérapeutiques. D'autres enfin ont évolué dans l'analyse des systèmes de santé et l'offre de soins. La perspective de notre contribution s'éloigne des aspects suscités, mais également des approches biomédicales, pharmacologiques et épidémiologiques, pour se centrer sur l'analyse socio-anthroplogique de l'Éducation Thérapeutique des Personnes Vivant avec le Diabète de type 2. Cette thématique semble originale au vu des objets de recherche précédemment élucidés et abordés par les anthropologues de la santé. L'approche socio-anthropologique apportera des éclairages sur les relations et les interactions entre les acteurs, entre les acteurs et leurs environnements. La diversité des acteurs dans le champ de l'ETP tels que la personne malade et sa famille (les proches aidants), les pairs éducateurs, les professionnels de santé, les associations et les institutions de prise en charge, rend complexe l'analyse des acteurs et les logiques d'acteurs et d'action dudit champ.

Le champ de l'ETP est un espace de recherche privilégié pour comprendre tant les *« logiques réelles »* des institutions de soins que les*« logiques réelles »* des acteurs concernés (Olivier de Sardan, 1995 : 3). Il s'agit d'analyser les acteurs, leurs points de vue, leurs pratiques d'éducation thérapeutique et leurs normes d'action, leurs systèmes de sens, leurs interactions, leurs ressources cognitives et symboliques et leurs stratégies qui diffèrent considérablement (*Ibid*, 1995). Notons par ailleurs que le choix du diabète de type 2 résulte du fait que sa gestion est plus liée aux habitudes de vie et aux comportements alimentaires qu'à la notion d'insuline.

La pratique de l'ETP et l'intervention de nombreux acteurs autour de cette approche de soins ayant des logiques diversifiées, opposées ou complémentaires, exige une analyse sous-tendue par des modèles théoriques multidisciplinaires. Sous cet angle, pour appréhender cette réalité, les théories de l'action de Weber (1921) couplées à celle de l'interactionnisme de Goffman (1974) et du constructivisme structuraliste de Bourdieu (1994)[2] constituent la base de notre recherche. Cette triangulation méthodologique des théories résulte de

---

[2] Raisons pratiques

l'écho de notre contexte d'étude. Les pratiques des acteurs sont sous-tendues par des rationalités au sens de Weber. L'ETP s'apparente à un espace social, un espace de jeux, un champ où les acteurs sont en confrontation, chacun selon sa position et son capital (Bourdieu, 1986). Par ailleurs, l'interactionnisme de Goffman (1974) est approprié, car la collaboration, la coopération, la négociation, l'émulation et le conflit sont des formes d'interactions sociales auxquelles les acteurs se livrent autour de l'ETP dans le cas du diabète de type 2.

Pour saisir l'analyse socio-anthropologique de l'Éducation Thérapeutique des Personnes Vivant avec le Diabète de type 2, et compte tenu de la diversité des acteurs, il nous a semblée pertinent de les regrouper en trois catégories à savoir les acteurs centraux constitués des professionnels de santé, des personnes vivant avec le diabète et des pairs éducateurs ; les acteurs associés composés des non professionnels que sont les proches aidants et le personnel administratif ; enfin les acteurs institutionnels à savoir les centres de prise en charge (Centre National d'Obésité (CNO), Centre National d'Hypertension et de Diabète (CNHD), Hôpital de District d'Obala (HDO) et les associations des Personnes Vivant avec le Diabète).

La vastitude du thème exige de préciser que l'analyse se limite à l'espace microsociologique du soin. Pour ce faire, trois chapitres structurent cet ouvrage. Le chapitre 1 est consacré à l'Éducation Thérapeutique des Personnes Vivant avec le Diabète de type 2 au Cameroun. Il s'agit d'explorer le concept d'ETP, l'historique et ses contours, de l'aborder selon les modèles de santé, selon l'approche bourdieusienne et goffamanienne, selon l'approche pédagogique. Le chapitre 2 est consacré à la configuration et au profil des acteurs dans le champ de l'Éducation Thérapeutique des Personnes Vivant avec le Diabète de type 2. Il informe sur les profils (données socio-anthropologiques), les ressources personnelles (cognitives et symboliques), professionnelles, matérielles et financières, les rôles (les zones d'obligations et de contraintes des acteurs), les motivations (forces internes ou externes qui déclenchent un comportement chez l'acteur), les représentations (système de référence de l'acteur), les pratiques et les stratégies des acteurs dudit champ. Le chapitre 3 analyse les logiques d'acteurs et les logiques d'action des acteurs du champ de l'Éducation Thérapeutique des Personnes Vivant avec le Diabète de type 2. Il s'agit spécifiquement de comprendre le sens que ces acteurs donnent à leurs pratiques et à leurs interactions. Le chapitre 4 aborde l'influence des logiques d'acteurs et des logiques d'action dans le champ de l'Éducation Thérapeutique des Personnes Vivant avec le Diabète de type 2 d'une part, et sur l'identité des acteurs dudit champ d'autre part.

CHAPITRE I

L'ÉDUCATION THÉRAPEUTIQUE DE LA PERSONNE VIVANT AVEC LE DIABÈTE DE TYPE 2 AU CAMEROUN

L'objet de ce chapitre est d'analyser le concept d'Éducation Thérapeutique de la Personne malade en retraçant brièvement son historique et ses contours. L'ETP a fait l'objet de nombre d'études scientifiques (Mace et Pétry, 2000). Il serait prétentieux de vouloir faire un tour explicite de cette richesse existante. L'ETP ne se trouve plus à la croisée des chemins de la santé et de l'éducation, car elle interroge davantage les liens entre les sciences médicales et les sciences humaines et sociales à travers des dimensions épistémologique, praxéologique et éthique (Balcou-Debussche, 2012). De plus l'éducation comporte une dimension anthroposociale et médicale selon Ambomo (2018). Nous allons de ce point de vue aborder l'ETP en articulant les dimensions suscitées.

1.1 Bref historique de l'Éducation Thérapeutique de la personne malade

Depuis qu'il existe des soignants, la fonction éducative fait partie de la relation avec le malade, et ceci comme un cas particulier d'une éducation à la santé. L'acte de soin auprès des personnes vivant avec une maladie chronique est indissociable de l'éducation, car soigner c'est éduquer et éduquer c'est soigner (Grimaldi, 2017). L'Éducation Thérapeutique de la Personne malade constitue une approche du parcours de soins des personnes vivant avec des maladies chroniques relativement récente et novatrice. Elle est le résultat d'une lente, mais régulière évolution des pratiques en matière de santé publique en Europe.

L'Éducation Thérapeutique de la Personne Vivant avec le Diabète de type 2, faut-il le souligner, est plus ancienne que toute autre pathologie chronique. En 1972, Miller et Goldstein, médecins américains, sont les premiers à avoir développé une approche pédagogie thérapeutique qui va aider les patients à contrôler leur diabète et à gagner en autonomie sans consommer plus de médicaments. Cette idée est reprise en 1975 par Assal, diabétologue suisse, qui crée au sein de l'hôpital universitaire de Genève, une unité de traitement et d'enseignement du diabète. L'Education Thérapeutique de la Personne Vivant avec le Diabète de type 2 va ainsi connaître une fluctuation sémantique selon les paradigmes.

Dans la première partie du XXe siècle, le paradigme qui prévalait était l'enseignement aux patients et à leurs familles, notamment en ce qui concernait la nutrition, des conseils d'hygiène et de promotion de la santé, ainsi que des informations concernant les interventions médicales.

Un nouveau paradigme va prendre forme avec la découverte de l'insuline par Banting (Pestel, 1972). Il s'agit de transmettre aux personnes souffrantes un savoir pour qu'elles deviennent autonomes et co-thérapeutes. Cette offre de soins va prendre de l'ampleur en France. Elle va d'abord se développer à l'hôpital, puis dans les maisons de santé.

1.2 Contours du concept de l'Éducation Thérapeutique de la personne malade

Le concept d'Éducation Thérapeutique de la personne malade apparaît complexe, car n'ayant pas de définition univoque. Il existe ainsi une diversité de sens dans la compréhension de ce concept assorti à la santé. Étymologiquement, éduquer vient du latin « *educatio »,* qui signifie faire produire, faire se développer ; « ex-ducere » signifie faire sortir de soi, se développer, s'épanouir. Il prend place au sein des « éducations à … » (Billon, 2000)[3] à savoir : l'éducation à la santé, l'éducation pour la santé, *l'*éducation en santé et la promotion de la santé.

---

[3]. Ce numéro de la revue Spirale (recherche en éducation) est entièrement consacré à l'éducation pour la santé, avec notamment un article intitulé « Éléments de réflexion pour une pédagogie de l'éducation à la santé en milieu scolaire

La charte d'OTTAWA (1986)[4] est le texte fondateur de la promotion de la santé qui a amené la communauté internationale à compter les déterminants sociaux de la santé parmi les préoccupations de santé. Un Réseau Francophone International pour la Promotion de la Santé[5] (RÉFIPS, 2011) a été créé pour faire valoir le contenu, les valeurs et les principes de ce document. Le but de la promotion de la santé est de donner aux individus davantage de maîtrise de leur propre santé et des moyens de l'améliorer. C'est un concept plus large, car il est à la fois une philosophie d'action et un ensemble de pratiques spécifiques (Demeulemeester, 2007). De plus, il intègre deux modes d'interventions complémentaires qui sont d'une part des actions qui visent des comportements individuels et celles qui visent à modifier l'environnement social et politique d'autre part (Morel, 2007). La promotion de la santé est ainsi une approche synergique sur une base intersectorielle. Ce principe lui est fondamental, parce qu'il reconnaît l'importance des actions cohérentes, convergentes et concertées de plusieurs acteurs. Cette approche offre également un cadre théorique et d'interventions vastes qui intègrent différents champs d'actions complémentaires, dont l'éducation pour la santé.

L'éducation pour la santé conduit la personne en bonne santé à construire, entretenir et développer son capital santé. Elle implique également un conseil, un soutien, lesquels, selon les circonstances, peuvent être de nature psychologique ou sociale (Iguenace, 2007). C'est un moyen de socialisation de l'individu que le temps pour s'approprier des compétences d'autosoins n'influence pas immédiatement sa santé. De manière générique, l'éducation pour la santé peut être définie comme un ensemble d'activités intentionnelles de transfert ou de construction de savoirs relatifs à la santé d'une personne, d'un groupe social ou d'une communauté (Deccache et Meremans, 2000). Jaffré (1999) l'a considéré comme l'ensemble des moyens et des actions permettant à chaque individu de prendre sa santé en main, à la fois individuellement et collectivement. Il s'agit de protéger cette ressource non renouvelable entre toutes : la santé, partant la vie. Selon Jaffré (1999), l'éducation pour la santé dépend de la conception de la santé. Dans cette optique, il met en exergue les modèles d'argumentation

---

[4]cf. annexe

[5] REFIPS : Réseau Francophone International pour la Promotion de la Santé

possible lors de l'éducation pour la santé à savoir la contrainte, la séduction et la connaissance. De plus, le passage d'une langue à l'autre, d'un discours à l'autre, de l'oral à l'écrit est une situation difficile à gérer dans l'éducation pour la santé. Ce d'autant plus que l'information, la modification de l'environnement et la formation orientent les actions de cette dernière. Notons qu'elle est essentiellement un outil de la médecine préventive en ce sens que son objectif est de convaincre les individus et les populations d'adopter des comportements prescrits qui seraient sains en vue de diminuer la mortalité et ensuite la morbidité, mesurées principalement en termes biophysiologiques.

L'éducation à la santé est définie comme un ensemble d'interventions qui visent à informer, à motiver et à aider les élèves, futurs citoyens, à adopter volontairement et à maintenir des comportements sains. Elle se limitait naguère à l'éducation sanitaire et les interventions se résumaient en une transmission ponctuelle d'informations scientifiques sur un thème précis et ceci selon une approche biomédicale réductionniste, exprimée par une causalité linéaire et par un style injonctif, profane (Sandrin-Berthon, 2000). L'éducation à la santé peut donc se comprendre comme la capacité à faire émerger de l'altérité dans une relation de parité asymétrique (Dal-Maso, 2002). Ce modèle d'intervention en éducation à la santé se limite à l'acquisition de savoirs ponctuels aux dépens du développement du savoir-faire, du savoir-être, du savoir-agir et également aux dépens du transfert des apprentissages scolaires de la part des élèves dans leur quotidien. Ainsi, elle vise plus la prévention et le changement de comportements que la santé en fonction du contexte dans lequel évoluent les personnes. L'Éducation Thérapeutique se distingue de ces concepts synonymes.

C'est en 1998 que l'Éducation Thérapeutique entre officiellement dans le champ de la santé sous l'impulsion de l'OMS. Le sens donné à ce concept est en regard de quatre aspects : les finalités (former le malade pour qu'il puisse acquérir un savoir-faire adéquat afin d'arriver à un équilibre entre sa vie et le contrôle optimal de sa maladie), les principes (processus continu intégré dans les soins médicaux), les actions (sensibilisation, l'information, l'apprentissage, le support psychologique tous liés à la maladie et au traitement) et la formation (la formation doit permettre aux malades et leurs familles de mieux collaborer avec les soignants). Van Ballekom (2008) parle d'éducation du patient pour aller dans le même sens que l'OMS. Il propose quatre niveaux d'éducation à savoir : l'information (accent sur le contenu), l'instruction (accent sur le transfert), l'éducation du patient (accent sur l'apprentissage) et l'accompagnement (accent sur l'humanitaire). Ivernois (d') (2008) inscrit l'éducation thérapeutique dans un ensemble de compétences et de valeurs complexes produisant des changements dans toutes les dimensions de la PVD2. Elle constitue une autre manière de soigner une personne. Ainsi, elle nécessite une organisation spécifique où la personne malade et son environnement familial, les professionnels de santé et l'environnement des soins hospitaliers sont en phase. Considérer l'Éducation Thérapeutique sous l'angle d'une relation soignant/soigné suggère une multitude d'interactions. Selon Grimaldi (2009), il s'agit d'un partenariat où l'empathie des acteurs favorise le changement de posture. Ce qui explique davantage les notions de réflexivité du professionnel de santé et de la PVD2 en situation d'interaction *(Ibid)*. Eliot (1984) précise à cet effet que les situations sociales sont sans cesse négociées et redéfinies au cours de la relation soignant/soigné d'autant plus que le contexte de l'action y a une influence.

Grimaldi, Simon et Sachon (2009) considèrent l'Éducation Thérapeutique comme un apprentissage pratique et spécialisé pour l'acquisition de compétences thérapeutiques. Eymard (2010) la conçoit comme un apprentissage de la PVD2 qui intéresse la maladie, le corps, la chronicité, la mort et engage des réaménagements psychologiques et identitaires. Dans cette optique, elle ne saurait se focaliser sur l'information des savoirs ou du savoir-faire. En ce sens, elle vise l'appropriation des savoirs et donc leur transformation, par la PVD2 à qui ils sont transmis *(Ibid)*.

Pour ce qui est de l'aspect du processus d'élucidation, Barbier (2009) pense que la normativité fait partie intégrante de l'Éducation Thérapeutique. La personne humaine regorge des potentialités autonormatives qui impriment le processus dynamique d'appropriation de la maladie et de restructuration de soi avec la maladie. Elle semble ainsi être permanemment dans une veille normative qui se caractérise par une sensibilité pathologique et une conscience normative (Barbier, 2009).

1.3 L'Éducation Thérapeutique selon l'Organisation Mondiale de la Santé

L'OMS en 1998 conçoit de manière générale l'éducation thérapeutique de la personne malade comme celle qui devrait permettre aux personnes malades d'acquérir et de conserver les capacités et les compétences qui les aident à vivre de manière optimale leur vie avec la maladie. Il s'agit, par conséquent, d'un processus permanent, intégré dans les soins et centré sur la personne malade. L'Éducation Thérapeutique implique des activités organisées de sensibilisation, d'information, d'apprentissage, de l'autogestion et de soutien psychologique concernant la maladie, le traitement prescrit, les soins, le cadre hospitalier et de soins, les informations organisationnelles et les comportements de santé et de maladie. Elle vise à aider les personnes malades et leurs familles à comprendre la maladie et le traitement, à coopérer avec les soignants, à vivre plus sainement et à maintenir ou améliorer leur qualité de vie ». Cette définition ressort trois éléments principaux à savoir, le but de l'ETP, ses principes et ses activités.

Pour ce qui est du but, il vise en priorité l'autonomisation de la PVD2, car, il ne s'agit plus de lutter contre la maladie, mais de promouvoir la santé des personnes, de maintenir ou d'améliorer leur qualité de vie. Ainsi, la démarche basée sur la prescription et le conseil doit céder la place à un travail d'accompagnement, à une démarche éducative, partenariale entre la PVD2 et les professionnels de santé. La PVD2 n'est plus seulement l'objet des soins qui lui sont délivrés, mais plutôt un acteur essentiel, ce que souvent elle revendique (Fournier, 2002).

Les principes quant à eux ressortent la permanence du processus, l'intégration des soins et la centration sur la PVD2. Vu le fait que le diabète de type 2 est une maladie chronique, l'ETP ne saurait se faire comme de simples soins cliniques qui escomptent un résultat immédiat après la prise d'un traitement. Mais, elle vise la gestion à long terme de la chronicité de la pathologie par la PVD2. Dans ce sens, les résultats sont progressifs et nécessitent la patience tant du côté du professionnel que de la PVD2. En outre, l'ETP intègre des activités multiples comme la sensibilisation, l'information, l'apprentissage qui exigent des compétences spécifiques pour une implémentation efficace. Mettre la

PVD2 au centre de l'activité éducative est une particularité qui assure l'efficacité de cette approche.

Dans des pays avancés en la matière comme le Canada, la France, la Suisse et bien d'autres, l'activité d'Éducation Thérapeutique est structurée et organisée sous forme de programmes éducatifs (HAS, 2007)[6]. Il s'agit d'une démarche éducative s'appuyant sur quatre éléments que sont le diagnostic éducatif, les objectifs, la mise en œuvre et l'évaluation (Deccache, 2002). Le diagnostic éducatif porte sur l'identification des besoins de la PVD2. En effet, il s'agit de déceler les potentialités de la personne à pouvoir apprendre d'elle. L'opérationnalisation de cette étape se fait par le biais des entretiens. Le professionnel de santé cherche des informations sur les aspects de sa vie, de sa personnalité, ses demandes et ses projets. Toutes ces informations aident à construire un programme éducatif personnalisé. Au terme des entretiens, le diagnostic éducatif posé permet de répondre aux questions suivantes : quels sont les projets du patient, quels sont les facteurs apparents qui faciliteraient ou limiteraient l'apprentissage, que devrait apprendre la PVD2 pour s'assurer une certaine sécurité (Simon et al, 2013).

La définition des objectifs éducatifs négociés assure un accord mutuel qui prend en compte les situations de la vie de la personne et l'évolution de son diabète. Ces objectifs se rattachent aux compétences attendues de la PVD2 à la fin de la séance. Même si ces dernières ont une base commune en regard des connaissances, des capacités et des attitudes indispensables à la gestion de la maladie, leur implémentation dépend de la PVD2. C'est pour cette raison que ces objectifs sont négociés pour indiquer clairement ce que la PVD2 doit savoir, savoir-faire et savoir-être au terme d'une séance d'ETP. Celle-ci est planifiée à partir des objectifs arrêtés de façon consensuelle. Ces derniers permettent de préciser le contenu à faire passer à partir des méthodes et des techniques pédagogiques appropriées. La planification consiste à organiser le temps, le déroulement des séquences pour faciliter l'atteinte des objectifs par la PVD2. Les contextes éducatifs sont variés. Il peut s'agir de l'hôpital, du domicile ou des réseaux de soins qui ont

---

[6] HAS. 2007. Guide méthodologique : Structuration d'un programme d'éducation thérapeutique du patient dans le champ des maladies chroniques (annexe 19)

l'avantage d'offrir une multiprofessionalité. Par ailleurs, les méthodes pédagogiques sont adaptées à la PVD2 adulte, adolescent ou enfant. L'évaluation est importante afin de s'assurer de ce que la PVD2 sait, a compris, sait faire et ce qui reste à apprendre. Il s'agit de poser un jugement de valeur, porté sur une mesure, afin de prendre une décision pédagogique (Durand. et Chouinard, 2006). Cette évaluation porte sur le programme éducatif (organisation) et la PVD2 (acquisitions des connaissances, habileté et les attitudes). Elle peut être réalisée par le professionnel et/ou la PVD2. Elle doit reposer sur des critères impliquant l'équipe soignante (Simon et *al*, 2013). Notons avec Lamour et Gagnayre (2008) qu'il ne suffit pas d'atteindre les objectifs d'apprentissage, mais de prendre en compte que l'ETP est un processus au cours duquel chaque rencontre est un moment pour permettre à la PVD2 de poursuivre ses objectifs et de réaliser son bilan personnel de ses acquis. Les critères de qualité de l'ETP : stratégies, contenus et méthodes pédagogiques

Selon l'OMS (1998), l'ETP doit être fondée sur des valeurs de responsabilité, de respect, d'autonomie, d'équité, d'acceptabilité entre autres. Lacroix et Assal (2011) proposent les critères de qualité d'une ETP que sont :

- L'approche systémique d'apprentissage centrée sur la PVD2 ;

- La prise en compte du processus d'adaptation du patient à la maladie (le coping), le sentiment de contrôle (locus de contrôle) les représentations sociales de la santé et de la maladie, les besoins objectifs et subjectifs exprimés ou pas ;

- L'intégration de l'ETP au traitement et aux soins ;

- La prise en compte de la PVD2 et de son environnement psychosocial : famille, entourage ;

- L'adaptation permanente à l'évolution de la maladie et à l'état de santé de la PVD2 ;

- La proposition systématique à tous les PVD2 ;

- L'utilisation des méthodes et moyens variés d'éducation et d'apprentissage ;

- L'intégration multi-professionnelle, inter et multidisciplinaire ;

- Les critères d'évaluation du processus d'apprentissage et de ses effets (formalisation, visibilité des pratiques, les contenus, les outils, l'organisation et la faisabilité) ;

- La réalisation de l'ETP par des professionnels formés à cet effet.

Les stratégies d'ETP (individuelle, de groupe et mixte) imposent une réorganisation des soins et une intégration des modèles explicatifs. Ces derniers sont indispensables, car il s'agit des référentiels, des cadres théoriques clairs qui sous-tendent l'action ETP. Les contenus de l'ETP sont d'ordres cognitif et pratique. Ils doivent intégrer les savoirs acquis sur le patient et le savoir expérientiel de ce dernier. Il se distingue trois niveaux d'ETP à savoir :

- Le niveau un de survie qui correspond à l'apprentissage des gestes élémentaires d'autosoins ;
- Le niveau deux correspond au développement de l'autoprise en soins selon les différents domaines ;
- Le niveau trois correspond à la réponse aux demandes personnalisées et spécifiques des patients.

Revillot & Devillers (2013) pensent que les contenus peuvent être en lien avec les informations thérapeutiques, le projet de vie ou alors le projet social. Il convient de noter que si l'ETP a atteint un niveau d'institutionnalité avancé dans les pays développés, elle est encore à une phase d'institutionnalisation embryonnaire dans le contexte camerounais, car il n'existe ni des textes juridiques qui la formalisent, ni une organisation institutionnelle officielle qui la normalise. Il est important de signaler qu'il existe des guides d'ETP pour des personnes vivant avec le VIH/SIDA : guide d'ETP chez les adultes et guide d'ETP chez les enfants et les adolescents depuis 2015.

1.4 L'Éducation Thérapeutique selon l'approche pédagogique

Les sciences de l'éducation apportent à la santé des outils conceptuels pour mieux appréhender des approches de soins. Les sciences sociales en général et l'anthropologie de la santé en particulier par contre, se donnent la mission de donner sens et cohérence à cette approche de soins plus que d'appliquer des recettes ou des modèles (Haxaire, 2009 : 1).

Le champ de l'ETP en premier a été envahi par la pédagogie (Lacroix, 2007). Les spécialistes des sciences de l'éducation apportent à la santé des outils conceptuels pour mieux appréhender l'ETP même si les professionnels de la santé de leur côté semblent se réduire à la mise en œuvre des référentiels des soins techniques adaptés aux soins éducatifs. L'observation qui est faite donne à penser qu'actuellement les professionnels parlent plus de technique, de protocole et d'instrumentation de soins que du relationnel.

La relation dont il est question ici relève du champ professionnel. Ce qui implique des rapports codifiés, préétablis fixant par avance l'identité sociale, les rôles et les styles d'interactions des protagonistes. Les chercheurs en sciences de l'éducation ont élaboré un triangle pédagogique pour résumer leur conception de l'ETP.

Il s'en dégage une relation pédagogique entre professionnels et PVD2 ; une relation didactique qui traite du rapport que le professionnel a avec le contenu de l'ETP ; enfin une relation d'apprentissage pour la PVD2 (Houssaye, 2000). Nous allons ainsi nous en inspirer pour organiser notre revue de la littérature, sans oublier que ce « *triangle pédagogique s'inscrit lui-même dans plusieurs cercles concentriques contextuels qui exercent une influence importante sur les modalités de la rencontre entre les savoirs, les apprenants et les formateurs* » (Houssaye, 2000 : 46).

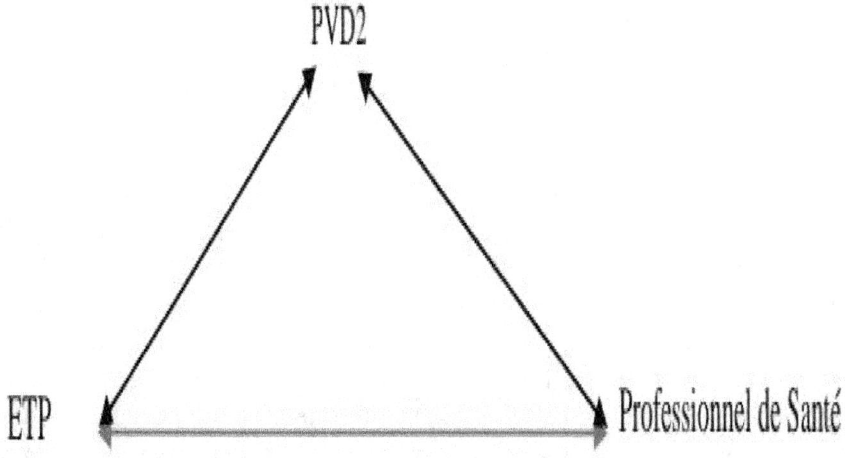

1.4.1. L'Éducation Thérapeutique comme *relation pédagogique*

Les méthodes pédagogiques se regroupent sous trois approches : behaviouriste, constructiviste et socioconstructiviste. Pour ce qui est des méthodes behavioristes, l'objectif de l'ETP est de changer le comportement de la personne PVD2. Sous cet angle, Revillot (2011) présente les différents modèles possibles, à savoir le conditionnement de Pavlov, de Skinner et de Bandura. Les méthodes pédagogiques sont centrées sur l'exposé ou l'action. L'ETP est basée sur l'information thérapeutique et la relation éducative est asymétrique. Concernant l'approche constructiviste, l'objectif de l'ETP est d'améliorer les connaissances de la personne malade. Sous cet angle, l'auteur suggère le modèle cognitif de Beck. Les méthodes pédagogiques sont multiples à savoir le topogramme ou la cartographie visuelle (représentation visuelle de l'information), la carte sémantique (montrer les relations entre les idées, les concepts) ou conceptuelle de Novak, le storytelling ou histoire de vie, méthode narrative de son histoire.

La relation éducative est participative et la PVD2 se développe personnellement. Dans l'approche socioconstructiviste, l'objectif est de valoriser le potentiel du patient pour son développement.

Revillot suggère des méthodes pédagogiques à style de brainstorming d'Ostrom (émission d'un maximum d'idées autour d'un thème), le jeu de rôles (mise en scène des acteurs), le groupe de parole (échanges, discussion entre acteurs), la méthode pédagogique de Shor (questionnement, le dialogue critique) et le photolangage (expression individuelle, et langage photographique).

La relation pédagogique qui s'établit entre le professionnel et la personne malade est l'expression et l'objectivation de la démarche clinique mise en œuvre dans la prise en soins de la PVD2. L'ETP considérée comme « *une relation privilégiée entre professionnel et personne malade : bénéficiant du développement des compétences des soignants. Dans leur capacité d'accroître la qualité de cette relation* » (Lagger et *al* (2008 : 269), soutiennent une approche centrée sur la personne malade, mais qui part des ressources de celle-ci. Elle est complexe, car elle met en jeu un rapport de pouvoir et plusieurs modèles d'ETP. Les recherches de Bernard et Lesne (1979) ont abouti à trois modèles de travail pédagogiques (MTP) à savoir les modèles transmissif (MTP1), incitatif (MTP2) et appropriatif (MTP3). Ces derniers semblent parallèles aux modèles déclinés par Eymard (2010) à savoir le modèle de l'instruction, le modèle de développement du sujet et le modèle de l'interaction sociale.

Le modèle transmissif induit un rapport déséquilibré au pouvoir. Le professionnel se positionne comme détenant un pouvoir à partir des connaissances qu'il utilise et informe la personne ignorante en vue de la transformer (logique d'information). Il s'appuie sur ces connaissances pour instruire la personne malade ignorante sur comment s'adapter ou s'ajuster (logique d'enseignement). Enfin, il confronte leurs résultats et les transmet à la personne ignorante en vue de la rendre responsable dans ses décisions de maladie (logique de la promotion). Ce modèle s'apparente au modèle de l'instruction (Eymard, 2010) qui stipule la transmission des savoirs à une personne ignorante (logique du maître et de l'esclave). La pratique de l'ETP qui s'inspire de ce modèle est assimilée à la transmission des normes de santé en rapport avec la maladie (Eymard, 2010). L'asymétrie de la relation pédagogique entraîne la non-prise en compte des représentations de la personne soignée, son vécu de la maladie, son contexte social et ses expériences antérieures. Il en ressort que le professionnel opère « *une violence institutionnelle dans leur refus de l'altérité* » (Eymard, Peyron-Bonjan, Bonniol et Perez 2009 : 9). Dans cette optique, le langage de l'ETP est celui de la biomédecine, centré sur la maladie (mesure de la glycémie, l'hémoglobine glyquée, examens cliniques) en vue d'éviter les complications.

Revillot (2016), pour aller dans le sens transmissif, parle des modèles d'intervention centrés sur le comportement. Les objectifs visés par ce modèle sont les connaissances et les acquisitions. Sous cet angle, l'auteur envisage différents types de conditionnements, le mode d'évaluation, les types de compétences, la relation soignant-soignée et les méthodes pédagogiques assorties. En ce qui concerne les conditionnements, Revillot présente trois types de conditionnements : le conditionnement de Pavlov qui met l'accent sur l'imitation et la répétition, la transmission des informations et l'acquisition des savoirs et savoir-faire. Le conditionnement opérant de kinner fondé sur les conséquences : si elles sont positives, les renforcer, sinon ne rien faire. Le conditionnement social de Bandura qui insiste sur les capacités cognitives du patient pour améliorer la qualité de l'imitation ; anticiper les choix opérants en vue des attentes et résultats efficaces ; l'interprétation de la réalité induisant une élaboration et une modification des schémas de la pensée.

Les compétences pédagogiques visent à apprendre au patient à modéliser, reconnaître, comprendre, assimiler et s'adapter. Pour cela, les méthodes pédagogiques sont centrées sur l'exposé (méthode magistrale, conférence, exposé interactif), méthodes centrées sur l'action (démonstration avec des fiches techniques, des cartes de Barrow ou ronde des décisions et la simulation qui consiste à utiliser un mannequin pour reproduire l'environnement, visuelle, procédures et les jeux de rôles), méthodes centrées sur le corps en vue de réorganiser l'image corporelle (sophrologie ; relaxation et musicothérapie) et l'apprentissage par le jeu et les interactions. La relation soignant soigné est linéaire et le mode d'évaluation oriente les questions suivantes : Que sait le patient ? Qu'a-t-il appris ? Que doit-on prioriser ?

Le modèle incitatif traduit quant à lui le passage du paradigme transmissif à celui du développement de la personne malade. Ce modèle met l'accent sur les potentialités de la personne malade, car, elle dispose des capacités intrinsèques qu'il s'agit de développer. La pratique de l'ETP s'inscrit alors dans une logique d'expert à expert. Le professionnel détient le pouvoir de son érudition tandis que la personne malade détient le pouvoir issu de ses connaissances expérientielles (Eymard, 2010). L'ETP assimilée à la relation pédagogique engage des êtres humains qui se découvrent eux-mêmes en découvrant l'autre (*Ibid).* La logique du langage de l'ETP s'inscrit dans la globalité. Le professionnel confronte ses connaissances à celles de la personne malade, afin de le guider, le piloter dans le développement de ses connaissances (logique de la participation). De même, le professionnel accompagne la personne malade à développer ces savoirs (logique de négociation).

Revillot (2016), dans le sens du modèle incitatif, parle des interventions socioconstructivistes visant les potentialités de la personne ou du groupe. L'auteur pense que l'homme est un être humain capable d'agir sur son environnement, et la source de ses connaissances réside dans l'interaction entre le sujet et le monde. Sous cet angle, l'ETP est une construction sociale. Les méthodes pédagogiques sollicitées sont les remue-méninges ou le brainstorming (commencer par une question et laisser libre cours à l'expression) en vue de libérer les esprits, amener les participants à sortir de leur cadres de référence et s'ouvrir à l'environnement. Les jeux de rôle qui consistent à improviser une scène entre deux, ou plusieurs acteurs à partir d'un scenario identifié en amont et présentant un problème réel sont mobilisés. Le groupe de parole qui est une discussion sur un thème choisi par le soignant consistant à relater les expériences en vue de les confronter à celles des autres. Le modèle pédagogique de Shor, fondé sur un questionnement et le dialogue, est utilisé quand le professionnel souhaite soutenir et accroître le pouvoir des participants. Le protolangage qui est une méthode axée sur l'expression de chacun, sur l'écoute attentive et sur le langage photographique, a pour objectif de partir du savoir des patients pour favoriser l'émergence des représentations de chaque membre autour de la thématique, de mieux comprendre l'autre à travers la connaissance de ses préoccupations, de développer des relations plus profondes entre individus. Les autres méthodes visent à optimiser les ateliers comme la cuisine, le sport, les ateliers créatifs, réflexifs, le théâtre. L'évaluation est orientée vers certaines questions parmi lesquelles la place sociale peut être offerte au patient ? Peut-il être éducateur pour les autres patients ? (Dumez, 2012 cité par Revillot, 2016).

Le modèle appropriatif suggère une interaction sociale selon Eymard (2010), où le développement du savoir-être est au centre. Le professionnel de santé dans la relation éducative s'inscrit dans une logique interactive. Il s'agit d'un transfert de connaissances issu d'une confrontation des connaissances. L'action éducative vise à développer les capacités de la personne à problématiser, les capacités à agir sur son environnement (Eymard, 2010). La personne malade construit son savoir propre à partir de la confrontation de ses savoirs au monde. Le professionnel qui reste un expert et un acteur la dirige dans ses projets en développant sa conscience en vue d'un meilleur questionnement. Il développe aussi sa conscience d'adaptation en vue d'uniformiser les attitudes aux normes. Dans ce modèle, le professionnel développe aussi l'autonomie en vue d'amener la personne à faire des choix responsables. À ce modèle pédagogique se rattachent les logiques prescriptives, participatives et de négociation. Il apparaît une complexité de la relation pédagogique qui exige de la part des acteurs un niveau de compétences.

Revillot (2016), pour aborder le modèle appropriatif, centré sur la connaissance de soi, met à jour la pensée constructiviste. Il vise les invariants dans une structure accomplissant les transformations. L'ETP est une connaissance de soi du patient et de développement de ses potentialités. Le professionnel devra ainsi l'accompagner dans la prise de conscience de sa maladie et ses incidences. Les modèles de représentation du patient à partir du modèle cognitif de Beck qui vise la modification des perceptions : inférences abstraites ou tirer des conclusions sans preuves ; abstractions sélectives, personnalisation ou dire c'est ma faute et disqualification, ou le déni. Les croyances du Health Belief Model qui visent les bénéfices perçus de l'ETP, les barrières perçues par le patient et la vulnérabilité perçue par la personne de sa pathologie. L'ETP doit ainsi permettre au patient d'exprimer ses sentiments et ensuite les explorer (comment voit-il sa maladie, comment la vit-il, comment veut-il la gérer ?). Ce qui a pour conséquence de mettre en route un processus d'altérité où l'expérience du patient devient un élément capital qui détermine ses choix d'une part, et favorise d'autre part la rencontre où chacun découvre l'autre et se découvre soi-même, ou développe l'estime de soi. La relation soignant soigné se fonde sur l'expérience, le vécu. Le professionnel est une ressource parmi tant d'autres car le patient est susceptible d'autonomie et a une capacité latente d'auto-organisation dont le soignant ne fait que favoriser l'émergence et l'épanouissement. Les méthodes pédagogiques adaptées sont : le topogramme (Hours, 2007) qui est la carte visuelle de l'information structurée comme un parcours et construite en amont par le soignant. La carte sémantique de Novak (1990) où l'arbre des concepts consiste à inscrire un concept sur une feuille blanche, à mettre autour de ce concept central des idées, les relier au concept central en précisant la nature du lien (causalité, conséquence, action).

Le Storytelling de Dangel (2014) basé sur une structure narrative où la patient raconte son histoire (la situation temps, l'espace, le lieu, les personnages (liste fonction et rôle) le déclencheur (citer le problème ou ce qui déclenche l'action), décrire les séquences de l'évènement ; la résolution (fin de l'histoire et la résolution prise ; présenter les images pour se souvenir de l'histoire. La méthode pédagogique est l'entretien non directif (interrogatoire, réactif et déclaratif), l'entretien motivationnel (Miller et Rolnick, 2013) (questions ouvertes en évitant de prendre parti).

En effet, la transmission des attitudes relationnelles nécessite d'une part que les professionnels de la santé aient identifié et mis à mots les interactions qui se passent entre eux et les PVD2 au moment du soin éducatif ; et d'autre part, l'acquisition des attitudes relationnelles requises lors du soin éducatif se construit par expérience, par confrontation personnelle à la situation, avec une possibilité de verbalisation avec un tiers compétent pour analyser la situation.

Les professionnels de santé en général se trouvent en plus confrontés à un dilemme, partagés entre leurs valeurs professionnelles et les charges de travail à assumer. Il leur semble plus facile de consulter pour poser un diagnostic, de pratiquer des techniques de soins que de parler afin d'aider une personne ou les familles à changer de comportement, à gérer leurs peurs et leurs angoisses.

1.4.2. L'Éducation Thérapeutique comme *relation didactique*

La relation didactique est celle qui invite le professionnel à la maîtrise du contenu à transmettre. Pour mettre en œuvre les différents modèles pédagogiques d'ETP énoncés précédemment, le professionnel de santé doit acquérir des compétences pratiques et théoriques dans l'organisation, la coordination et la mise en œuvre de l'ETP (Deccache, 2002). C'est dans cette optique qu'un référentiel de compétences a été pensé et élaboré par les spécialistes des sciences de l'éducation afin d'aider les professionnels dans leurs pratiques de l'ETP. Rappelons que la compétence nécessite une mobilisation des ressources dans une action prévue, mais aussi imprévue. Elle porte sur une « *dynamique entre une organisation cognitive de l'activité, structurée au fil de l'expérience professionnelle, et une situation : une compétence est construite, située, réflexive et temporairement variable* » (Jonnaert, 2006 : 77).

Le référentiel de compétences occupe une place essentielle dans la mise en œuvre de l'ETP (Nagels et Lasserre Moutet, 2013). Il est un instrument qui facilite l'évaluation et la répartition de tâches dans une équipe pluridisciplinaire (Ivernois et Gagnayre, 2011) et l'éclosion de l'ETP en dépend. Cependant, cette approche par compétences a connu des critiques importantes qui nous semblent importantes de dégager. Nagels et Lasserre Moutet (2013) suggèrent qu'il est nécessaire d'expliciter les préconstruits de la relation. Dans ce cas, le professionnel devra davantage se préoccuper de la personne malade et non de la maladie. Il devra ainsi appréhender l'impact de la maladie sur la vie quotidienne de la personne. Ne pouvant résoudre ses problèmes, il devra adopter une nouvelle posture tout en mettant en œuvre sa créativité. Le professionnel devra clairement définir et clarifier son intention et la personne malade devra être prête et préparée à ce projet. Tout se passe comme si l'ETP se résume à un transfert de connaissances. Les valeurs de la relation éducative et celles qui la fondent ne sont pas explorées dans le référentiel de compétences. Il est question ici du but, de la nature et de la manière d'appréhender le processus d'ETP. La place centrale accordée à la personne malade semble peu explicite sur l'aspect des transformations profondes qu'elle engendre dans la relation soignant-soigné. Le professionnel devra clairement définir et clarifier son intention et la personne malade devra être prête et préparée à ce projet. Les connaissances, au sens épistémologique constructiviste, sont construites, adaptées, négociées, organisées par les personnes pour faire sens par rapport à ce qui se produit (Sarbin et Kitsuse, 1994).

La connaissance est indissociable du sujet connaissant. Elle n'a de sens ni de valeur en dehors de lui (Sarbin et Kitsuse, 1994). Chercher à réduire la complexité de l'ETP en un ensemble d'outils dits « *opérationnels* » (Sarbin et Kitsuse, 1994) serait une sorte de fermeture de l'activité. De plus, la manière dont les référentiels sont conçus et rédigés ressemble à des « *artefacts*» (*Ibid*) fréquemment utilisés dans une logique managériale (*Ibid*). Si le référentiel de compétences se co-construit avec la personne malade et sollicite l'engagement de celle-ci à toutes les étapes, il ne clarifie pas pour autant la posture et le mandat du professionnel éducateur (Sarbin et Kitsuse, 1994). Sous cet angle, le professionnel reste dans une logique prescriptive de l'ETP dans le sens du modèle transmissif de Bernard et Lesne (1979).

Nagels et Lasserre Moutet (2013) font encore remarquer sur l'exclusivité du référentiel de compétences dans la pratique de l'ETP des soignants qu'ils ne sont pas les seuls à occuper l'espace de soins. C'est dans ce sens qu'ils relèvent que de nombreux acteurs interviennent et ils doivent être pris en compte, car chacun d'eux « *doit se saisir de la question de l'asymétrie de la relation soignant/soigné, interroger son rapport à l'autorité et chercher la « séparation liante » avec la personne malade* » (Nagels et Lasserre Moutet, 2013 :100). Par ailleurs, les compétences font plus référence à une logique d'enseignement qu'à une logique d'apprentissage. Elles s'inscrivent aussi dans une démarche projet où la personne malade n'intervient que dans quelques étapes. Le projet est ainsi conduit de bout en bout par le professionnel de santé. De ce point de vue, la démarche est plus centrée sur le professionnel que sur la personne malade. Face à une relation humaine pleine de contingences, le savoir profane n'est pas spontanément intégré comme élément du projet.

Sous cet angle, le référentiel de compétences nous présente des tâches statiques. Inscrire l'ETP dans une relation pédagogique par compétences est complexe et risquant en ce sens que de nombreux éléments sont mis en marge à savoir la posture du soignant, les valeurs de la relation, les mutations de l'identité du professionnel et de la personne malade. Nous restons là dans une approche pédagogiquement contestée, le behaviorisme. Au demeurant, prendre en compte, « *les déterminants organisationnels, et leur traduction sous forme de niveau d'autonomie et de responsabilité* » (Jonnaert, 2006 : 78) est essentiel dans une relation pédagogique. La thèse de Nagels et. Lasserre-Moutet, 2013) vient renforcer l'idée de la complexité de la relation éducative. En prenant le diabète de type 2 en exemple, ils estiment que les professionnels prennent en compte une seule dimension de la personne (biologique), alors que celle-ci en a quatre selon Ivernois (d') et Gagnayre (2001) ou cinq dimensions selon Lagger et *al* (2008).

En prenant en compte la dernière option, la personne malade comporte les dimensions cognitives (explications, mémorisations, liens entre concepts...), émotio-affectives (narration de la personne malade, écoute, émotion…), perceptives (approches corporelles, travail sur le ressenti corporel…), infracognitives (travail sur le schéma des pensées automatiques, les implicites de raisonnement, les émotions refoulées, les perceptions perdues…) et métacognitive (comprendre la prise du recul sur l'apprentissage, les représentations de la relation soignant-soigné, les valeurs, les sens, l'intention, le projet…). Dans cette perspective, « *le soignant éducateur pourra mettre en place des démarches pédagogiques éprouvées ou créatrices s'il interagit avec la personne dans ses multiples dimensions* » (Lagger et *al.* 271). Sur ce point, la logique d'apprentissage devra s'appuyer sur des approches psychosociales et des stratégies pédagogiques diverses.

1.4.3 L'Éducation Thérapeutique comme *relation d'apprentissage*

La relation d'apprentissage est un processus qui l'amène à acquérir des compétences spécifiques pour mettre en œuvre les recommandations de l'Éducation Thérapeutique. Golay, Lagger, Lasserre Moutet, Chambouleyron et Giordan (2010) déclinent quatre modèles d'apprentissage : le modèle de l'empreinte où la PVD2 est une page blanche qu'il faut imprimer ; le modèle de conditionnement où apprendre signifie exécuter, répéter des opérations mentales, des gestes et des comportements ; modèle constructiviste où apprendre c'est réorganiser son savoir antérieur avec une mise en relation des données nouvelles ; modèle post-constructiviste où apprendre signifie remettre en question et déconstruire ses savoirs antérieurs pour construire de nouveaux savoirs. Il apparaît ainsi nécessaire de porter plus d'intérêt à la personne en la mettant au centre de l'ETP. Cette stratégie apparaît alors comme un des moyens majeurs d'une plus grande humanité au sein du système de soins (Hesbeen, 2014). Vu la complexité de la nature humaine, le professionnel doit être la lumière. En effet, il doit pouvoir accompagner la personne malade sur une nouvelle voie qui est celle de « *vivre avec une maladie chronique* » (Hesbeen, 2014) en augmentant « *le champ des possibles* » (Hesbeen, 2014). Dans cette perspective, l'accompagnateur ne met pas en avant la logique du contrôle ou alors celle d'atteinte des objectifs précis, il fait plutôt place au singulier et à l'imprévu, à la créativité et aux habiletés pratiques (Vial et Mencacci, 2007).

Centrer l'Éducation Thérapeutique sur la personne malade, c'est la considérer comme apprenant particulier, car trois entités doivent être prises en compte : le malade, la personne et le citoyen (Gagnayre, 2009). Dans cette optique, la logique d'apprentissage doit pouvoir intégrer tous ces invariants en plus de la chronicité et la mort. Ils induisent des réaménagements psychologiques et identitaires de la personne malade. C'est pour cela que Barrier (2008) aborde autrement la relation éducative. Il nous fait comprendre que la personne malade peut s'approprier la maladie en la normalisant, car ses savoirs nés de son vécu, voire de son expertise feront toujours surface pour interroger la répartition des formes de pouvoir en santé, le pouvoir de soigner ou de décider par exemple (Jouet, Flora, et Las Vergnas, 2010).

Tout comme le professionnel, la personne malade selon Ivernois (d') et Gagnayre (2011) doit pouvoir développer des compétences d'adaptation et d'autosoins par rapport à sa maladie. Relevons que si le professionnel accepte l'appropriation effective des savoirs par la personne malade, ceci va de pair avec le changement du rapport au pouvoir dans la relation éducative (Balcou-Debussche Maryvette, 2012).

Dans le même registre, Traynard (2010) souligne qu'en plus des compétences d'autosoins, la personne malade doit développer des compétences d'auto-observation, de raisonnement et de décision et des compétences sociales. Celles-ci rendent complexes les stratégies d'intervention dans la maladie chronique. De ce point de vue, il estime que le diagnostic éducatif n'est efficace que s'il prend en compte les domaines psycho-affectifs. Il est dynamique, intègre l'activité des soins et s'accorde avec la complexité de la maladie. Ce qui modifie le rôle du professionnel qui devra acquérir des compétences de soignant, de pédagogue, de pratiques pluridisciplinaires et coopératives (*Ibid*). Cette réflexion nous amène à poser la question selon laquelle, en cas de pluripathologies chez la personne malade, comment nous y prendre ? Certains auteurs, notamment Jennifer, Lagger, Bougeois, Lasserre-Moutet, Chambouleyron, Ané, Oustric et Golay (2015), ont abordé cet aspect de l'ETP dans ces cas en s'appuyant sur les besoins de la personne malade comme ressources pour la construire. Or, les besoins de la personne malade sont dynamiques.

D'après Deccache (1996), quelles que soient les logiques dégagées (d'enseignement centré sur le professionnel ou les logiques d'apprentissage centrées sur la personne malade), quatre éléments leur sont communs à savoir :

> « La communication des savoirs est une condition nécessaire, mais pas suffisante, l'objectif de santé (ou de maladie), l'intention d'éduquer est portée par le professionnel, pourtant le destinataire doit être conscient et porteur selon l'auteur de la même intention, la durée indispensable pour une ETP» (Deccache, 1996 : 56-57).

Dans cette optique, il reprécise que l'ETP est une relation de soins qui se déroule dans un contexte particulier. Cependant, signalons que l'intégration de l'ETP dans les soins selon Ivernois (d') et Gagnayre (2001) paraît moins évidente, car les soins ont une nomenclature qui ne cadre pas avec l'ETP. Contrairement aux auteurs précédents, ces deux spécialistes de l'ETP pensent que les variables qui composent l'ETP sont nombreuses. Ils citent entre autres : la personne malade au stade initial et dans la maladie, le professionnel de santé, le lieu de l'éducation et le type de pathologie. Ils reviennent sur les compétences transversales de la personne malade et estiment qu'au lieu d'enfermer le professionnel de la santé dans un cadre de référentiel de compétences, il doit être libre pour favoriser l'éclosion des compétences complexes chez la personne malade.

Pour cela, en plus du professionnel de santé et de la personne malade, l'institution et la famille sont des acteurs importants pour cette éclosion. C'est dans cette optique que Houssaye (2000) parle d'un cercle micro-situationnel où se déclinent les situations d'enseignement-apprentissage, un cercle méso qui prend en compte l'environnement proche et un cercle macro qui prend en compte les politiques et la société dans toutes ses dimensions. La pratique d'ETP subit donc des influences des forces extérieures, obligeant ainsi à une contextualisation scientifique toujours renouvelée (Tupin, 2006). De plus, la rencontre « *savoirs-formateur-apprenant* » (*Ibid*) subit des forces extérieures en même temps qu'elle en est la traduction.

En somme, l'examen des trois aspects du triangle pédagogique rélève d'une relation soignant-soigné, d'une relation didactique et d'une relation d'apprentissage. La première s'appuie sur un transfert de savoirs du professionnel vers la personne malade. Or quelle que soit la méthode pédagogique, elle devra prendre en compte le soutien et l'accompagnement psychologique pour la personne malade afin qu'elle retrouve une qualité de vie satisfaisante.

La relation didactique comme la relation d'apprentissage concernent respectivement les compétences que le professionnel de santé et la personne malade doivent déployer pour maîtriser le contenu à transmettre et les savoirs transmis. Seulement il est nécessaire de prendre en compte l'environnement de l'activité d'ETP qui influence cette appropriation par le professionnel de santé. Tous ces types de relations sont émaillés de nombreuses logiques des professionnels et des personnes malades.

Pourtant la pluridisciplinarité qu'exige l'ETP suppose l'intervention d'autres acteurs à l'instar de la famille, des institutions de prise en charge, le personnel administratif et d'autres professionnels de santé comme le diététicien. Nous allons à présent explorer l'ETP dans le cadre du diabète de type 2, car chaque pathologie chronique présente ses caractéristiques spécifiques qui influencent l'ETP.

1.5 L'Éducation Thérapeutique dans le contexte camerounais

L'ETP qui s'inscrit dans l'approche complexe des soins (Eymard, 2010) se positionne en nette démarcation de l'approche classique de la gestion du diabète de type 2, car, elle est située sur une interface interpellant les savoirs tant des sciences de la santé, des sciences de l'éducation que des sciences sociales. Dans le système de santé camerounais en général, de la formation aux pratiques professionnelles, c'est l'approche biomédicale qui a toujours été valorisée. Il se pose alors là l'exigence d'une transmutation professionnelle d'une part et d'une transmutation dans la conception que les acteurs ont de la conception de l'ETP d'autre part. Dans un contexte comme celui du Cameroun où l'ETP n'est pas privilégiée dans la formation des professionnels de santé et n'est pas assez vulgarisée dans les pratiques de soins, cette exigence se pose avec plus d'acuité, car elle invite les acteurs à un effort extraordinaire de leur part. Cependant, nos observations de la pratique d'ETP au niveau de nos terrains d'étude lors des préenquêtes, ont montré qu'il existe des difficultés dans cette transmutation chez les acteurs autour de l'ETP des PVD2.

Cette approche de soins est réalisée à l'hôpital et au sein des associations des malades. Chaque fois qu'une PVD2 se présente dans une institution hospitalière, elle reçoit des informations relatives à sa maladie, au traitement et à son mode de vie. Le personnel soignant dans les centres de prise en soins des PVD2 s'attèle sur cet aspect, nonobstant une organisation opposée à celle décrite précédemment. Nous voulons relever que la mise en œuvre de l'ETP au sein des associations est mieux organisée que dans les institutions de soins. Les activités de sensibilisation, d'information et d'apprentissage sont plus accentuées dans les contextes associatifs, tandis que les soins techniques sont prioritaires dans les institutions de soins. Il est important de souligner que l'ETP réalisée dans les centres de prise en charge des PVD2 (CNO et CNHD) ne respecte pas les canons internationaux, mais elle est effective, elle se construit encore et son opérationnalisation cadre avec les réalités du contexte de l'action. Si nous admettons avec Paterson et Zderad (1988) que le soin est un dialogue expérientiel, un vécu entre des personnes incarnées, une relation intersubjective et transactionnelle réfléchie et déterminée, dans l' « *ici et maintenant* », alors tout moment de partage est considéré comme intervention éducative, car la valeur de ces partages peut être appréciée en reconnaissant les possibilités de croissance qu'ils offrent (Paterson et Zderad (1988). L'ETP étant une relation de soins, elle semble s'inscrire au Cameroun dans la mouvance de Paterson et Zderad (1988). Si le diabète de type 2 est considéré comme une expérience humaine qui peut permettre la croissance au cas où la personne en comprend la signification (Pépin, Ducharme, et Kérouac, 2010), alors cette conception de l'ETP a pour objectif de favoriser le développement de la PVD2 à la compréhension de sa maladie.

Les faits officieux et les pratiques non formelles ne constituent pas moins des objets doués d'intérêt scientifique pour l'anthropologue, dans la mesure où ils participent à la mise en rapport des acteurs sociaux et créent des dynamiques d'interactions susceptibles d'être interprétées par l'anthropologue. Pour illustrer ce propos, les faits ordinaires ou de banalité à partir desquels des études extraordinaires peuvent être faites n'entrent pas dans la catégorie des faits institutionnalisés. Or, Lefebvre (1958) recommande vivement qu'ils soient valorisés dans les sciences sociales, l'analyse de la vie quotidienne qui a pour but de révéler la richesse cachée sous l'apparente pauvreté du quotidien, doit dévoiler la profondeur sous la trivialité, atteindre l'extraordinaire de l'ordinaire. Pour le contexte africain en général et camerounais en particulier, fait de sociétés institutionnellement en retard par rapport aux sociétés développées, au vu de l'acception occidentale de l'institutionnalisme, Ela (1999) conseille d'ausculter la vie ordinaire pour retrouver une foule d'indices qui fournissent à l'analyse un vaste répertoire permettant de comprendre les manières de faire qui témoignent de l'inventivité des acteurs sociaux (*Ibid*).

Cet engagement dans l'auscultation elaien de la quotidienneté nous a permis de constater que bien que l'ETP ne soit pas institutionnalisée au Cameroun, il existe dans les institutions de prise en soins des PVD2 toute une organisation de l'éducation thérapeutique de la PVD2 qui vise le respect des buts, des principes et des activités prônés par l'OMS dans la définition que nous avons convoquée plus haut. De plus, il existe au niveau du Ministère de la Santé Publique des bribes de textes en rapport avec l'ETP dans le cadre du VIH/Sida. Il s'agit des outils de conception de l'ETP. Ces outils, encore embryonnaires, dévoilent déjà l'intérêt du gouvernement pour l'ETP dans les maladies chroniques. Nous pensons alors qu'elle est digne de faire l'objet d'une étude anthropologique. De nombreux scientifiques sont unanimes sur l'efficacité de l'ETP comme axe prioritaire dans la prise en soins des PVD2, même si des questions demeurent autour de sa spécificité en Afrique (Halami, Bourdin, Ait-El Majhoub et Godard, 2009). Face à l'évolution susmentionnée du diabète de type 2 et au vu des difficultés rencontrées dans la prise en soins des PVD2, l'ETP se présente comme une approche de soins complexe et effective dans le contexte camerounais en particulier. Les conseils du médecin s'inscrivent dans le suivi régulier de la PVD2, les activités de sensibilisation et de dépistage lors des journées dédiées au diabète, les activités d'information, de communication et d'apprentissage des professionnels de santé sont une réalité dans les structures de soins au Cameroun.

1.5.1 L'Éducation Thérapeutique, espace anthroposociomédical

Nous envisageons orienter la compréhension de l'espace comme un construit en ce sens qu'il est organisé selon les relations, la répartition de tâches, selon la diversité des cultures et selon le rapport au contexte. De ce point de vue, l'organisation et la pratique de l'ETP au Cameroun est construite comme un espace qui fait interagir les dimensions anthropologique, sociale et médicale afin de s'adapter à l'environnement. La non institutionnalisation de l'ETP au Cameroun laisse transparaître ces interactions dans des environnements de soins. Les difficultés d'intégrer l'ETP dans les soins conduit à l'analyse des différentes dimensions.

1.5.1.1 Dimension biomédicale de l'Éducation Thérapeutique

La dimension biomédicale de l'ETP s'inspire du modèle biomédical de santé.Un modèle de santé désigne une structure, une chaîne d'éléments liés par des relations stables et produisant une fonction réalisant une transformation selon Bonnial et Vial (1997). Il utilise alors un ensemble d'axiomes, de postulats qui ne sont visibles que s'ils uniformisent les discours et les pratiques (Billon, 2000). Dans le domaine de la santé trois modèles se dégagent : le modèle biomédical, le modèle global et le modèle complexe.

Le paradigme biomédical est celui de la raison, de la norme, de la certitude. De ce point de vue, ce paradigme est un ensemble de principes, d'axiomes et de postulats qui rendent lisibles les discours et les pratiques qui en découlent (Billon, 2000). Le schéma traditionnel de ce modèle s'inscrit dans une logique qui respecte le canevas suivant : diagnostic, traitement et suivi de la personne malade. Cette logique est caractéristique de ce modèle et donne aux concepts de santé et de la maladie une connotation spécifique. Ce modèle est centré sur la maladie et la santé est perçue comme une absence de maladie, tandis que la maladie est perçue comme tout élément perturbateur de l'organisme. Toutefois, elle a une valeur ontologique (Massé et Benoist, 2002). En effet, la biomédecine est le seul système d'interprétation et de prise en charge de la maladie qui place le corps-objet comme centre, comme lieu d'action presque exclusif. Le centrage sur le corps-objet, certes racine de son efficacité, qui se révèle alors comme celle de ses fragilités et de son silence sur le corps vécu est la source des insatisfactions qui la font contester (*Ibid.,* 2002).

L'engagement computationnel de ce concept, dans l'approche biomédicale, inscrit l'Education Thérapeutique de la personne malade dans une approche prescriptive (Nkoum, 2010), meublée par des aspects scientifiques de la maladie, des interdits qui convergent vers des instructions. Ce modèle fermé favorise moins la participation de la personne malade et en plus la soumission de la personne aux recommandations, aux normes. L'objectif de ce modèle est d'éradiquer le mal, la maladie. Sous cet angle, la mort est assimilée à un échec thérapeutique et l'Éducation Thérapeutique est fermée.

En d'autres termes, la maladie, plus considérée que la personne malade, influence généralement l'approche de soins. L'Éducation Thérapeutique s'inscrit alors dans une logique de livrer des informations à la PVD2, concernant le diabète et le traitement afin d'éloigner le plus possible la survenue des complications. L'approche éducative est un ensemble d'injonctions où la Personne Vivant avec le diabète de type 2 est considérée comme une « *page blanche à imprimer* » *(*Golay et *al*, 2010). Elle devra alors apprendre à exécuter et à répéter des opérations mentales, des gestes et des comportements appris. Considérer la PVD2 comme étant uniquement porteuse d'une pathologie, c'est omettre qu'elle est passée par des contextes pluriels où se sont mêlées des valeurs de diverses origines culturelles. Elle est de ce point de vue un être social, en interaction dynamique et perpétuelle avec d'autres individus de la famille, du monde du travail ou du voisinage, dans des environnements géographiques, culturels et économiques spécifiques (Goulinet-Fite, 2014 : 47). Ces aspects de la personne, peu mis en exergue dans l'approche biomédicale du soin, prennent une dimension particulière dans le modèle global.

1.5.1.2 Dimension sociale de l'Éducation Thérapeutique

Cette dimension s'inscrit plus dans le modèle de santé global qui l'inscrit dans une perspective de la promotion de la santé. Il est structuré dans la durée, accordant une place prépondérante à la Personne Vivant avec le Diabète de type 2 en tant qu'actrice de sa pathologie (Nkoum, 2010). Il est centré sur la personne et vise son bien-être. Le champ de l'ETP de ce point de vue est ouvert. Contrairement au modèle biomédical qui est centré sur le corps objet, le modèle global prend la personne dans ses dimensions biopsychosociale, spirituelle et culturelle. De ce point de vue, il est centré sur la personne malade contrairement au modèle biomédical centré sur la maladie. Sous cet angle, la maladie est considérée comme la résultante de nombreux facteurs complexes. L'interaction qui en résulte donne aux concepts de santé et de maladie des connotations différentes. La santé est vue comme un processus qui met en jeu plusieurs facteurs intégrant : le contexte écologique de la personne, le sens et la signification des choses. C'est dans ce sens que Deccache (2005) affirme :

> « Le lieu de référence de la santé n'est pas seulement l'absence de maladie, mais la santé positive qui intègre la promotion, la prévention de la maladie et le maintien ou l'amélioration de la santé, en ouvrant la place à une double logique » (Deccache, 2005 : 10).

En effet, l'auteur nous permet de comprendre que la santé est une donnée complexe qui conduit à une logique de la promotion, mais aussi à celle de la conservation. La maladie pour sa part, résultante des interactions entre ces facteurs complexes, affecte aussi bien la personne, sa famille que son environnement. Cette approche est ouverte à la communauté et confère des rôles spécifiques aux professionnels infirmiers.

S'il est admis que le modèle biomédical, dominant dans la prise en soins oppose dans une relation asymétrique un soignant expert et un soigné ignorant, il en est autrement du modèle global dont se revendique l'ETP. Cette approche de soins met en relief la participation de la PVD2 dans une relation de soins en vue de son autonomie (Lagger, Giordan, Chambouleyron, Lasserre-Moutet et Golay, 2008). Goulinet-Fite (2014) souligne que le modèle global de santé modifie la relation soignant-soigné, car il place la personne soignée au centre et reconnaît cette dernière dans sa globalité et son environnement. En ce sens, il lui permet d'acquérir un « *pouvoir d'agir* » tant au niveau individuel que communautaire. L'ETP s'inscrit alors dans une logique constructiviste où la PVD2 est appelée à réorganiser les savoirs antérieurs avec une mise en relation des données nouvelles.

Une approche de soins qui s'inscrit dans le modèle global est plus complète et efficace que celle qui s'inspire du modèle biomédical. Cependant, le modèle global de santé ne saurait prendre en compte les expériences, les projets et toutes les dimensions de la personne. Sinon dans ce cas, le professionnel de santé devrait avoir des compétences diversifiées pour gérer les préoccupations liées à tous ces aspects. Dans ce cas, le modèle global est un idéal relativement mis en œuvre et qui n'intègre pas la complexité et l'incertitude dans les soins. Par ailleurs, ce modèle rend l'évaluation des soins difficile du fait de l'introduction de plusieurs paramètres pertinents, mais subjectifs. Enfin, l'opérationnalité du modèle global présente des limites relatives à son caractère réductionniste dans la mesure où le nombre de paramètres est limité face à une variabilité infinie de déterminants de la santé.

L'Éducation thérapeutique sous le prisme de l'interactionnisme de Goffman s'inscrit de plus dans la même logique. Le modèle interactionniste, appréhendé sous le prisme de Goffman, est un outil pertinent pour mieux saisir les interactions et les logiques des acteurs. Goffman a focalisé ses investigations sur les interactions de face à face dans la vie quotidienne. Il s'est prioritairement intéressé aux rencontres ordinaires, à ce qu'il a appelé l'ordre de l'interaction. Celle-ci est appréhendée comme un domaine de la vie sociale analysable de manière autonome. Selon Goffman (1974), les acteurs sont socialement façonnés et chaque relation entre acteurs engendre des interactions. L'interaction n'est jamais figée, mais ne cesse de se réadapter, se réinvestir, se négocier. Elle dépend plus des savoir-faire, des conflits, des négociations, des divergences d'intérêts, des tensions affectives ainsi que de l'application de règles strictes et fonctionnelles (Baszanger, 1986).

L'enjeu de convoquer ce modèle théorique est double. Tout d'abord, envisager les relations de soins qu'implique l'Éducation Thérapeutique comme une situation d'interactions et de face-à-face entre une pluralité d'acteurs et non seulement dans le cadre étriqué de la relation professionnels de santé /PVD2 est révélateur de certaines logiques totalitaires, ou de dépendance des PVD2 vis-à-vis de l'institution de soins, mais aussi des logiques d'innovation ou d'intégration qui émergent des diverses configurations que prennent les interactions entre les acteurs, qu'il s'agisse du conflit, de la négociation ou de la collaboration.

Selon cette perspective théorique, le sens d'une interaction n'est pas à chercher ailleurs que dans l'interaction même des acteurs. Les différentes interactions envisagées permettent de saisir une multiplicité de rationalités engendrées lors des rencontres de ces acteurs qui structurent le champ de l'ETP.

L'usage idéalisé de l'identité de la PVD2 dans le cas des maisons de diabétiques constitue un cas atypique de la gestion d'une identité discréditée, dont une des conséquences observées sur le terrain est une préférence de l'Éducation Thérapeutique pratiquée dans les maisons de diabétiques, à celle pratiquée dans les institutions de soins publiques. L'approche de l'interaction de Goffman exprime donc mieux l'élargissement du spectre de notre regard sur la pluralité des acteurs intervenant dans l'ETP.

Goffman conçoit la maladie comme une carrière (Goffman, 1973). Partant de ce point de vue, le diabète de type 2 est une carrière tant pour les acteurs centraux, associés et institutionnels. Or la carrière crée une plateforme interactionnelle entre les acteurs impliqués. Ainsi, l'ETP se présente comme une plateforme, un espace anthroposociomédical qui met face à face les acteurs centraux, institutionnels et associés. Il est donc nécessaire de les analyser, de rendre compte avec subtilité et profondeur de leurs expériences et perspectives selon le courant interactionniste. En effet, l'univers des acteurs est complexe, quand on sait que leurs expériences, leur vécu, leurs réalités et leurs pratiques sont susceptibles de modifier positivement ou négativement le champ de l'ETP.

Tous les acteurs impliqués dans le champ de l'ETP développent un rapport de coopération avec la PVD2, dans l'optique de combattre l'ennemi qu'est le diabète de type 2. Il se crée ainsi une kyrielle de lignes de rapports entre eux. Par ailleurs, le professionnel de santé est dans un rapport d'interactions horizontal, vertical et interdisciplinaire avec les autres professionnels, au niveau des institutions de prise en charge du diabète de type 2. Le sens que les acteurs donnent à l'Éducation Thérapeutique et la manière de la mettre en œuvre sont sous-tendus par des logiques qui influencent son opérationnalité. En effet, leurs pratiques ou actions sont fondées sur des réalités nuancées. Sous un prisme cognitif, le comportement de chaque acteur résulte d'une interaction avec son milieu d'appartenance ou de référence, car il y a des similitudes entre les éléments du milieu et le comportement qu'on y retrouve (Becker, 1975).

La sociologie de Goffman a apporté un renouveau dans la mise en perspective sociologique de la problématique de l'opposition entre individus et société. Cependant la négation à l'extrême du poids des structures sociales dans l'interaction sociale ainsi que des motivations individuelles que cette approche constructiviste postule, laisse sans explication certaines pratiques et logiques qui traversent le champ de l'ETP dans notre contexte. Pour preuve, les instituions de soins, en tant qu'organisation, sont des espaces traversés par des luttes de pouvoir et les hiérarchies qu'on y retrouve contribuent beaucoup dans les rapports entre les acteurs de l'ETP, et qu'on ne saurait mettre de côté, au risque de perdre de vue les logiques conflictuelles existantes dans le champ de l'ETP.

1.5.1.3 Dimension anthropologique de l'Éducation Thérapeutique

Elle inscrit l'ETP dans le modèle complexe qui est perçu comme un espace construit par les acteurs dans un contexte pluriel, négocié, mettant en interaction leur historicité, voire leur historialité (*Ibid*).

Il y apparaît une imprévisibilité et une incertitude multifactorielle à prendre en compte (Develay, 2001), d'où sa complexité. Il vise le développement social de la personne. Ainsi, si l'ETP est une réponse à des raisons d'ordres technique, épidémiologique, philosophique, voire économique, son émergence dans les structures de santé pourrait être initiée par d'autres logiques. C'est la raison pour laquelle elle doit s'interroger sur les valeurs qu'elle véhicule.

L'Éducation Thérapeutique s'inscrivant dans l'approche complexe des soins (Eymard, 2010), se positionne en nette démarcation de l'approche classique de la gestion du diabète de type 2, car, elle est située sur une interface interpellant les savoirs tant des sciences de la santé, des sciences de l'éducation que des sciences sociales. Dans le système de santé camerounais en général, de la formation aux pratiques professionnelles, c'est l'approche biomédicale qui a toujours été valorisée. Il se pose alors là l'exigence d'une transmutation professionnelle d'une part et d'une transmutation dans la conception que les acteurs ont de la conception de l'ETP d'autre part. Dans un contexte comme celui du Cameroun, où l'ETP n'est pas privilégiée dans la formation des professionnels de santé et n'est pas assez vulgarisée dans les pratiques de soins, cette exigence se pose avec plus d'acuité, car elle invite les acteurs à un effort extraordinaire de leur part. Cependant, nos observations de la pratique d'ETP au niveau de nos terrains d'étude lors des préenquêtes, ont montré qu'il existe des difficultés dans cette transmutation chez les acteurs autour de l'ETP des PVD2. Le modèle complexe s'inscrit dans le paradigme complexe mettant en exergue l'incertitude, irrationnel à l'ouverture permanente à d'autres possibles selon Morin (1990). Il s'agit d'une approche dialectique qui se situe à l'intersection des limites des deux premiers modèles de santé que Nkoum (2010 : 52) appelle « *approche de soins complexe* ». Cette dernière traduit la diversité, un grand nombre de variétés de liaisons qui génère des incertitudes dans les planifications des acteurs. Sous cet angle, l'acteur professionnel devrait s'adapter aux contextes de l'action. Cette dernière est sous-tendue par des logiques à la fois stratégiques et systémiques. La logique stratégique suggère une attitude réflexive et d'ouverture chaque fois qu'un professionnel met en œuvre une action de soins (*Ibid).* Le professionnel doit garder à l'esprit, quel que soit le cas, qu'il peut surgir des aléas au cours de son action éducative. Le raisonnement stratégique est donc une démarche heuristique qui exige que le professionnel soit éveillé chaque fois qu'il est dans une situation de soins (*Ibid).* Il devrait être prêt à intégrer les aléas de l'environnement de soins (*Ibid*). Le raisonnement systémique pour sa part concerne la cohérence de l'action. Il construit une séquence d'actions ou de programmes qui doit être respectée. Cette planification prédéterminée exige un respect scrupuleux des procédures (*Ibid*).

L'approche complexe des soins nous amène à sortir de l'idée réductrice de l'homme et de la santé pour une analyse profonde de l'action de soins. L'intégration fonctionnelle des équipes de soins ; le fonctionnement normatif et systémique sont nécessaires pour assurer l'efficacité de l'approche complexe. Par intégration de soins, nous entendons la coordination collective pour répondre aux problèmes de santé complexes et chroniques. L'intégration des équipes suggère la constitution des équipes multidisciplinaires et leur mise en réseau qui sont des prérequis pour la continuité des soins. L'intégration fonctionnelle vise la complémentarité dans le service.

L'Éducation Thérapeutique dans ce modèle, s'inscrit dans un paradoxe du fait que la PVD2 remet en question toutes les connaissances reçues et déconstruit les savoirs antérieurs pour intégrer de nouveaux savoirs. En effet, elle construit personnellement ses savoirs en fonction de son contexte, de ses ressources, de ses expériences, de ses projets et de sa personne. Cette marge de manœuvre dont dispose la PVD2 génère des incertitudes, des aléas que le professionnel de santé ne peut maîtriser d'emblée ; d'où la nécessité pour ce dernier d'avoir un esprit d'ouverture, une attitude réflexive pour assurer une ETP efficace.

L'Éducation Thérapeutique sous le prisme de l'approche bourdieusienne s'inscrit également dans l'approche anthropologique. La sociologie bourdieusienne est clairement perçue par les concepts : *habitus, champ, domination, violence symbolique, capital culturel.* Le champ se présente comme un espace social de luttes et d'enjeux divers entre acteurs. Ceux-ci trouvent leurs origines dans la recherche et la préservation des capitaux sur les plans politiques, économiques, culturels et symboliques. L'enjeu pour un acteur est de convertir les autres capitaux en capital symbolique, dont la détention permet de légitimer sa domination sociale. Notre conception de l'ETP s'est inspirée de l'approche bidimensionnelle de Bouhier-Roddier (1999) pour donner une triple dimension. L'Education Thérapeutique est de ce point de vue un champ d'action des acteurs pluridisciplinaires. Ceux-ci sont motivés et mobilisent leurs capitaux en fonction de leur implication dans le processus d'Éducation Thérapeutique. Dans cette perspective, ce champ comporte des aspects visibles et invisibles.

Considérée comme champ anthropologique, l'ETP est rencontre et présence, par son caractère essentiellement relationnel. L'ETP se déploie en soulevant des questions d'identité, de reconnaissance et d'altérité, car les individualités s'affrontent et cherchent à s'affirmer. Il s'observe une variété et une diversité de comportements, de configurations complexes, de systèmes de représentation, de motivation et de différenciation (filiation) mobilisés, qui se construisent au sein de cet espace de soins. Chaque acteur a un regard spécifique de lui-même, de l'espace ETP et des autres acteurs qui répondent d'épistémologies et de praxéologies différentes qu'il est nécessaire d'analyser pour décrypter la dynamique des logiques.

En tant que champ social, les aspects anthropologiques sont également perceptibles, car les acteurs impliqués dans le champ de l'ETP mobilisent des capitaux différents. Leurs positions sont fonction du volume et de la structure du capital dont ils disposent. Bourdieu (1994) nous invite à parler de capital économique (biens financiers, patrimoine), de capital culturel (diplômes, connaissances…), de capital social (ensemble de ses relations sociales) et de capital symbolique (ensemble des signes et codes liés à son espace social.

Les PVD2 en tant qu'une composante du groupe des acteurs centraux s'inscrivent dans toutes les classes sociales, sur les plans économique, social et culturel. Une fois dans le champ des luttes que constitue l'ETP, il devient aussi difficile de globaliser les logiques d'action qui sous-tendent leur volonté d'acquisition du capital symbolique. Par ailleurs, les PVD2 mettent en œuvre les capitaux dont elles disposent, liées à l'auto-observation, à l'expérience de la maladie et à la construction du sens que prennent la maladie et les réponses des autres. Les professionnels de santé, deuxième composante du groupe des acteurs centraux, pour la plupart, disposent des capitaux divers, pouvant leur permettre de s'inscrire efficacement dans le champ des luttes et d'acquérir le capital symbolique nécessaire, en vue d'y améliorer leur position et d'assurer la possession de la domination conséquente. Cependant, ils sont appelés à coopérer avec d'autres acteurs impliqués dans le champ de l'ETP. Or, selon Quivy et Campendthoud (1995), toute action de coopération est essentiellement conflictuelle. Car, elle implique une hiérarchisation d'acteurs. La volonté de puissance, pour une mobilité sociale, va les pousser à développer des logiques, fondées sur l'utilisation des capitaux qu'ils disposent, pour acquérir un capital symbolique et se positionner en dominants.

Les acteurs institutionnels sont constitués de toutes les institutions de prise en soins des PVD2 que nous avons visitées. Ce sont des institutions publiques ou d'Etat et celles de la société civile dans le cadre des associations. Cette catégorie d'acteurs constitue « *la superstructure idéologique* »[7] dans le cadre de la prise en soins des PVD2. Ils ont en priorité la défense d'intérêts idéologiques et mettent en œuvre les capitaux dont ils disposent pour acquérir un capital symbolique leur permettant de se positionner comme institutions de référence dans le champ de lutte de l'ETP. Une recherche allant au-delà des discours officiels nous permettra de débusquer ces logiques implicites dans leur singularité.

Les acteurs associés, quant à eux, sont composés des pairs éducateurs, des proches aidants et du personnel administratif. La catégorisation des capitaux des deux premiers est également difficile, dans la mesure où ils se retrouvent dans toutes les catégories sociales comme les PVD2. Ils peuvent tout aussi disposer des capitaux semblables à ceux des PVD2 maladie. Les deuxièmes ayant reçu une formation formelle, disposent entre autres d'un capital culturel non négligeable.

Enfin, comme champ médical, l'éducation thérapeutique demeure une approche anthropologique en ce sens qu'elle propose une symbolique à la technique. C'est le lieu de la praxéologie qui intègre l'éthique et la déontologie. En effet, l'approche de soins ETP insiste sur la parole, la mise en scène et la circulation, la communication de l'expérience de la maladie par les PVD2 elles-mêmes, son partage entre

[7]Expression empruntée à Karl Marx

les professionnels de santé, les pairs et les proches sont en soi des actes de soins et de thérapie. L'ETP peut se comprendre alors comme un ensemble de gestes et de paroles répondant à des valeurs visant le soutien, l'aide, l'accompagnement des personnes fragilisées dans leur corps et leur esprit, donc limitées de manière temporelle ou permanente dans leur capacité de vivre de manière « normale » ou « autonome » au sein de la collectivité » (Saillant & Gagnon, 1999).

Elle va au-delà de la dimension « *santé* » pour intégrer les notions d'apprentissage, d'acquisition des compétences de raisonnement et de décision, de médiation entre acteurs et d'affect (émotion). La confrontation des savoirs pratiques et théoriques, savoirs scientifiques et profanes est visible et riche en ce sens que l'espace où se construit la pratique et celui qui nous aide à renouveler nos connaissances pratiques (théorique) ne sont pas opposés, car il y a un mouvement de va-et-vient qui enrichit simultanément les deux espaces.

L'organisation du champ médical est complexe en ce sens que plusieurs paramètres difficiles à intégrer interviennent, à l'instar de l'espace et du temps. Ces derniers sont régulés par la fréquence des visites, des horaires des rendez-vous fixes et interminables à respecter, de multiples examens à faire régulièrement, des délais d'attente d'une réponse satisfaisante qui s'allonge, la multiplicité et la combinaison des itinéraires thérapeutiques (l'hôpital, les associations des malades, les églises de réveil, les tradipraticiens). Les réseaux de relations entre acteurs constituent un capital social exploitable.

CHAPITRE II

CONFIGURATIONS DES ACTEURS DU CHAMP DE L'ÉDUCATION THÉRAPEUTIQUE

Ce chapitre est consacré aux acteurs intervenants dans le champ de l'éducation thérapeutique au Cameroun. Ils ont été classés en trois catégories à savoir les acteurs centraux, associés et institutionnels. Nous entendons par acteurs centraux ceux qui interviennent dans le parcours de soins des PVD2, en posture de face à face avec les PVD2 en vue d'une ETP. Les professionnels de la santé et les PVD2 représentent ce groupe d'acteurs. À côté des acteurs centraux, nous distinguons également une autre catégorie d'acteurs intervenant dans le champ de l'ETP, soit dans le processus relationnel de soutien à la personne malade, soit dans la gestion courante des soins, ce sont les acteurs associés. Nous y retrouvons les pairs éducateurs, les proches aidants et les personnels administratifs.

Les acteurs institutionnels sont constitués des formations sanitaires et des associations de malades qui prennent en charge les PVD2. Ces institutions de prise en soins des personnes vivant avec le diabète de type 2 sont considérées comme des personnes morales de droit public, exerçant dans le système de santé camerounais. De ce point de vue, elles ont des droits, des devoirs et des intérêts à défendre. Par conséquent, elles sont susceptibles de développer des logiques d'actions dans la course vers l'atteinte de leurs objectifs. Par ailleurs, elles entrent en interactions avec d'autres catégories d'acteurs que nous convoquons dans le cadre de cette étude. Ainsi, les institutions qui ont servi de cadre de recherche sont les suivantes : Centre National d'Obésité (CNO), Centre National d'Hypertension et Diabète (CNHD) et l'Hôpital de' District d'Obala (HDO) pour le cas des centres de prise en soins des PVD2 et de l'Association Camerounaise des Diabétiques (ACADIA), l'Association des Jeunes Diabétiques du Cameroun (JDC) pour les cas des associations. Ce choix, comme nous l'avons dit plus haut a respecté le désir de combiner l'urbanité à la ruralité dans l'appréhension des logiques d'une part et la mosaïque socioculturelle et professionnelle d'acteurs qu'accueillent les institutions de la capitale politique du Cameroun d'autre part. Dans cette optique, nous allons aborder, pour chaque acteur, le profil socioprofessionnel, les ressources, les représentations du diabète et l'ETP, les rôles, les motivations, les pratiques et les stratégies autour de l'ETP.

2.1 Contours du concept d'acteur en sciences sociales

Etymologiquement le concept d'acteur vient du latin *actor*, acteur, comédien, celui qui fait, celui qui exécute, agent, instigateur. Dans son sens premier, c'est celui qui joue un rôle dans une scène, un théâtre, un champ. Dans un sens figuré ce concept s'inscrit dans la perspective des sciences sociales, spécifiquement la sociologie de l'intervention (Gilbert, 2015), la sociologie de l'action (Touraine.). En effet, la notion de participation, d'empowerment et d'activation font alors surface, laissent apparaître le potentiel d'action et d'interaction avec son environnement.

Schon considère l'acteur comme réflexif, c'est-à-dire celui qui dispose du capital nécessaire lui permettant de se comprendre et comprendre les autres dans leurs interactions. La thèse déterministe soutient que le fait social s'impose avec coercition à l'individu, sans même qu'il ne s'en aperçoive. De ce point de vue l'acteur est un agent qui reçoit l'influence extérieure et intériorise les normes sociales (Durkheim, 1987).

Pour Touraine (1974), un acteur est toujours un acteur social. Il est collectif et porteur d'une historicité (succession de faits à un moment de la vie). En effet, l'acteur ne traduit pas seulement le sujet social, mais aussi le sujet existentiel, le sujet réflexif et le sujet acteur. En tant que sujet expérientiel, l'individuation et la réalisation de soi au travers de ses différences et l'acceptation des différences des autres caractérisent l'acteur. Comme sujet expérientiel, il prend de la distance par rapport à lui-même et à son environnement. Le sujet acteur passe à l'action en réseau en interaction avec les autres acteurs.

L'analyse des actions des acteurs constitue le socle de la sociologie de Weber dans *Économie et Société* (1921). La théorie de l'action de ce sociologue considère qu'un individu agit sur la base des significations qu'il donne aux choses. L'action d'un acteur dépend des objectifs clairs et conscients, des atouts qui sont à sa disposition au moment de l'action. L'environnement de l'action devient essentiel dans la situation de l'action. La capacité de l'action de l'acteur repose sur quatre postulats en rapport avec l'organisation comme un construit ; l'acteur relativement libre, les objectifs des organisations et des individus se retrouvant partiellement, la rationalité limitée (Amblard, Bernoux, Herreros & Livian, 2005). Les interactions dynamiques entre le contexte de l'action et l'acteur lui-même sont tributaires de quatre types d'action : l'action traditionnelle qui est sous-tendue par des valeurs culturelles, l'action affective est guidée par les passions et les émotions, l'action rationnelle en valeur est fondée sur la croyance des valeurs ultimes et l'action rationnelle en finalité s'appuie sur les moyens et la finalité d'une action (Weber, 1921)..

Giddens (1973) pour sa part, estime que les acteurs sont des experts. De ce fait, ils sont porteurs de sens dont ils ont, seuls, la clef de la cohérence.

Dans la même lancée, Sartre (1939) pense que tout individu est entièrement défini par ses actes. Nous le comprenons bien à travers son postulat : « *L'existence précède l'essence* ». L'existence se réfère à la décision, au choix, à l'engagement individuel, ce que Sartre (1939) nomme " *le pour-soi* ".

L'essence se réfère à la situation, au contexte dans lequel l'individu se trouve, ce que Sartre (1939) nomme " *l'en soi* ". Il se dégage une interdépendance entre logiques d'acteurs et logiques d'actions. Il s'avère important d'analyser ces acteurs selon qu'ils sont centraux, intermédiaires et institutionnels.

2.2 Acteurs centraux

Nous entendons par acteurs centraux ceux qui interviennent dans le parcours de soins des PVD2, en posture de face à face avec les PVD2 en vue d'une ETP. Les professionnels de la santé et les PVD2 représentent essentiellement ce groupe d'acteurs. L'objectif de ce chapitre est donc de les présenter en analysant pour chacun les profils socioprofessionnels, les ressources, la construction de l'ETP, les rôles, les motivations et les pratiques en insistant sur leurs caractéristiques.

2.2.1 Professionnels de santé

Les professionnels de santé qui font l'objet de notre étude sont des acteurs qui exercent dans des institutions spécialisées de prise en soins de la PVD2. Ils mobilisent des compétences spécifiques pour assurer une ETP.

2.2.1.1 Profil des professionnels de santé

D'après le décret n° 2001/145 du 3 juillet 2001[8] portant statut particulier des fonctionnaires des corps de la santé publique, il en ressort huit corps de métiers de la santé. Nous allons nous intéresser aux corps des professionnels qui sont dans le processus de la prise en soins de la PVD2 à savoir les médecins, les infirmiers, les pharmaciens et les médico-sanitaires, les ingénieurs-diététiciens. Les autres professionnels de santé, à l'instar des psychologues et des sociologues de la santé,sont moins présents dans le circuit hospitalier de prise en soins des PVD2 au Cameroun.

Le corps des médecins regroupe des professionnels constitués en domaines de spécialisations. L'endocrinologie est l'une des spécialités médicales qui traitent des pathologies hormonales, dont le diabète de type 2. Le constat fait est que les médecins constituent la catégorie de professionnels qui occupent généralement la direction des hôpitaux au Cameroun. La preuve, les centres de prise en soins des PVD2 tels CNO, CNHD et HDO,sont dirigés par cette catégorie d'acteurs. Pourtant, il existe une catégorie de professionnels formés et compétents à ces postes. Il s'agit des administrateurs de la santé formés à l'École Nationale d'Administration et de Magistrature (ENAM) au Cameroun. Cette situation paradoxale génère des problèmes de leadership au sein du système de santé. Ce contraste peut dans une certaine mesure expliquer la difficile transmutation des institutions du modèle biomédical à l'approche complexe des soins.

---

[8]Annexe 11

Les professionnels infirmiers occupent généralement les postes de surveillant général ou de major dans les formations hospitalières au Cameroun, en dehors d'être dans des équipes de soins. Leurs domaines de spécialisation s'apparentent à ceux des médecins avec les spécialités en anesthésie, kinésithérapie et santé de la reproduction entre autres. Le constat est celui d'une impossibilité de spécialisation en ETP pour ces professionnels au Cameroun. Inscrits dans un même ordre professionnel que les infirmiers, les techniciens médico-sanitaires quant à eux sont des ingénieurs, des techniciens ou des agents chargés d'assurer des analyses biomédicales de la PVD2 à l'instar de l'ionogramme urinaire, des dosages sanguins, des radiographies entre autres.

Le corps des pharmaciens regroupe généralement des professionnels chargés de la fabrication, de la vente, du contrôle de la chaîne des médicaments et de l'approvisionnement des pharmacies au Cameroun. Dans cette profession, on retrouve des pharmaciens-assistants et des techniciens en sciences pharmaceutiques. Dans le contexte camerounais, relevons le contraste selon lequel d'autres professionnels de la santé se retrouvent en train de jouer le rôle de gestionnaires d'une pharmacie. C'est le cas de l'infirmière qui gère la pharmacie du CNHD. Ceci peut s'expliquer soit par des enjeux économiques ou alors soit par la difficulté de gestion des ressources humaines en santé. Les ingénieurs-diététiciens par contre sont des professionnels qui maîtrisent les régimes adaptés aux pathologies. La formation de ces experts a été interrompue au Cameroun, depuis fort longtemps, ce qui explique leur rareté dans le système de soins.

Au regard de ces profils professionnels, et compte tenu de l'évolution du diabète en général et le type 2 en particulier, il convient de constater sur la base de la demande de soins, une pénurie en professionnels spécialistes en ETP. De plus, chacun des acteurs suscités se réclame éducateur, au point où en cas de problèmes, les responsabilités sont difficiles à dégager. Dans la plupart des cas, les professionnels infirmiers sont indexés. Et ces derniers estiment que cette responsabilité est la leur, et rentre dans leur rôle autonome. Sous cet angle les autres acteurs doivent pouvoir le comprendre et mettre à leur disposition des ressources nécessaires pour être plus efficaces.

Au vu de leur nombre (9267)[9]dans le système de santé au Cameroun, et d'un renforcement de leurs connaissances sur la thématique de l'éducation thérapeutique, cette approche éducative aurait pu prendre de l'ampleur et mise en œuvre efficacement dans différents systèmes de soins hospitaliers. Ce contraste suscite des curiosités chez l'anthropologue. Nous pensons qu'il pourrait s'expliquer par l'absence d'un curricula de formation en ETP au Cameroun. C'est aussi peut-être la raison pour laquelle nous n'avons rencontré que trois infirmiers spécialistes en ETP en lien avec la prise en charge du pied diabétique. La prise de conscience de ces insuffisances a poussé les responsables du CNO et la présidente de l'ACADIA à un moment, à pallier cette insuffisance en organisant des formations continues des infirmiers en ETP dans les districts de santé au Cameroun. Cependant, face à cette stratégie favorable pour une implémentation efficace de l'ETP dans le processus de prise en soins des PVD2, la gestion desdites ressources a constitué un obstacle majeur en ce sens qu'elles sont mal reparties. Cette problématique liée au système de gestion des ressources humaines en santé peut justifier la non-valorisation de l'ETP dans les systèmes de soins, résultante de l'absence d'une politique en la matière.

2.2.1.2 Ressources des professionnels de santé dans le champ de l'Éducation Thérapeutique

Par ressources, nous désignons un ensemble de capitaux ou d'attributs déterminés, souvent construits selon des sentiers de dépendance, auxquels un acteur peut normalement accéder et qu'il peut mobiliser (Levesque et Murray, 2010). Elles sont autant personnelles, professionnelles qu'environnementales selon les données recueillies.

- Les ressources personnelles sont liées aux valeurs issues des contextes de socialisation de l'acteur. En tant qu'acteur social, ses trajectoires de vie dans des contextes familiaux, scolaires et professionnels ont contribué à la construction de sa personnalité. Cette dernière contribue à bâtir un mur de briques, un édifice stable pour agir (Enriquez, 2003 :133). Tout professionnel de santé porte les caractéristiques de ses espaces de socialisation qui forment une partie

[9]Voir annexe:12

de son capital social (Bourdieu, 1986). En effet, chaque professionnel de santé intègre une profession avec ses acquis sociaux, des valeurs pouvant influencer les manières d'être et d'agir. Relevons par ailleurs que l'exercice d'une profession est meublé de plusieurs transitions pouvant renforcer peu ou prou un engagement dans la profession. Cette vocation est un moteur qui pousse le professionnel à vouloir découvrir et apprendre. Ce besoin de renouvellement incessant des connaissances est perceptible dans le comportement des professionnels de santé. La participation aux colloques, aux séminaires est un capital indéniable que tout professionnel désire acquérir et partager. Cette motivation intrinsèque maintient le professionnel ouvert aux nouveaux domaines de prise en soins à l'instar de l'ETP. Les ressources personnelles d'un professionnel de santé sont nécessaires, mais pas suffisantes pour assurer une ETP, car les ressources professionnelles donnent des outils conceptuels au professionnel pour agir.

- Les ressources professionnelles constituent un ensemble de savoirs objectifs et subjectifs qui se construisent en formation initiale et continue (Legendre, 2005). Il s'agit pour cet auteur de la professionnalité qui est un concept nouveau, au cœur des débats entre acteurs d'un système industriel. Sa pauvreté lexicographique traduit la difficulté de le mobiliser dans un autre champ de connaissances. La professionnalité est le substantif de professionnel qui regroupe un gisement de savoirs, de savoir-faire, nouveaux ou non qui lorsqu'ils sont structurés et mobilisés par un professionnel lui confèrent une compétence. Les acquis de la formation initiale sont au cœur de la compétence. Il s'agit de la manière de mobiliser les connaissances théoriques et pratiques. Nombre de professionnels se limitent à ces savoirs de base en omettant d'intégrer la complexité des situations de soins. En effet, pour affronter ces dernières, inédites, le professionnel devrait faire preuve de créativité et d'adaptation. En effet, le professionnalisme nécessite la prise en compte d'un ensemble de valeurs, d'attitudes, de conceptions pour épouser et actualiser son travail (*Ibid*). L'expertise acquise sur le terrain est favorable au développement de ce professionnalisme, source de motivation. Il s'en suit que les ressources professionnelles sont capitales, mais dépendent en majorité de l'environnement professionnel.

- Les ressources de l'environnement de soins constituent l'espace de soins qui intègre entre autres l'ETP. Dans cette optique, il devrait comporter les ressources matérielles, financières et humaines pour assurer une qualité du soin éducatif. Concernant les ressources humaines, elles sont limitées au regard des développements précédents. Les ressources financières sont insuffisantes. Les informateurs sont unanimes sur l'absence de valorisation financière de l'ETP. Contrairement aux autres soins (techniques), l'ETP est difficilement appréciable, donc du coup difficile à évaluer. En effet, mettre en œuvre l'approche de soins ETP relève d'un acte professionnel bénévole qui nécessite une vocation de la part du professionnel. Les ressources matérielles sont des outils utilisés pour assurer l'ETP. Il s'agit des vidéos projecteurs, des planches illustratives, des brochures entre autres. Cette insuffisance peut justifier le fait, pour le professionnel de santé, de réduire la séance d'ETP à une série d'informations verbales qui ne représentent qu'une partie de l'ETP.

2.2.1.3 Rôle du professionnel de la santé dans le champ de l'Éducation Thérapeutique

L'ETP, en tant qu'espace anthroposociomédical, donne à chaque professionnel l'opportunité de jouer un rôle spécifique. Le concept de rôle dans son acception sociologique signifie zone d'obligation et de contrainte corrélative d'une zone d'autonomie conditionnelle (Boudon et Bourricaud, 1990). Il convient de dégager les zones d'obligations et de devoirs de chaque professionnel de la santé ou acteur autour de l'ETP en fonction de sa qualification.

- *Rôle du médecin dans le champ de l'Éducation Thérapeutique*

Il convient de noter que le médecin s'inscrit dans le modèle de santé biomédical. Ainsi nous examinerons le code de déontologie du corps de la santé, ensuite son activité dans le champ de l'ETP.

L'exercice de la profession médicale au Cameroun est réglementé depuis 1983 par le code de déontologie des médecins[10]. Il en ressort entre autres les devoirs envers le malade (art. 22) et les devoirs envers les membres des professions paramédicales et les auxiliaires médicaux

[10]Annexe 22

(art. 55). Le médecin est chargé d'assurer tous les soins médicaux en son pouvoir à la personne malade et sa famille. Il est ainsi un manager de la maladie au vu de son expertise. Du fait des informations provenant de l'interrogatoire, de son examen clinique et des examens techniques complémentaires, il est susceptible d'élaborer le diagnostic avec le plus grand soin, sans compter le temps que cela lui coûte. À côté de ces aspects qui émergent de leur code de déontologie, les médecins dans le contexte camerounais ont un pouvoir de décision sur tous les aspects de la prise en charge de la personne vivant avec le diabète de type 2. Cette autonomie médicale couplée à l'efficacité technologique dote ces acteurs d'un statut social enviable. Nous pouvons dire avec Mintzberg (1998) qu'il est le leader dans l'organisation de la prise en soins de la PVD2 au Cameroun. En tant qu'expert de la maladie, il lui revient de réguler, d'orienter les personnes malades et de décider autour de l'éducation thérapeutique. Par ailleurs, l'intérêt des médecins est de préserver l'autonomie de leur profession en s'opposant à tout ce qui pourrait limiter leur liberté. Les personnes malades sont très souvent sous leur unique responsabilité au point d'en faire leur propriété privée. Tous ces éléments, notamment l'appropriation poussée du pouvoir de guérir qui connote la relation paternaliste et autoritaire du médecin vis-à-vis des autres professionnels de santé, la surreprésentation des médecins aux sommets stratégiques au sein des institutions hospitalières, leur prestige symbolique dans l'imaginaire des personnes malades, contribuent à faire croire que la profession médicale est la seule à qui revient le mérite d'améliorer l'espérance de vie, de réduire la mortalité et de garantir l'état de santé des personnes. Or, la santé fait appel à une pluralité d'expertises en synergie et par conséquent n'est pas l'apanage d'une profession. Sous cet angle, les rapports entre médecins et autres professionnels de la santé devraient sortir de l'asymétrie, pour la symétrie.

Concernant l'ETP, les médecins reconnaissent ne pas avoir du temps pour éduquer les PVD2. En effet, ils apportent quelques informations rapides aux PVD2 espérant que ces derniers pourront les compléter auprès du personnel infirmier. Cependant, ils estiment que cette activité doit être supervisée par un médecin comme :

- *Rôle des professionnels infirmiers et techniciens médico-sanitaires dans le champ de l' Education Thérapeutique*

L'infirmier inscrit fondamentalement son activité dans le modèle de santé global. Tandis que le technicien médico-sanitaire s'inscrit dans le modèle biomédical de santé. Comme dans le cas précèdent, nous allons présenter le code de déontologie de ces acteurs, puis leurs activités dans le champ de l'ETP.

Les infirmiers et les techniciens médico-sanitaires se retrouvent dans un ordre professionnel comprenant en plus les sages-femmes. Ils sont généralement appelés les médico-sanitaires[11]. Il se dégage une considération selon laquelle tout professionnel de santé qui n'est pas médecin est médico-sanitaire. Cette dichotomie dans l'organisation des ressources humaines du secteur de la santé est souvent source de confusion de rôles dans le champ de l'ETP. Ils ont des devoirs envers les malades et vis-à-vis des autres professionnels de santé entre autres. Le professionnel infirmier doit pouvoir élaborer son diagnostic infirmier avec le plus grand soin sans compter le temps que cela lui coûte (art, 11).[12] À titre illustratif et concernant le diabète, le médecin posera le diagnostic du diabète à partir de ses références qui restent immuables tout au long de la prise en soins, tandis que l'infirmier s'appuiera sur les réactions du malade face au diabète, face à ses interactions avec l'environnement et à son traitement pour poser son diagnostic infirmier, l'accompagnement et le suivi très rapproché des personnes vivant avec le diabète de type 2 dans leurs environnements spécifiques. Celui-ci est dynamique et en fonction de chaque personne. Ce devoir s'inscrit dans ce que Formarier et Jovic (2012) appellent le rôle autonome de l'infirmier. Dans son rôle de collaboration, il s'exprime à travers les soins techniques à l'instar des pansements, de l'administration des médicaments. De ce point de vue, le professionnel infirmier, avec ces deux aspects du rôle affronte la complexité de la personne malade. Les rôles (autonome et collaboration) sont exigeants, toujours nouveaux parce qu'ils diffèrent d'une personne à une autre, sont multidimensionnels et porteurs d'avenir en ceci qu'ils valorisent un champ spécifique à la profession (Formarier et Jovic, 2012).

Cependant, dans le contexte camerounais de l'exercice de la profession infirmière, il ressort de l'observation empirique que l'aspect

[11]Annexe 23

[12] Art, 11

du rôle autonome est loin d'être mis en œuvre, car peu reconnu par les autres professionnels de santé. Par ailleurs, les environnements de travail semblent peu favorables pour les professionnels infirmiers, coincés dans un étau qui les empêche de s'exprimer. Ils sont en sous-effectif, partagés entre la culture humaniste des soins dans laquelle ils s'inscrivent et la culture biotechnologique prégnante d'une part.

D'autre part, ils semblent être loin du sommet stratégique et ne peuvent exprimer leur identité professionnelle au sein d'un espace dominé par la biotechnologie, au point où seules les pratiques médicales peuvent les valoriser. Ainsi, ils ont tendance à se confiner aux aspects biologiques en oubliant de faire émerger leur originalité professionnelle. Ils ont de ce point de vue une identité hybride plus médicale qu'infirmière qui remet en cause leur apport dans le processus de prise en soins de la PVD2.

Les techniciens médico-sanitaires sont des agents de liaison entre le médecin et la PVD2. Ils sont chargés d'assurer des analyses biomédicales et des examens radiographiques. Leur expertise est capitale pour poser un diagnostic efficace de la maladie. D'ailleurs, les constats du terrain montrent que d'après les prélèvements, ils réalisent des examens et rendent compte au médecin traitant. Dans cette optique, leurs actions sont tributaires des prescriptions faites par les médecins, de ce point de vue, ils sont liés à ces derniers dans la prise en charge des Personnes Vivant avec le Diabète de type 2.

- *Rôle des diététiciens et des pharmaciens dans le champ de l'Éducation Thérapeutique*

Le diététicien est un acteur qui s'inscrit dans le modèle biopsychosocial de santé. Il a un rôle d'accompagnateur diététique de la PVD2. C'est pour cela que son action autour de l'ETP est centrée sur l'éducation diéto-thérapeutique qui est une partie de l'ETP selon cet informateur. Ce rôle se situe concrètement dans la gestion de l'alimentation de la PVD2 par rapport au diabète. Sa collaboration avec les autres acteurs de l'ETP est fondamentale pour la réussite de son action éducative. Cependant, le constat fait montre que les diététiciens utilisent des fiches alimentaires préconçues n'intégrant pas les préoccupations de la PVD2. Ces fiches révèlent une compromission professionnelle en ce sens qu'elles généralisent ce qui devrait être spécifique. Les valeurs culturelles, l'environnement familial, le pouvoir économique et les expériences de la PVD2 devraient être pris en considération au cours de l'ETP. Tous ces aspects renforcent la complexité de l'approche de soins de l'ETP.

L'exercice de la profession des pharmaciens au Cameroun est régi par la loi 1990[13]. Les pharmaciens sont chargés de préparer, vendre et gérer des médicaments. Les pharmacies dans des institutions hospitalières recrutent très souvent un personnel de santé pour la commande, la vente et la gestion des stocks de médicaments. C'est le cas du CNHD où une infirmière est chargée de la vente des produits. Ces derniers sont pour la plupart subventionnés et par conséquent le coût est à la portée des bénéficiaires.

2.2.1.4 Représentations de l'Éducation Thérapeutique par des professionnels de santé

La représentation sociale signifie :

> « Une vision du monde, vision fonctionnelle permettant à un individu de donner un sens à ses conduites (elle détermine ses comportements), de comprendre la réalité à travers son propre système de référence (donc de s'y adapter, de s'y définir une place) » (Abric, 2001 :10).

Les professionnels de santé construisent leurs systèmes de référence concernant l'ETP. Ces dernières influencent aussi bien l'action du professionnel autour de l'ETP que sa relation avec les autres acteurs.

À partir de nos données empiriques, nous dégageons des constructions diversifiées de l'ETP qui sont plus individuelles que sociales.

Celle-ci est vue comme « *soin complexe* », « *approche d'autonomisation* », « *rôle propre de l'infirmier* », « *traitement* » et « *bavardage* ».

---

[13]Annexe 24

- *Éducation Thérapeutique comme soin complexe*

L'Education Thérapeutique est au carrefour de la médecine, des sciences de l'éducation et des sciences sociales. C'est un champ de pratiques et de recherches qui exige des compétences diverses de la part des professionnels. Il va sans dire que l'approche de soins éducatifs ne saurait être gérée par n'importe quel professionnel, encore moins par un seul professionnel de santé. Un regroupement de professionnels ayant une formation, une compétence et une expérience spécifiques et travaillant ensemble à la compréhension d'une personne en vue d'une intervention concertée ou encore l'interdisciplinarité s'avèrent donc nécessaires pour rendre la PVD2 autonome. De plus, cette approche de soins intègre la prise en compte de la PVD2 et sa pathologie. Elle est une résultante de plusieurs aspects tels l'éducation diététique, l'éducation de la maladie et la prévention de la maladie et de ses complications. Cette représentation de l'ETP comporte deux aspects importants de la prise en soins de la PVD2 : la diététique et la prise en charge de la maladie. Pourtant, l'aspect de la personne avec ses affects, ses expériences et son vécu de la maladie est aussi important que les deux premiers. La gestion de ce dernier, en regard des composantes ci-dessus citées, est complexe.

- *Éducation Thérapeutique comme approche d'autonomisation de la Personne Vivant avec le Diabète de type 2*

Tous les professionnels de santé interviewés s'accordent sur l'autonomisation comme but de l'ETP. Entendue comme la capacité d'autosoins (Orem, 2001), il s'agit d'un processus qui nécessite des ressources. Certains informateurs pensent avec Ivernois (d') (2004) qu'il s'agit de développer chez la PVD2 une intelligibilité de soi et de sa maladie, afin qu'elle puisse prévenir et faire face aux crises majeures, gérer au quotidien sa vie et sa maladie, retarder les complications de la maladie, améliorer son observance thérapeutique, développer une citoyenneté de santé. Ces derniers aspects peuvent se résumer en qualité de vie de la PVD2 qui est un concept délicat, car subjectif et difficile à mesurer.

D'autres informateurs estiment qu'il s'agit de l'acquisition de certaines compétences par la PVD2 comme l'autogestion de la maladie, une manière de passer la main à la personne malade. Or, la compétence est un concept polysémique. Sous cet angle, informer, éduquer et communiquer sont des conditions nécessaires pour une ETP, mais pas suffisantes. S'appuyer sur les seules dimensions informatives et explicatives (Balcou-Debussche et Debussche, 2006), c'est entretenir une « *illusion d'éducation* » qui ne favorise pas nécessairement cette autonomie.

- *Éducation Thérapeutique comme rôle propre de l'infirmier*

Considérer l'ETP comme rôle de l'infirmier relève du rôle autonome de l'infirmier. Le professionnel infirmier selon Kérouac, Pépin, Ducharme et Major (2003) a deux rôles ; un rôle de collaboration et un rôle propre. Concernant le premier rôle, l'infirmier met en œuvre les prescriptions médicales (pansements, injections…). Tandis que dans son rôle autonome, il prend des initiatives d'agir et est responsable de ses actes. En effet, dans ce dernier rôle, l'infirmier utilise la créativité qui englobe la relation interpersonnelle, le design du soin, la façon d'être de l'infirmière (Kérouac, Pépin, Ducharme et Major, 2003). Cet aspect du rôle autonome fait aussi appel aux sources éthiques, esthétiques, déontologiques et personnelles de l'agir (*Ibid*). La conception de l'ETP s'oppose à la logique des soins classiques qui sont composés des soins techniques et mécaniques, touchant au corps, pour aborder une dimension purement symbolique, car touche à l'esprit et à la psychologie. Dans cette optique, la conception de l'ETP comme processus intégré dans la démarche de soins est difficile à implémenter (l'OMS, 1998).

La PVD2 en tant qu'être humain est un tout et non la somme des parties. De ce point de vue il est unique. L'infirmier dans son rôle autonome devrait donc prendre en compte aussi bien la personne malade, son environnement, ses projets de vie, ses expériences que son histoire de vie.

L'ouverture vers une consultation infirmière en ETP ne suffit donc pas pour expliquer son intégration dans le rôle propre de l'infirmier. Encore faut-il prendre en compte les facteurs pouvant influencer la mise en œuvre effective de ce rôle.

- *Éducation Thérapeutique comme traitement*

La représentation de l'Éducation Thérapeutique comme un traitement rencontre le point de vue de Lacroix (2007) qui pense que l'ETP a une portée thérapeutique, car elle est susceptible d'influencer les paramètres de la maladie, déclencher le changement de comportements selon Giordan (1998). Le traitement dans le modèle de santé biomédical fait référence à l'utilisation des produits chimiques et des informations entourant la gestion d'une maladie et la prévention des complications. Son objectif est de combattre la maladie et de mettre la personne à l'abri des facteurs de risques. Nous rappelons, au regard des expériences de l'Assal (2002) que l'ETP est capitale pour combattre les« *mauvaises habitudes* » de vie ou des pratiques « *erronées* » à l'origine de la pathologie d'une part ou tout simplement pour « *vivre avec* » la maladie chronique d'autre part (Giordan, 1998). De ce point de vue, elle amène la PVD2 à se remettre en cause et adopter des comportements favorables à sa santé. Cependant, le passage du « *dire au faire* » est un saut en soi qui est d'autant plus difficile qu'il est suggéré ou ordonné de l'extérieur. Pour cela, un environnement motivationnel apparaît indispensable pour susciter et accompagner la PVD2 (Perrenoud, 2000).

- *Éducation Thérapeutique comme bavardage*

En tant que bavardage, il se dégage une représentation négative de l'ETP, une approche inutile, sans valeur. Il s'en dégage une méconnaissance des avantages d'une telle approche de soins dans la gestion de la maladie chronique qui pourrait freiner la difficile transmutation des professionnels de santé. Il s'en dégage un rapport flou des professionnels avec l'ETP. L'une des conséquences de cette représentation peut être le retard de la valorisation de l'ETP comme approche de soins au sein des institutions de soins. Cependant, il convient de relever que cette conception émane des connaissances non actualisées des professionnels infirmiers d'une génération ancienne. La nouvelle génération de cadres infirmiers pourrait avoir une sensibilité assez différente vis-à-vis de l'ETP aujourd'hui. Par ailleurs, l'explication viendrait d'une culture professionnelle. Le professionnel infirmier dans sa formation initiale apprend plus des techniques de soins que la pédagogique. Un autre aspect, en lien avec la personne et non l'ETP en elle-même, pourrait expliquer cette représentation. En effet, l'infirmière chargée de faire l'ETP était perçue comme celle-là qui ne faisait rien, au regard des autres professionnels impliqués dans les soins.

2.2.1.5 Motivations des professionnels de santé à réaliser l'approche éducative

Le concept de motivation, d'une manière générale, représente les forces internes ou externes qui déclenchent un comportement. Pinder (1984) en dégage deux aspects : la motivation dispositionnelle (interne) et la motivation situationnelle (externe). De plus, il signale que ce concept varie selon les personnes et les situations (*Ibid*). Il se dégage de nos données du terrain deux types de motivations : l'institutionnalisation et la vocation.

- *Institutionnalisation de l'Éducation Thérapeutique*

L'institutionnalisation est une motivation situationnelle qui anime certains responsables des institutions hospitalières. Dans la mesure où le contexte de l'évolution du diabète et ses complications sont déclencheurs de cette motivation. Dans le souci de rendre efficace cette approche de prise en soins de la PVD2, les responsables du CNO estiment qu'il est souhaitable de créer un service spécifique chargé d'assurer l'ETP. Cependant, cette formalisation n'est pas évidente. Faire de l'ETP un service où l'infirmier met en œuvre et pleinement son rôle autonome nécessite des ressources tant infrastructurelles, matérielles, humaines que financières. En regard du contexte de notre étude, ceci n'est pas une évidence. À titre illustratif, l'administration hospitalière n'est pas très favorable à ce projet. Par ailleurs, pour renforcer son point de vue, l'informateur précédent estime que la non-adhésion de l'administration à ses projets pourrait être la cause fréquente de ses échecs. Malgré les échecs enregistrés sur les précédents projets (*Word diabetic foundation)*, il reste déterminé, motivé à créer une clinique du diabète où l'ETP occupera une place centrale. L'une des actions que cet informateur mène pour présenter sa détermination à réussir son projet, remédier au manque des ressources humaines, c'est la formation du personnel soignant à la gestion du diabète et à l'ETP.

Cependant, l'institutionnalisation de l'ETP est exigeante en matière de procédures (administratives, de soins), de ressources (humaines, financières, économiques, temporelles). De plus, il est judicieux de faire participer toutes les parties prenantes dans la prise en soins de la PVD2 pour monter efficacement un tel projet. Car chaque acteur devrait se sentir concerné et maîtriser son rôle, afin de susciter son engagement et son implication dans un projet. Le constat qui est fait montre la non-prise en compte de tous ces facteurs ; ce qui peut expliquer des échecs répétés associés à une insuffisance de plaidoyer.

- *Motivation vocationnelle*

La motivation vocationnelle, contrairement à la celle situationnelle, repose sur les dispositions internes qui sont à la base du choix d'une profession. La notion de vocation désigne une marque symbolique requise pour qu'une profession soit exercée. Normalement présente chez tout professionnel, elle est à l'origine des implications et des engagements poussés de certains professionnels. C'est pour cela que la motivation est variable ; naturelle chez certains et conditionnée chez d'autres. La vocation est une motivation encore présente chez certains professionnels de santé, car elle procure une certaine satisfaction au professionnel de santé. Il se dégage de cette citation que la prestation de serment et la crainte des représailles sont deux facteurs qui renforcent la motivation. La satisfaction personnelle comme récompense justifie un investissement personnel et un don de soi. La vocation d'un professionnel de santé au Cameroun est de plus en plus conditionnée. En effet, l'environnement des soins est marqué par la dimension instrumentale du soin au point où l'objet de la motivation est centré sur les soins. La logique de quotation des soins semble plus motivante pour le professionnel. Or l'ETP n'étant pas quotée, elle suscite moins d'intérêt pour les professionnels. Ce qui relève de la motivation externe semble prendre le dessus sur la motivation vocationnelle dans les espaces de soins au Cameroun.

2.2.1.6 Pratiques et stratégies d'Éducation Thérapeutique des professionnels de santé

Les pratiques des professionnels de santé dans l'ETP sont variées en fonction des acteurs. L'approche anthroposociomédicale de l'ETP induit l'accueil, la consultation et les soins infirmiers dans le même espace.

À l'accueil, l'infirmière après avoir salué et installé la PVD2, se présente et démarre la séance par un triage des anciens et des nouveaux PVD2. Aux nouveaux PVD2, elle pose une série de questions : qu'est-ce que le diabète ? Comment doit-on s'injecter l'insuline ? Comment doit-on vivre ? Le principe est que la réponse vienne d'un ancien dans le cas où un nouveau ne réussirait pas à répondre. Dans la plupart des situations, l'infirmière donne une série d'informations en guise de réponse aux questions posées. Elle fait des gestes pour montrer des sites d'injection et donne des raisons du choix de ces derniers. Des exemples de modes de vie sont donnés et expliqués. En ce qui concerne l'alimentation, elle estime laisser la place à la spécialiste du domaine, la diététicienne.

Les PVD2 présentant des problèmes relevant de leur intimité sont orientées vers une infirmière adjointe qui les reçoit dans son bureau avant de les orienter chez le médecin.

Cette phase de l'ETP est individuelle, mais régulièrement interrompue par des entrées et des sorties des autres professionnels et PVD2 qui sollicitent des informations supplémentaires. En général, l'ETP à l'accueil ne prend pas plus de quinze minutes à cause des multiples sollicitations de l'infirmière. Cette dernière doit faire des pansements des plaies des PVD2 qui viennent en externe et celles qui sont hospitalisées. L'accueil est un acte qui se déroule toute la journée à des endroits divers, mais lorsqu'il s'agit d'accueillir une personne malade, cela relève du soin. L'accueil « *n'est pas une activité extérieure. Il fait partie essentielle de nous-mêmes : nous sommes biologiquement et cérébralement des structures d'accueil* » (Cauchard, 1971 : 16). De ce point de vue, tout professionnel est une structure d'accueil. Il s'agit d'un acte relationnel qui nécessite une capacité à accueillir. Il est plus fonction de l'image que l'on se donne de soi que de l'écoute de l'autre. D'un autre point de vue, Peplau (1995) le considère sous l'angle émotionnel ; relationnel et de l'information à donner à la PVD2. Il s'agit concrètement de la saluer, de la faire asseoir, l'écouter, de la rassurer, de l'apaiser, de l'orienter en lui donnant des informations nécessaires.

L'accueil est essentiel pour la participation de la PVD2 à sa prise en soins, en ce sens qu'elle amènera cette dernière à prendre conscience de certains problèmes menant à l'expression de ses besoins et de ses sentiments. De plus, cet acte favorisera l'intégration de l'expérience de la pathologie dans la vie de la PVD2 (Polleti, 1978). Par ailleurs, l'accueil pourra atténuer les effets psychologiques liés au choc du diagnostic ou aux complications. Cette étape du soin est donc un socle qu'il faut bâtir solidement pour créer un climat de confiance favorable à la relation soignant/soigné.

D'après nos observations, les PVD2 sont accueillies dans des espaces non conformes pour l'ETP : il s'agit d'un hall, d'une véranda ou d'un bureau selon l'institution. Or, le cadre devrait être idéal et favorable à l'activité d'accueil. Elle se résume par conséquent à des activités classiques qui se limitent aux règles de civilité, et à l'orientation. Les petits conseils concernent les informations en rapport avec l'alimentation, les mesures d'hygiène, la mesure de la glycémie et du poids entre autres. Il s'en dégage une considération simpliste de l'accueil comme étape d'un soin.

- *Au cours de la consultation, le médecin, après avoir écouté la PVD2, prend la parole*

Pour lui prodiguer des conseils pratiques pour mieux vivre avec la maladie, il s'agit notamment des conseils en rapport avec l'hygiène de vie. Cette étape, aussi brève que la première, reste capitale pour la PVD2, car il souhaite exprimer tout ce qu'il ressent au médecin qui semble détenir la solution à son problème. Relevons en plus que cette phase est permanemment perturbée par des entrées brusques des autres professionnels. La PVD2 se voit orientée vers la diététicienne ou chez l'infirmière pour la suite de l'ETP. Comme l'accueil et l'orientation, la consultation est aussi un moment capital où la PVD2 est face à face avec le médecin. Cette relation prend tout son sens, car il s'agit de la rencontre de deux cultures, de deux singularités.

Dans cette relation, le médecin met en œuvre ses compétences pour poser un diagnostic tandis que la PVD2 utilise ses expériences du vécu de sa maladie. Cet espace de rencontre lui semble favorable pour s'exprimer librement et en toute sécurité. Malheureusement, il se résume à une écoute rapide et à la prescription des examens de routine. Cette brièveté de la rencontre semble très insuffisante pour comprendre le vécu et les préoccupations y afférentes. Par conséquent, la PVD2 sort insatisfaite et la résultante est très souvent le changement de la trajectoire de soins, et partant l'adoption de nouveaux itinéraires thérapeutiques.

S'agissant des soins infirmiers, Potter et Perry (2002) les définissent au sens large comme une attention, une application envers quelqu'un ou quelque chose. Le mot soin prend alors le sens de moyens par lesquels on s'efforce de rendre la santé à un malade. De plus, «*le soin procède de la rencontre et du cheminement entre une personne soignante, professionnelle ou non, qui a pour intention d'être aidante et une personne soignée qui nécessite d'être aidée* » Hesbeen (2007 : 23). Le soin est aussi défini comme une « *inquiétude, un souci, une attention, une prévenance, une sollicitude*» (Moreau, 2000). Les soins infirmiers peuvent être considérés comme des actions réalisées quotidiennement par le professionnel infirmier (Nadot, Busset et Gross, 2013). Dans le contexte de soins camerounais, les soins d'hygiène, les soins de réparation, les soins curatifs occupent une place prépondérante. Cette approche restrictive des soins infirmiers fait appel à l'objectivation, au contrôle et à la catégorisation de la PVD2 *(*Cara et O'Reilly, 2008). Ces valeurs sont contraires aux valeurs humanistes nécessaires à l'approche de soins ETP. Il s'agit du respect de la dignité, de la collaboration et de la prise en compte de l'unicité de la personne plutôt que des signes et des symptômes de la maladie.

Le professionnel infirmier prodigue des conseils en rapport avec le comportement à adopter pour éviter les complications de la plaie diabétique : hygiène corporelle rigoureuse, respect des rendez-vous de pansements, respect des doses des médicaments prescrits, respect des heures et des doses d'insuline. La diététicienne prend en compte l'alimentation de la PVD2. Elle s'appuie sur une liste préconçue pour expliquer à cette dernière ce qu'il faut manger et comment le préparer. Elle essaie de répondre aux différentes sollicitations de la PVD2 concernant le coût de l'alimentation, l'implication de la famille. En effet, elle insiste sur la présence d'un membre de la famille pour clarifier la confection des repas pour diabétique.

Le constat qui est fait est que ces séances ne sont pas coordonnées et leur suivi n'est pas assuré. La liste des participants, le nombre de séances suivies, les contenus abordés, l'évaluation des acquisitions sont entre autres des éléments à prendre en compte. Par ailleurs, les stratégies d'ETP mises en œuvre par les professionnels de santé sont de deux ordres : les stratégies de groupe et individuelles. Tandis que la stratégie de groupe favorise un partage d'expériences entre acteurs, la stratégie individuelle personnalise l'approche de soins. Toutes ces stratégies restent hospitalo-centrées au détriment de la « *stratégie avancée de l'ETP* qui demande de rencontrer les PVD2 dans leurs contextes de vie familiale.

Les valeurs suscitées sont difficilement implémentées dans le champ de l'ETP pour plusieurs raisons parmi lesquelles la charge de travail, l'absence de valorisation de l'acte de soins éducatifs, le vide de sa valeur intrinsèque et extrinsèque pour le professionnel. D'où la primauté des soins curatifs qui ont plus de valeur.

Or, les soins infirmiers trouvent leur spécificité dans le *care* tout comme la particularité de la pratique médicale se trouve dans le *cure*, c'est-à-dire le traitement (Watson, 1998). Le *care* émane du *caring* qui est une science du « prendre soin ». Le caring est une philosophie humaniste des soins qui est la clé de voûte de l'approche soignante par un corpus de connaissances qui ne cesse de croître. Il s'agit selon Watson (1998) des facteurs *curatifs*[14] nécessaires à mettre en œuvre par tout professionnel.

Aucoin-Gallant (1990) précise que le caring est *« l'activité d'aider une autre personne à croître et à s'actualiser, un processus, une manière d'entrer en relation avec l'autre qui favorise son développement (*p.32-35*).*

L'infirmier se doit ainsi de cultiver un humanisme scientifique (*Ibid,* 1990), car l'ETP en tant que *soin curatif,* exige la prise en compte de ces valeurs. La difficile mise en œuvre de ces dernières contraint l'infirmier à déployer des stratégies pour s'adapter à cette approche complexe des soins.

En somme, la pratique de l'ETP par les professionnels de santé est effective et se déroule dans un contexte pluriel et polysémique, donc complexe.

---

[14]Annexe : 20

De l'accueil aux soins infirmiers, en passant par la consultation, les formes de *thérapies* mobilisées sont en lien avec le partage des expériences des PVD2, l'information sur la maladie et ses complications entre acteurs, la communication autour des techniques d'injection et le régime alimentaire, l'histoire de la maladie, l'histoire de vie et le vécu de la maladie par la PVD2 sont des formes variées d'attention à l'égard de l'autre en regard de l'ETP.

2.3. Personnes Vivant avec le Diabète de type 2

La PVD2 est un acteur qui est analysé sous le prisme de son profil socio-anthropologique, ses ressources, son rôle et ses représentations de la maladie et de l'ETP.

2.3.1 Profil de la Personne Vivant avec le Diabète de type 2

Les PVD2 ont des statuts sociaux différents [15]qui font écho dans les différentes rationalités dégagées. Il existe également plusieurs classes de PVD2. La première représente les PVD2 stabilisées, ne nécessitant pas un traitement lourd. Elles n'ont pas de pathologies associées, pas de complications, des PVD2 non-insuline-requérants. La deuxième classe est faite des PVD2 ayant des besoins spécifiques liés aux caractéristiques insulinodépendantes, avec plusieurs pathologies associées. La troisième classe représente des PVD2 présentant un déséquilibre marqué de pathologies associées, des complications liées à la non-observance thérapeutique et des recommandations, il s'agit des PVD2 dont la prise en soins est lourde.

De plus, la fréquentation des institutions de soins et les itinéraires thérapeutiques peuvent en être influencés. La PVD2, quels que soient sa dénomination, le jargon des professionnels de la santé, le patient, le client, le bénéficiaire est un être social ayant une dignité humaine qui ne peut être dissociée de son bagage culturel (Leininger, 1999).

Elle reste dans une dynamique des interactions avec d'autres individus de la famille, du monde du travail ou du voisinage, dans des environnements géographiques, culturels et économiques spécifiques

[15]Annexe 2

(Herzlich, 1996). Toutes les dimensions de la PVD2 (biologique, psychologique, sociale et culturelle) suggèrent des états pathologiques (Poletti, 1978). C'est pour cela qu'elles doivent être prises en compte par les acteurs dans le champ de l'ETP. La PVD2 est donc « *l'être dans le monde* » (Watson, 1998 : 10), en d'autres termes, il s'agit simultanément d'une personne, d'un malade et d'un citoyen ayant des ressources.

2.3.2 Ressources de la Personne Vivant avec le Diabète de type 2

La PVD2, en tant que personne citoyenne, ne perd aucun de ses droits, malgré la perturbation de son organisme par la maladie, encore moins sa dignité humaine. Dans cette optique et au regard des données du terrain, elle regorge des ressources liées à son humanité ou ressources personnelles et des ressources contextuelles.

- *Ressources personnelles*

Les ressources personnelles sont liées aux dimensions cognitives, psychologiques, et socioculturelles de la PVD2.

Concernant les ressources cognitives, elles s'expriment à travers le raisonnement pour comprendre son corps et ses compétences de raisonnement et de décision pour s'adapter à sa pathologie.

La compétence est un concept multidimensionnel dont l'acception dépend des contextes. La compétence de raisonnement est la capacité cognitive de la PVD2 à décrire ce qu'elle ressent, de décrire les modifications de son corps, et d'apprécier son état. La PVD2 se construit un « catalogue sémiologique » de la maladie (Tijou, 2010). Ce regard sur soi est spécifique à chaque PVD2 et s'enrichit grâce au rapport que la personne entretient avec sa pathologie. Cette PVD2 ne reste pas dans une situation d'allégeance vis-à-vis des professionnels de santé. Elle utilise sa capacité de jugement pour prendre une décision salutaire, celle de prendre son traitement. Cette capacité de prise de conscience des signes et symptômes est une compétence à prendre en compte dans le processus de l'ETP. De plus, l'estime de soi qui se dégage de ces propos est favorable à l'appropriation des compétences de raisonnement et de décision.

- *Savoirs profanes issus de l'expérience de la maladie chronique*

Le potentiel cognitif tributaire de l'expérience de la maladie est non négligeable dans l'activité éducative. Les savoirs profanes sont perçus comme un ensemble de connaissances que la PVD2 tire du vécu de sa maladie. Le vécu de la maladie touche d'abord la dimension physique de l'homme. Le corps apparaît comme un territoire d'émergence des apprentissages et des savoirs nouveaux. La construction de ces savoirs profanes dépend des représentations que la PVD2 a de sa maladie. Ainsi, « *Les savoirs profanes, loin d'être uniformes, revêtent des formes spécifiques qui entretiennent entre elles des liens constants* » (Tijou, 2010). Nous pouvons comprendre que les savoirs en santé, exclusivement construits par les experts en santé, peuvent aussi être construits voire co-construits avec la PVD2, car les savoirs profanes constituent des ressources et même des prérequis pour le professionnel en situation d'ETP. En effet, les personnes malades possèdent une connaissance de leur pathologie. Sous cet angle, elles ont beaucoup de choses à apprendre mais aussi à livrer. Il en ressort qu'*« une gestion de l'aléatoire que représente la survenue d'un épisode de la maladie »* (Vidal, 2004 : 69) nécessite des ressources interdisciplinaires, dont celles des malades. La triangulation des savoirs profanes et des avoirs professionnels, avec les avancées de la médecine sont favorables au développement des ressources psychologiques.

2.3.2.1. Ressources psychologiques

Nous entendons par ressources psychologiques les capacités psychologiques favorables à l'appropriation de la maladie et à l'adaptation au changement de statut de la PVD2.

- *Appropriation de la maladie*

L'appropriation de la maladie est entendue comme une capacité psychologique de la PVD2 à mobiliser pour intégrer la maladie dans sa vie. Cette attitude d'intégration de la maladie et ses contraintes par la PVD2 peut conduire à l'acceptation de cette première (Bourdon, 2012). Cependant, ce processus d'acceptation exige une patience, car « *faire accepter à un patient sa maladie peut demander plusieurs années* » (Barrier, 2008 : 8). Dans le cas qui nous concerne ici, ce n'est pas le professionnel qui œuvre pour amener la PVD2 à l'accepter, mais c'est la PVD2 qui met en œuvre ses stratégies pour s'accepter comme personne vivant avec le diabète. Notre observation empirique montre que le processus ne prend pas assez de temps dans ce cas. L'attitude de certaines Personnes Vivant avec le Diabète de type 2 font du diabète de type 2 un « *allié* » à condition de l'accepter, au lieu d'adopter une attitude offensive (Lacroix et Assal, 2003). Faire du diabète un ami est une stratégie efficace pour s'approprier la maladie. Or avoir un ami signifie connaître ses défauts et ses atouts afin de mieux vivre avec lui. De ce point de vue, il est question pour la PVD2 de maîtriser le diabète et ses exigences pour ne pas être surpris.

L'appropriation de la maladie d'un autre point de vue est le résultat d'un processus dont les étapes sont le refus, la colère, le marchandage, la dépression et l'acceptation (Kûbler-Ross, 1969). Ces étapes sont parcourues consciemment ou inconsciemment par la PVD2. Cette compétence de la PVD2 à s'approprier la maladie la conduit vers une autogestion efficace de sa vie avec la maladie.

- *L'adaptation au changement de statut de la Personne Vivant avec le Diabète de type 2*

L'arrivée d'une maladie chronique dans la vie d'une PVD2 apparaît comme le passage d'une situation A à une situation B (Lacroix et Assal, 1998; Foucaud, Versel, Laügt & Taytard, 2005). La personne vivant avec le diabète change de statut en ce sens qu'elle passe du statut de *personne en santé* à personne vivant avec le diabète. Ce passage plus ou moins brusque de la santé à la maladie engendre des bouleversements psychiques, sociaux et identitaires (Lacroix et Assal, 1998 ; Foucaud, Versel, Laügt & Taytard, 2005). Le contexte dans lequel se déroulent ces changements de statut peut être favorable, peu ou prou à la gestion de la maladie. De plus, ce passage n'étant pas toujours accompagné des « *rites de passage* » (Van Gennep, 1969), peut engendrer un choc. La plupart des personnes malades vivent ce processus mais d'autres non. Selon certaines PVD2, le changement de statut est à l'origine des besoins implicites qui nécessitent une adaptation.

Les symptômes ressentis, en plus du besoin d'avoir des informations sur sa santé (besoins implicites) l'ont amené à aller à la rencontre d'un professionnel qui lui a annoncé son changement de statut. Le diagnostic posé, en tant que besoin normatif, suscite chez cette PVD2 l'expression des besoins ressentis dans la découverte de son diabète (Bailly et Bernhardt, 2001). Le choc dont il fait mention à la connaissance de son nouveau statut génère des inquiétudes sur son avenir et ses projets, mais a contrario, l'amène à prendre des dispositions pour assurer l'avenir de sa famille. Cette dimension positive du changement de statut en plus du fait que ce dernier suscite l'expression des besoins ressentis, est de notre point de vue une ressource psychologique favorable à l'autogestion de la maladie.

2.3.2.2. Ressources socioculturelles

Les ressources socioculturelles font référence aux valeurs culturelles et sociales de la PVD2. Il convient de relever que la notion de valeur est complexe en ce sens que chaque personne accorde du prix à ce qui lui semble important. De plus, les PVD2 vivent dans des environnements culturels variés dans lesquels elles acquièrent des valeurs différentes. Cependant, la théorie des valeurs du psychologue (Schwartz, 2006) stipule que les valeurs peuvent être des croyances assimilées à des affects ayant des attributs qui motivent l'action. Par ailleurs, pour cet auteur, les valeurs transcendent les actions et les situations spécifiques, et elles sont des étalons qui guident l'évaluation d'une action. La priorité qu'une personne donne à une valeur est fonction de l'objectif ou de la motivation de la personne. Schwartz (2006) estime que les dix valeurs[16] qu'il met en exergue sont universelles en ce sens qu'elles satisfont aux besoins biologiques de l'existence humaine et favorisent une interaction sociale à partir d'un ensemble de relations symboliques qui assurent la cohésion au sein de la société. Sous cet angle, les valeurs de la PVD2 peuvent être perçues comme la résultante de plusieurs valeurs liées aux objectifs désirables qui conditionnent son action. Ces étalons (valeurs) qui orientent la sélection des actions des PVD2 sont des ressources capitales à prendre en compte, car elles contribuent à la pertinence du rôle de la PVD2 dans le champ de l'ETP.

[16]Annexe n°24

2.3.2.3. Rôles de la Personne Vivant avec le Diabète de type 2 dans le champ de l'Éducation Thérapeutique

Goffman dans son ouvrage intitulé *La mise en scène de la vie quotidienne* montre que chaque personne est acteur dans la société. Sous cet angle, la PVD2, en tant qu'acteur dans l' « ETP », joue un rôle à trois niveaux : rôle assigné par la PVD2 elle-même, rôle assigné par le professionnel et rôle assigné par la pathologie diabète.

2.3.2.3.1. Rôle assigné par la Personne Vivant avec le Diabète de type*2*

La plupart des Personnes Vivant avec le Diabète de type 2 ambitionnent de maîtriser leurs pathologies. C'est à partir de l'autogestion du diabète exigeant l'acquisition de certaines compétences et des apprentissages appropriés que cela est possible. Dans son rapport à soi, la PVD2 va substituer par ses fonctions cognitives conscientes, des processus biologiques automatisés et inconscients (Simon et *al*, 2013). En d'autres termes, à force de vivre avec la maladie, elle finit par intégrer et comprendre ses processus biologiques. Il s'agit de la reconnaissance des signes et symptômes du diabète et ses complications. Comprendre le langage du diabète amène la PVD2 à prendre des décisions responsables dans un contexte d'incertitudes. En tant qu'être de besoins, elle peut construire sa propre hiérarchie de besoins, en fonction de sa vision du monde et de sa façon unique d'affronter la vie (Arcand et Brissette, 2012). Elle peut également se donner une ligne de conduite personnelle. Cette autodiscipline est le résultat de la prise de conscience des exigences du diabète et la prise en compte des recommandations des professionnels.

2.3.2.3.2. Rôle assigné par les professionnels de santé

Le rôle assigné par le professionnel se résume à l'ensemble des recommandations que ce premier livre à la PVD2. Il s'agit des compétences que d'Ivernois (d') (2004) spécifie en huit champs d'application à savoir : l'*intelligibilité* ou la compréhension de la maladie et sa thérapeutique ; à l'*autonormativité* ou le fait de se donner sa propre norme de santé ; la *vigilance* ou la capacité de percevoir, reconnaître ses symptômes et signes d'alerte ; la *gestion* de cette vigilance et sa thérapeutique au quotidien à travers l'anticipation et la prévention des risques ; la *décision* ou le savoir-faire face aux crises et aux situations d'urgence, la *pratique* ou la capacité d'exécuter les gestes et les techniques d'auto-surveillance et de soins ; *l'adaptation* ou la capacité d'ajuster sa thérapeutique, son mode de vie et son environnement associé à son entourage, savoir mieux utiliser le système de soins et l'*engagement* ou le fait de faire valoir ses droits, témoigner, participer à l'éducation d'autres patients. À travers ces compétences, le professionnel vise l'« *être autonome* », il voudrait amener la PVD2 à s'autogérer.

Pour développer les compétences suscitées chez la PVD2, le professionnel de santé devrait lui-même acquérir des compétences en pédagogie et en communication. La PVD2 attend de lui une ETP efficace qui prend en compte toutes les dimensions de la personne, de la maladie et de l'environnement de soins. Sinon, il y a risque de se concentrer sur l'acquisition des compétences, tout en oubliant qu'une relation éducative est centrée sur la personne.

2.3.2.3.3. Rôle assigné par la maladie

Les compétences susmentionnées donnent à la PVD2 de comprendre le langage du diabète de type 2. Étant donné que ce dernier est muet au début, elle doit pouvoir détecter son langage.

La maladie émet des signaux, donc communique avec la personne qui l'héberge. Sous cet angle, la PVD 2 peut verbaliser les symptômes qu'elle ressent, l'expression de son corps et faire des liens entre ses connaissances, ses symptômes afin de chercher des moyens de comprendre sa maladie. De même à partir des signes objectifs, des modifications de son corps, elle cherche à respecter les exigences de sa pathologie.

Par ailleurs, la chronicité est une donnée que la PVD2 devrait intégrer comme carrière de malade (Goffman, 1968), car les trajectoires du diabète affectent le *« système de représentations par lequel l'individu prend conscience de lui-même et appréhende les autres »* (Goffman, 1968 : 179-180*)*. De ce point de vue, le diabète de type 2 impose un comportement spécifique à la PVD2.

2.3.2.4. Représentations sociales de l'Éducation Thérapeutique par la Personne Vivant avec le Diabète de type 2

Les représentations de la maladie exprimées par les acteurs PVD2 sont celles de Fischer (1996). Les travaux de ce dernier présentent la maladie comme « *destructrice* » « *libératrice* » et « *métier* ». En effet, la *maladie destructrice* désigne celle imprégnée de conséquences dévastatrices de l'inactivité. La *maladie libératrice* par contre perçoit l'inactivité comme une libération, un accomplissement de soi qui n'est pas possible dans la vie de routine. La *maladie métier* traduit le fait que le malade lutte contre la maladie. Il convient de nous en servir pour présenter simultanément les représentations du diabète et de l'ETP.

2.3.2.4.1 Diabète *destructeur* et l'Éducation Thérapeutique, une approche *inefficace*

La plupart des personnes atteintes du diabète de type 2 vivent le stress de l'évolution de la pathologie vers d'éventuelles complications. Ce qui traduit l'absence de ressources pour adresser la survenue inattendue des complications dues au diabète de type 2. De ce point de vue, il devient difficile de gérer les recommandations liées au lot d'interdits à respecter, ne correspondant pas toujours au mode alimentaire traditionnel. Cette attitude masque un manque de confiance en l'ETP, une difficile adaptation de l'ETP aux spécificités culturelles de la PVD2 L'une des conséquences est alors la multiplicité des recours.

2.3.2.4.2 Diabète libérateur et l'Éducation Thérapeutique comme complément

Pour certaines Personnes Vivant avec le Diabète de type 2, le diabète est une libération et l'ETP vient renforcer cette perception. Les témoignages des personnes malades sont révélateurs à ce propos. L'*environnement professionnel me semble favorable. Il est possible pour moi de demander des permissions au patron chaque fois que j'ai des soucis de santé (rendez-vous à l'hôpital, examen de contrôle à faire, séances d'ETP à suivre). Mes collègues savent que je suis diabétique et ils sont moins exigeants. Ils me soutiennent beaucoup psychologiquement, financièrement parfois* ». Il en ressort que le diabète en tant que maladie chronique, procure des avantages à la PVD2. Cette dernière se sent soulagée de certaines de ses fonctions sociales à cause de sa maladie. Concrètement, elle peut être exemptée de certaines tâches dans sa fonction. Ainsi la participation aux séances d'ETP devient un « *complément* », un élément supplémentaire qui vient renforcer cette zone d'incertitudes.

2.3.2.4.3 Le diabète, métier ennuyeux et l'Éducation Thérapeutique

La chronicité du diabète est un paramètre qui est favorable à cette représentation de la maladie. Au fil du temps, la PVD2 semble maîtriser sa pathologie au point où les séances d'ETP ne lui apportent plus rien de nouveau. Ces dernières deviennent ennuyeuses, car elles ressemblent au « *déjà entendu* ». La redondance de l'information observée sur le terrain peut engendrer un désintérêt à suivre les séances d'ETP. Les témoignages de certaines PVD2 montrent l'embarras d'une redondance : « *Nous sommes fatigués de les suivre. Je suis diabétique depuis, je maîtrise beaucoup de choses* ». Cette déclaration devrait interpeller le professionnel dans sa pratique de l'ETP afin de susciter un questionnement pour assurer une transmutation efficace.

2.3.2.4.4 L'Insuline, une chose dont on doit se débarrasser

L'insuline est une hormone sécrétée par le pancréas. Elle est l'unique hormone hypoglycémiante (baisse le taux de sucre dans le sang) de l'organisme. Il arrive que le pancréas n'en produise plus du tout (diabète de type 1 ou insulinodépendant) ou alors qu'il soit débordé par le travail (diabète de type 2 ou non insulinodépendant). De prime abord, l'insuline n'est pas prescrite dans le cadre du diabète de type 2, cependant l'évolution de cette dernière peut induire l'introduction de l'insuline.

Concevoir l'insuline comme une chose dont on doit se débarrasser est l'illustration d'une représentation sociale. Elle se perçoit dans le témoignage d'une PVD :

> « Je savais que l'insuline n'était pas une bonne chose. J'ai moi-même pris l'initiative d'acheter la machine pour contrôler moi-même la glycémie. Car, avec l'insuline mon diabète est grave ».

Il en ressort que pour certaines PVD2, l'introduction de l'insuline comme traitement e st un signe de gravité du diabète. Cette représentation de l'insulinothérapie peut avoir des incidences sur le respect des recommandations issues de l'ETP.

2.3.2.5 Motivations de la personne pour une gestion autonome du diabète de type 2

D'après Vallerand et Thill (1993) « *Le concept de motivation représente le construit hypothétique utilisé afin de décrire les forces internes ou externes produisant le déclenchement, la direction, l'intensité et la persistance du comportement* » (p.18). Il s'agit du premier élément de la conduite qui joue un grand rôle dans l'engagement de la PVD2 à respecter les recommandations de l'ETP. Celui-ci prend sa source dans un certain nombre de facteurs sociaux comme le lien social de la PVD2, la qualité du service au sein des institutions de prise en soins et l'expérience qu'elle a de la maladie (Sillamy, 1999).

2.3.2.5.1 Lien social, la confiance en soi et la responsabilité familiale de la Personne Vivant avec le Diabète de type 2

Le lien social en sociologie représente l'ensemble des appartenances, des affiliations, des relations qui unissent les gens ou les groupes sociaux entre eux. Il représente la force qui est entre les membres d'une communauté sociale (Karsenti, 1994). Il ressort de nos données empiriques que les rapports de la PVD2 avec ses pairs au sein de l'ACADIA et son environnement familial (l'affection des membres de la famille) sont déclencheurs de son implication à suivre et pratiquer les recommandations de l'ETP ». Par ailleurs, le degré de responsabilités et la position familiale de la PVD2 semblent influencer le degré de motivation. À titre d'illustration, l'une d'elle affirme : « *Je suis l'aînée d'une famille de 6 enfants. J'ai deux sœurs et quatre frères. Quel que soit le cas, ils font toujours recours à moi chaque fois qu'il y a un problème* »[17].Cette même PVD2 affirme que ses rapports avec les membres de son église et l'environnement convivial au sein de l'ACADIA l'encouragent à suivre les recommandations de l'ETP.

[17]Entretien réalisé en mai 2014

Cependant, si ce lien n'est pas serré, il peut devenir une source de démotivation lorsqu'il est fait d'antinomies affectuelles. Dans ce cas, la PVD2 est plus encline à démissionner de la pratique de l'ETP, car, dans la plupart des cas, ce sont leurs proches qui les encouragent à aller suivre l'ETP. Concernant la confiance en soi, certaines PVD2 se projettent dans l'avenir pour se réaliser malgré le diabète. C'est le cas de la PVD2, président de l'association des jeunes diabétiques du Cameroun, vivant avec le diabète, il estime qu'il a des projets de vie qu'il tient à réaliser. Cette confiance en soi est une motivation intrinsèque non négligeable qui se perçoit dans ses propos : *« Même si les symptômes et les douleurs restent, je pense que tous les facteurs sont réunis pour réussir »*[18].

2.3.2.5.2 Qualité du service dans les institutions de prise en soins

Dans ce paragraphe, nous voulons montrer que la qualité de l'accueil est une source de motivation ou de démotivation pour la PVD2. La qualité du service est un nouveau paradigme de l'action collective (Setbon, 2000) dans les institutions de prise en soins. Les représentations de ce concept par les acteurs sont variées selon qu'il s'agira de la PVD2, du professionnel de santé, du manager ou d'un président d'association. Pour ce qui est de la PVD2, il s'agit de la qualité de l'accueil, de la qualité des soins par exemple. Pourtant, dans les institutions de prise en soins, la PVD2 prend beaucoup de temps. De plus, la PVD2 semble porter un stigmate au sens de Goffman (Marcellini et Miliani, 1999) qui la classe comme un déviant social. De ce point de vue, elle subit une ETP sans être prise en compte. Cette représentation peut expliquer le peu d'intérêt aux séances que la PVD2 accorde à l'ETP.

2.3.2.5.3 Expérience des Personnes Vivant avec le Diabète de type2

Les données empiriques de notre recherche montrent que l'expérience de la PVD2 est aussi une source de motivation. Si nous la définissons avec Dubet (1994) comme « *une manière de construire le réel* » (p.93), alors, elle est une combinaison de logiques d'actions qui lient l'acteur à chacune des dimensions d'un système. La dynamique d'articuler ces logiques d'action différentes constitue la subjectivité de

[18]Entretien réalisé en mai 2015

l'acteur et sa réflexivité (*Ibid* : 105). La PVD2 qui ressort des environnements familiaux où le diabète est connu a plus développé un sentiment d'auto-efficacité (Bandura, 2003) perçue qui apparaît bien comme un facteur comportemental commun expliquant la qualité de l'implication de la PVD2 dans la gestion du traitement du diabète que celle qui n'a jamais entendu parler. À titre d'illustration, une PVD2 déclare : « *Je suis dans un environnement des diabétiques. Ma grand-mère a été diabétique, ma demi-sœur aussi. De tous mes sœurs et frères, nous sommes deux qui avons développé le diabète* ».[19]

2.3.2.6 Pratiques et stratégies des Personnes Vivant avec le Diabète de type 2 dans le champ de l'Éducation Thérapeutique.

Comprendre les pratiques et les stratégies, ne signifie pas trouver des écarts avec la rationalité biomédicale, mais cerner des logiques symboliques qui les sous-tendent. Les représentations, les motivations et les rôles des personnes malades sont insuffisants pour comprendre les pratiques d'acteurs. C'est pour cela que nous allons nous appuyer sur le contexte de l'action qui situe les PVD2 dans leurs univers de socialisation. Sous cet angle, nous allons aborder l'attitude des PVD2 par rapport à l'identité de diabétique, leur socialisation à l'univers des PVD2 et leurs itinéraires thérapeutiques.

2.3.2.6.1 Attitudes des Personnes Vivant avec le Diabète de type 2 par rapport à l'identité de diabétique

Une attitude renvoie au comportement ou à la conduite d'une personne face à une situation donnée. Le constat empirique que nous faisons est que les attitudes des PVD2 face à leur nouvelle identité de diabétique sont différentes et variées. Cependant, il peut y avoir quelques similitudes. La plupart des PVD2 que nous avons rencontrées sont surprises par leurs statuts pathologiques. Un informateur nous a confié à cet effet : « *J'ai connu mon diabète de manière fortuite au cours d'une consultation chez un médecin généraliste pour fièvre* »[20]. Cette attitude traduit un manque de préparation à la transition, doublée d'un manque d'information, entraînant un sentiment d'incertitude ou

---

[19]Entretien réalisé en mai 2015
[20]Entretien réalisé en mai 2014

même de l'anxiété (Beresford, 2013). Une fois que le statut a été révélé, des réactions se déclenchent selon chaque PVD2.

Dans la plupart des cas, les PVD2 négligent d'abord leur statut pathologique ou alors se confient au métasocial et continuent à mener leur vie normalement. C'est ce que Vidal (1999) concernant la personne vivant avec le Sida désigne par raison d'un *hiatus*. En effet, face aux discours des professionnels sur le comportement à adopter en vue d'éloigner au maximum les complications du diabète, les PVD2 adoptent des attitudes complexes, parfois contradictoires par rapport à l'objectif de vivre sereinement avec leur diabète. Il est difficile pour elles de négocier une alimentation qui respecte leurs valeurs culturelles et celles de la biomédecine. Une connaissance parfaite de la maladie et de ses complications ne suffisent pas pour adopter des comportements favorables à la santé. C'est la raison pour laquelle les PVD2 pour la plupart prennent conscience de leurs erreurs après la survenue des complications. Paicheler (1994) évoque l'articulation de plusieurs logiques et de ces logiques à leurs contextes qui permettent de dépasser le lien établi entre connaissances et action.

Cependant, il existe des cas où la PVD2 accepte sa nouvelle identité, mais avec beaucoup de questions, suscitant des doutes et des inquiétudes dans son esprit. Dans ce cas, elle est prise entre les contraintes liées à son nouveau statut de diabétique et la continuation de son train de vie normal. Une PVD2 déclare :

> « Le diabète dans ma famille n'existe pas alors je ne comprends pas d'où me vient cette pathologie. Je pratique constamment le sport, je ne mange pas n'importe quoi, je ne bois plus la bière. Bref, je suis très attentive sur mon hygiène de vie »[21].

L'attitude des PVD2 face à leur nouvelle identité de diabétique est par ailleurs fonction de la représentation qu'elles se font de cette pathologie, car si pour certains il s'agit d'une maladie comme toutes les autres, beaucoup la considèrent comme une maladie mystique ; c'est-à-dire qui a ses origines dans le métasocial.

---

[21]Entretien réalisé en mai 2015

Pour certains, il s'agit d'une malédiction. Pour d'autres, c'est un enchantement de sorcellerie. Le diabète de type 2, pour cette dernière catégorie, est une fatalité, que seule une intervention métasociale peut réguler. Soit, elles se retournent vers Dieu, soit elles vont chez les tradipraticiens ou les naturopathes. Elles s'impliquent alors moins dans la pratique d'ETP. Quand bien même elles le font, ce n'est qu'en guise de formalité et avec négligence.

C'est dans ce sens qu'une PVD2 pense que : « *Quel que soit ce que l'on fait pour respecter les recommandations liées à son traitement, il faut faire recours au Seigneur. Je vis ma maladie comme une volonté de Dieu. Il sait pourquoi et quand il pourra me libérer* »[22]. Celles qui pensent plutôt que le diabète de type 2 est une pathologie chronique comme toutes les autres maladies ont une attitude plutôt positive. Elles s'engagent à le combattre en se rapprochant des institutions de prise en soins et en mettant en pratique les règles d'ETP.

Une PVD2 nous confie à cet effet : « *Le diabète est une pathologie chronique comme les autres. Mais il a ses spécificités qu'il faut prendre en compte* »[23]. L'acceptation de l'identité de diabétique, qui arrive soit directement après le diagnostic d'un professionnel de santé, soit après des doutes et négligences ayant conduit à des complications exige de la PVD2 une socialisation nouvelle à l'univers diabétique et à l'ETP. En somme, l'attitude de la PVD2 obéit à une logique qui lui est propre, irréductible à celle des professionnelles, mais à laquelle il n'y a pas lieu de refuser sa rationalité (Herzlichz et Pierret, 1984).

2.3.2.6.2 Socialisation à l'univers des Personnes Vivant avec le Diabète de type 2 et à l'Éducation Thérapeutique

L'univers des diabétiques pour la nouvelle PVD2 est un nouveau monde qui exige des apprentissages nouveaux et une adoption des manières de penser, d'agir et de sentir nouvelles. C'est cette phase que nous désignons par l'expression socialisation à l'univers des diabétiques. C'est au cours de cette phase qu'intervient l'ETP dans la vie de la PVD2. Sa vitesse est fonction du degré d'acceptation de la

[22]Entretien réalisé en mai 2015
[23]Entretien réalisé en mai 2015

maladie par cette dernière. Les PVD2 qui prennent au sérieux la gestion de leur statut pathologique sont plus rapides dans ce processus de socialisation que celles qui le négligent. Pour étayer ce propos, la déclaration suivante nous semble appropriée: « *J'ai eu la chance de rencontrer Mme Mvom aussitôt. Elle venait de Douala pour éduquer les malades à l'HCY. C'est là-bas que j'ai eu le courage et j'ai accepté la maladie ; je pouvais espérer* »[24]. Par contre, celles qui négligent leur pathologie se socialisent lentement à l'univers des diabétiques et à l'ETP. Elles sont plus exposées à des complications liées à leur pathologie. À titre d'exemple, une enquêtée nous confie : « *Je continuais toujours à boire, je continuais à manger les choses sucrées sans tenir compte des recommandations qu'on m'a données à l'hôpital* »[25].

La socialisation à l'ETP est difficile pour beaucoup de PVD2. D'une manière générale, leur participation aux séances d'ETP est très variable et elle dépend du lieu de l'ETP. Au sein des institutions de prise en soins des PVD2, cette participation peut être qualifiée de passive. Les PVD2, une fois à l'hôpital, sollicitent de rencontrer en priorité le médecin et de rentrer. Il est rare de les voir se déplacer pour une séance d'ETP. Cette dernière la trouve en situation d'attente pour rencontrer le médecin ou alors pour l'achat d'un médicament.

Au sein des associations par contre, cette participation est effective. Les séminaires d'ETP organisés deux fois par mois au sein de l'ACADIA sont des opportunités pour un chercheur de rencontrer un grand nombre de PVD2. La cohésion, l'empathie et la relation entre pairs semblent être un facteur favorable à cette participation. C'est une occasion pour les PVD2 de partager leurs expériences de la maladie, de réaliser qu'elles ne sont pas seules dans le diabète. L'association crée une ambiance de convivialité qui renforce le soutien. Le manque d'engouement pour l'ETP de la part de certaines PVD2 ne va pas sans conséquence, car des complications liées au diabète de type 2 et leurs faibles connaissances sur cette pathologie les conduisent à diversifier leurs itinéraires thérapeutiques.

---

[24]Entretien réalisé en mai 2015
[25]Entretien réalisé en mai 2015

2.3.2.6.3 Pluralité d'itinéraires des soins et réadaptation des contraintes médicales

Les itinéraires thérapeutiques sont des modèles épistémologiques de référence largement dominants dans la population médicalisée (Marcellini, Turpin, Rolland et Ruffié 2000). Il s'agit pour Massé (1997) des « cheminements thérapeutiques » où coexistent diverses formes de savoirs, de logiques et de rationalités en anthropologie de la maladie. Les itinéraires thérapeutiques empruntés par les PVD2 sont une expression claire de leur appartenance à des cultures et à des systèmes symboliques spécifiques. Les PVD2, lorsqu'elles ont accepté leur identité de malade, sont prêtes à tout pour sortir de la pathologie dans un premier temps. La plupart d'entre elles acceptent de recourir aux soins thérapeutiques de la médecine conventionnelle. Elles y vont plus dans l'espoir d'obtenir une solution immédiate à leur problème. Cependant, certains négligent le recours à l'ETP qui semble être une réalité abstraite. Lorsque la solution n'est pas immédiate, elles font recours à d'autres itinéraires de soins. Dans cette optique, une PVD2 affirme : « *Je me faisais suivre par un diabétologue. Seulement, j'ai eu l'impression que l'instabilité de la glycémie persistait. J'ai été obligé de consulter des médecins traditionnels qui ont réussi à stabiliser cette glycémie* »[26]. Dans la même lancée, une autre PVD2 nous confie : « *J'ai dû demander pardon à la famille pour tout ce que j'ai pu faire consciemment ou inconsciemment, pour recouvrer ma santé. Depuis lors, mon pied s'améliore. Tous ces soucis ont fait lâcher mon cœur, la vue aussi. Comment ne pas consulter des marabouts pour cela ?*" [27] Lorsque le recours thérapeutique n'est pas orienté vers la médecine traditionnelle, il est orienté vers la naturopathie. Une PVD2 le confirme en ces termes : « *Moi je fais plus recours aux naturopathes, c'est peut-être pour cela que je réussis à mieux équilibrer ma glycémie* »[28].

D'autres encore préfèrent rencontrer la pharmacienne en espérant trouver une solution rapide à leur problème. Le comportement de la PVD2 est mis en exergue par un proche qui déclare : « *Et comme elle a l'habitude, quand elle ne se sent pas bien, elle va directement voir le pharmacien. Or, le pharmacien ne sait pas ce qu'elle a. Pour lui,*

[26]Entretien réalisé en mai 2015
[27]Entretien réalisé en mai 2015
[28]Entretien réalisé en mai 2015

l'essentiel c'est de vendre ses médicaments »[29]. D'autres encore se tournent vers le divin, car selon leurs représentations, en tant que force suprême, ce n'est que ce dernier qui peut apporter la solution. Il convient de noter que cette diversification d'itinéraires thérapeutiques questionne les modèles explicatifs du diabète au sens de Young (1990). Le multiculturalisme d'après cet auteur traduit l'existence d'une diversité de cultures. Elles ont une influence positive ou négative sur le développement de l'ETP et la gestion de la pathologie par les acteurs.

Au terme de cette présentation, il nous semble pertinent de rappeler que les acteurs centraux ont constitué notre focus de ce chapitre. Ils se subdivisent en trois grandes catégories. Il s'agit des professionnels de santé, des PVD2 et des pairs éducateurs. Le constat principal que nous avons fait est que, si la catégorisation des premiers est aisée, celle des deux autres groupes d'acteurs est complexe au vu du caractère diffus de leurs arrière-plans socioculturels et de la différence de leurs ressources. La conséquence en est une diversification de leurs représentations, de leurs rôles, de leurs motivations, de leurs pratiques et stratégies.

Les pratiques des professionnels dans le champ de l'ETP sont tributaires des ressources dont ils disposent. En tant que professionnels, ils ont un rôle spécifique à jouer, qui s'enracine dans leurs professions respectives, même si leurs représentations et leurs motivations sont diversifiées. Concernant les Personnes Vivant avec le Diabète de type 2, elles sont les actrices à qui l'ETP est destinée. De ce point de vue, quelles que soient leurs représentations et leurs motivations, leur participation est capitale dans l'approche l'ETP. En plus, leurs ressources et leurs attitudes autour de l'ETP sont favorables pour le champ d'ETP. L'entrée en interaction de ces acteurs avec les acteurs associés et institutionnels contribue quelque peu à synchroniser leurs actions dans le champ de l'ETP.

2.4 Acteurs associés

Cette partie est consacrée aux pairs éducateurs, aux proches aidants et aux personnels administratifs. La chronicité du diabète de type 2 est une source de profonds bouleversements qui débordent le

[29]Entretien réalisé en mai 2015

strict cadre du quotidien de la PVD2. Ainsi, le réseau familial ou les proches aidants sont indispensables pour cerner et élargir le champ des pratiques et des logiques d'acteurs qui exercent une influence sur l'ETP. Par ailleurs, l'attitude du personnel administratif, à l'entrée de la chaîne de prise en soins de la PVD2, est décisive dans l'engagement à l'ETP. Les pairs éducateurs sont des personnes vivant avec le diabète, mais ayant une expérience de maîtrise de la communication. Nous basant sur le plan de présentation des acteurs centraux, nous aborderons respectivement les portraits, les ressources, les rôles, les représentations, les motivations, les pratiques et les stratégies de ces acteurs.

2.4.1. Pairs éducateurs

Le concept de pair éducateur est en pleine évolution (Lebeau, 2010). Aujourd'hui, de nombreux programmes de gestion des pathologies chroniques impliquent des personnes malades elles-mêmes.

2.4.1.1 Profil du pair éducateur

Nous entendons par pairs éducateurs, des personnes vivant avec le diabète et donc le statut a évolué de PVD2 vers celui de pair éducateur après une formation. Concrètement, selon Jouet, LasVergnas et Noël-Hureaux (2014), elles identifient aisément les symptômes de la maladie, connaissent les traitements et les stratégies thérapeutiques disponibles et à venir. Elles sont susceptibles d'exercer des activités thérapeutiques d'autosurveillance et d'autosoins. En plus, la formation reçue les amène à mieux gérer le stress, à développer des stratégies d'ajustement. Elles identifient et signalent toutes les compétences nécessaires à leur autoprise en charge optimale (Jouet, LasVergnas et Noël-Hureaux, 2014). Au Cameroun, le concept de pair éducateur n'est pas nouveau, car cette catégorie d'acteurs est bien connue dans la gestion du VIH/Sida. Cependant, dans le cadre de la gestion du diabète, leurs expertises restent mal connues et ils sont peu valorisés dans le système de santé au Cameroun. Cette situation peut s'expliquer par l'absence de formalisation de leur formation. Notons cependant que les pairs éducateurs que nous avons pu rencontrer au sein de l'ACADIA ont un capital culturel non négligeable (l'étudiant master, institutrice) qui peut être valorisé pour renforcer leurs ressources cognitives en ETP.

2.4.1.2 Ressources du pair éducateur

S'intéresser aux ressources dont disposent les pairs éducateurs revient à analyser leurs ressources en tant qu'éprouvé, leurs ressources cognitives et leur mandat.

2.4.1.2.1 Ressources de l'éprouvé

Le recrutement des pairs éducateurs n'obéit à aucun critère objectif. Les propos suivants nous permettent de le comprendre : « *Mon témoignage a captivé beaucoup de spécialistes et une responsable d'association en 2005 (...). J'ai tout de même repris avec le CNO, où elle était infirmière éducatrice* »[30]. Un autre pair renchérit : « *J'ai eu la chance de rencontrer la responsable d'une association aussitôt et elle m'a intégrée à l'ACADIA* »[31]. Il en ressort des critères subjectifs tels que la rencontre fortuite, la sensibilité d'un témoignage. Ces derniers posent le problème de l'objectivité dans le choix des pairs. De ce point de vue, ces critères ne sauraient garantir une efficacité de l'action des pairs. Or dans des contextes où l'ETP est formalisée, Deccache (2002) nous fait savoir que le pair éducateur qu'il soit scientifique ou profane, devrait répondre à des critères définissant son champ d'expertise et sa spécificité, les modalités de certification et éventuellement de recertification, les personnes auxquelles s'adresse son expertise et leurs possibilités de recours, enfin les modes de son financement. Dans le contexte camerounais, ces critères objectifs pourraient amener les pairs à exprimer de manière consciente ou pas leurs besoins psychologiques : d'attention, d'affection et d'affiliation (Jouet et *al*, 2014), et ainsi favoriser leur reconnaissance et renforcer leur motivation.

2.4.1.2.2 Ressources cognitives

Les ressources cognitives font référence aux connaissances et motivations des pairs éducateurs. Malgré les critères de choix pas assez clairs comme souligné au paragraphe précédent, nous avons estimé que

[30]Entretien réalisé en mai 2015
[31]Entretien réalisé en mai 2015

les ressources cognitives sont tributaires de cette formation. Quel que soit le cas, ces acteurs ont enregistré des connaissances qu'ils reçoivent au sein de l'ACADIA. Les pairs éducateurs déclarent avoir reçu une formation comme nous déclare un informateur : « *A l'ACADIA, on nous a choisis et entretenus pendant deux mois* ». Nonobstant, la non-reconnaissance de ces pairs éducateurs au sein des institutions hospitalières, leur formation continue d'être assurée au sein de l'ACADIA. La problématique de leur mandat se pose. Au cours de nos observations empiriques, ces acteurs travaillent avec enthousiasme pour mettre en place une séance d'ETP. Or, ils n'ont aucune reconnaissance nationale, aucune rémunération. Cependant, leurs attitudes et leurs comportements peuvent se justifier par le plaisir de partager leurs expériences, mais aussi par le plaisir de rester des « *modèles* » pour les autres PVD2. Les éléments précédents pourraient être une force qui les pousse à l'action, même s'ils ont des valeurs et des normes différentes (Bureau, 2011). Être et rester une référence pour les autres est une motivation intrinsèque qui nécessite pour le pair de nombreux aménagements et ajustements dans sa vie.

Cette motivation intrinsèque peut renforcer la conscience éveillée de certaines PVD2, qui à partir de leur niveau scolaire, mènent des recherches personnelles pour comprendre la maladie et l'ETP. C'est le cas du jeune PVD2 qui déclare : « *Mes efforts sont autodidactiques* »[32].

2.4.1.2.3 Mandat du pair éducateur

Le mandat est une mission, une feuille de route que le pair reçoit ou se donne lui-même. Ce mandat n'est pas explicite en regard des données du terrain. En effet, le pair éducateur sait qu'en tant qu'expert, il doit partager son expérience. Cette vision rencontre celle de Deccache (2002) qui estime que le pair éducateur est toute personne prétendant faire bénéficier aux autres de son expertise. La formation que les pairs éducateurs ont reçue avait un contenu spécifique : « *D'abord, on nous a appris à amener la personne à vous faire confiance. Avant chaque séance, une personne prenait ou était envoyée ou placée devant pour faire l'ETP*[33].

[32]Entretien réalisé en mai 2015

[33]Entretien réalisé en mai 2015

Cette formation semblait être plus pratique que théorique. Les compétences en pédagogie semblaient ne pas occuper une place de choix. Cette déclaration interpelle la présidente de l'ACADIA sur la reconnaissance juridique et intellectuelle des pairs éducateurs formés, car la validation de leurs expertises se pose, même si leur expérience profite aux PVD2.

2.4.1.3 Représentations de l'Éducation Thérapeutique par les pairs éducateurs

Les conceptions l'ETP par les pairs éducateurs sont fonction des conceptions du diabète : ETP comme *libératrice*, *pratique et théorique*.

2.4.1.3.1 Diabète, un ami et Éducation thérapeutique libératrice

La conception de la maladie est différente selon les acteurs. Le fait que les pairs se représentent le diabète comme étant un « *ami* » nous fait penser au rapport amical qu'ils entretiennent avec leur diabète. Celui-ci est favorable au respect des recommandations de l'ETP, car comme le signalent certains PVD2 les « *médicaments ne suffisent pas*»[34].

L'ETP se présente ainsi comme une approche qui vient les « *libérer* », en ce sens qu'elle est une opportunité pour les pairs de s'exprimer, de relire leurs expériences passées, de faire valoir leurs compétences acquises, leurs expertises profanes, bref de valoriser leur capital culturel. De plus, le pair éducateur est conscient du fait que la seule expertise du pair éducateur ne suffit pas, il faut la confronter sur le terrain.

2.4.1.3.2 « Diabète complexe» et « Éducation thérapeutique théorique et pratique »

Pour les PVD2, il existe deux types d'ETP : théorique et pratique. En ce qui concerne l'ETP théorique, il s'agit d'un ensemble d'informations reçues. Ce type d'ETP n'est pas très apprécié des PVD2. Un informateur à cet effet nous a confié : « *Nous sommes fatigués d'entendre les mêmes choses tous les jours alors que nous avons*

---

[34]Entretien réalisé en mai 2015

d'autres préoccupations spécifiques »[35]. Pour ce qui est de l'ETP pratique, expliquer avant d'illustrer :

« *Je suis à l'HCY et à la maison diabétique. À l'HCY c'est pour rencontrer les médecins et à la maison des diabétiques c'est pour la vie pratique. Je ne peux pas être à l'aise sans les deux* »[36]. Il en ressort que l'ETP, assimilée à l'apprentissage des compétences pratiques, est favorable à la vie pratique de la PVD2. Cependant, la consultation d'un spécialiste est rassurante pour la PVD2. Cette position de l'entre-deux de la PVD2 dénote d'un souci d'efficacité issu d'un calcul rationnel de la finalité.

2.4.1.4 Rôles du pair éducateur dans l'Éducation Thérapeutique

Le rôle du pair éducateur est ambigu en ce sens qu'il doit gérer ses pairs et lui-même. Cette ambiguïté se perçoit dans ces propos : « *Nous avons certainement des préoccupations semblables, mais nous nous entraidons* », car l'interaction avec les pairs se fait sur une base de significations que l'ETP a pour eux. Sous cet angle, le pair éducateur est dans une relation d'aide, même s'il fait face au défi de se maintenir pour rester toujours un modèle pour ses pairs. Grimaldi (2010) dégage plusieurs tuniques du pair éducateur : expert de lui-même, personne-ressource, expert collectif, expert pour les autres, double-expert, consommateur éclairé (Department of health; 2001)· D'après nos données empiriques, seules trois tuniques nous concernent : expert de lui-même, personne-ressource, accompagnant psychosocial.

2.4.1.4.1 Pair éducateur, *expert de lui-même*

Les pairs éducateurs que nous avons rencontrés sont experts d'eux-mêmes à travers leurs comportements, leurs déclarations et leurs aspects physiques. C'est pour cette raison qu'un pair éducateur fier de son statut déclare : « *Je livre toujours mon identité de diabétique et d'hypertendu quand je suis avec les PVD2, car je suis un modèle* »[37]. Les expériences vécues par ce pair éducateur ne peuvent être appréhendées par le professionnel de santé. Il s'agit selon Grimaldi

---

[35]Entretien réalisé en mai 2015

[36] Entretien réalisé en mai 2015

[37]Entretien réalisé en mai 2015

(2010) d'un savoir expérientiel qui repose sur les facultés perceptives fines de certains pairs éducateurs capables de construire une sémiologie spécifique peu ou pas connue des professionnels (Grimaldi 2012). Ainsi, certains pairs éducateurs, dits « sentinelles » sont capables de deviner leur glycémie sans trop se tromper, sur la base de perceptions corporelles (Grimaldi, 2010).Un pair éducateur déclare : « *Je sais quand je suis en hypoglycémie. Mon corps me le signale par des sensations que je maîtrise déjà* »[38]. Malgré cette expertise, les pairs avisés cherchent toujours à « *confronter leur expertise à la recherche d'une validation* » (Grimaldi, 2012) par des professionnels de santé ou alors leurs pairs.

2.4.1.4.2 Pair éducateur, *personne-ressource*

Un pair éducateur, en tant que *personne-ressource,* dispose des savoirs expérientiels qui constituent une ressource pour les autres PVD2. C'est dans cette optique qu'un informateur déclare : « *Je suis un patient modèle qui sait gérer le diabète* »[39]. Le pair éducateur devient une référence pour les autres PVD2 dans la gestion de son diabète. Être PVD2 et afficher un aspect « *bien portant* » est une particularité admirable par les autres PVD2. Il s'agit de l'utilisation des stratégies spécifiques pour une observance thérapeutique efficace. Cependant, dans le contexte camerounais, l'expertise de ces acteurs n'est pas reconnue dans les espaces de soins hospitaliers. « *J'ai appris à me maîtriser et je sais me maîtriser* ». De ce fait, ils ne peuvent assurer le rôle de médiateur dans la relation soignant-soignée (Grimaldi, 2010).

2.4.1.4.3 Pair éducateur, *accompagnateur psychologique de la PVD2*

Le champ sémantique du concept accompagnement est vaste. Ce dernier appartient à un registre de pratique sociale qui recouvre les concepts de conduire, de guider et d'escorter (*Ibid*) afin de reproduire une action sociale. L'accompagnement est une action sociale orientée vers autrui.

---

[38]Entretien réalisé en mai 2015
[39]Entretien réalisé en mai 201

Dans cette optique, il apporte à l'accompagné un soutien avec l'intention de le renforcer ou de le protéger. Le pair éducateur va vers et avec la PVD2 dans un sens voulu par ce dernier. Cet accompagnement s'inscrit dans une relation comportant quatre caractéristiques selon Maela (2007) : asymétrique (deux personnes d'inégales puissances), contractualisée, circonstanciel (contexte particulier), co-mobilisée en ce sens qu'elle exige une dynamique.

Les pairs éducateurs et la PVD2 sont des personnes d'inégales puissances en ce sens que la première est psychologiquement stable tandis que la seconde ne l'est pas encore. Sous cet angle, elle devrait recevoir du soutien psychologique pour vivre paisiblement avec le diabète. Le contrat signé entre un pair éducateur et une PVD2 est symbolique et se déroule dans un contexte où l'état psychologique de la PVD2 qui sollicite de l'aide est faible. Dans son rôle d'accompagnateur psychologique, le pair éducateur est dans une dynamique qui nécessite une co-mobilisation des ressources symboliques.

2.5 Motivations du pair éducateur

Les motivations se situent autour de l'expérience de la maladie, l'environnement favorable au sein de l'ACADIA.

2.5.1 Expérience de la maladie

Tout pair éducateur est témoin d'une expérience positive ou négative de la maladie. De ce point de vue, toute sa motivation se situe au niveau du partage de celle-ci avec les autres pairs même si cet investissement reste tributaire du contexte de l'action éducative. La synchronicité due à la temporalité et un mouvement relatif à l'espace s'avèrent nécessaires et mettent en relief les principes de similitude, de dynamique et d'altérité dans la pratique de l'ETP.

À titre illustratif, un pair éducateur dont l'expérience est une source de motivation affirme : *« Je suis contente d'être pair éducateur. En tant qu'enseignante, il me plaît de partager mes connaissances sur le diabète»*[40]. Ce partage d'expériences permet de prendre conscience de

[40]Entretien réalisé en mai 2015

l'expérience vécue qui selon Bibeau, (1997 : 249) demeure parfois obscure pour les acteurs sociaux eux-mêmes.

2.5.2 Environnement favorable au sein de l'ACADIA

Tous les pairs que nous avons rencontrés semblent à l'aise au sein de l'ACADIA. Les déclarations suivantes nous le démontrent : « *Avant mon tour, j'ai eu la chance de rencontrer la responsable de cette association* aussitôt »[41]. En effet, l'accueil qui lui est réservé a été favorable à l'adhésion de cet acteur au sein de l'association. C'est aussi le cas de ce pair éducateur qui déclare : « *Je fais la connaissance de Mme Mvom et directement elle va me coopter* (…) *avec le statut d'enfant pauvre vivant avec le diabète* »[42]. L'engagement du pair éducateur se manifeste par son bénévolat. Il est question d'une solidarité mécanique pour atteindre un objectif commun, celui de vivre normalement avec la maladie d'une part, mais aussi de s'occuper en vue de se réaliser socialement d'autre part.

Ce bénéfice symbolique trouve son expression au sein du milieu associatif et est susceptible d'influencer l'évolution de la pathologie chez la PVD2. L'association constitue simultanément un cadre d'expression et d'échange d'expériences du vivre ensemble une même pathologie.

2.5.3 Valorisation symbolique

La valorisation symbolique est une reconnaissance immatérielle dont pouvait bénéficier le pair éducateur. Un informateur qui faisait l'objet d'un modèle de PVD pour les autres renforce son estime de soi. Maîtriser son diabète et partager de manière bénévole son expertise sont des stratégies spécifiques rares. Par ailleurs, un informateur qui déclare : « *Je m'occupe puisque je suis retraitée. Nous avons certainement des préoccupations semblables, mais nous nous entraidons* »[43], signifie que le statut de pair éducateur revalorise le pair en ce sens qu'il lui permet de se reconvertir. La valorisation symbolique au Cameroun est très dynamique, car elle dépend des évènements tels

[41] Entretien réalisé en mai 2015
[42] Entretien réalisé en mai 2015
[43] Entretien réalisé en mai 2015

le congrès diabétique, la journée mondiale et des évènements politiques).

2.5.4 Pratiques et stratégies des pairs

Les pairs éducateurs ont la maîtrise de leur pathologie. Leur expérience dans le contrôle de leur pathologie se renforce avec des séances d'ETP. Ils sont ainsi impliqués dans le maintien de leur état, la formation et l'accompagnement des pairs et leur rapport avec la pathologie.

2.5.4.1 Attitude de maintien de leur *état de santé*

Certains PVD2 adoptent des attitudes pour rester des modèles, maintenir leur état de santé. Les propos d'une PVD2 sont illustratifs :

> Je dors avec mon traitement au chevet de mon lit. Si je tombe après avoir pris mon comprimé, il y aura moins de dégâts. J'avale mon comprimé une fois par jour le matin. Je contrôle ma tension artérielle. Si elle est un peu élevée, je signale et je vais à l'hôpital. Parfois, ma glycémie augmente, parfois elle chute. Avant, je m'énervais mal. Quand l'HTA s'est installée, on m'a conseillé de ne plus me fâcher[44].

Ce pair éducateur nous dévoile ses comportements pour se maintenir en santé. Nous apercevons qu'il a un locus de contrôle de sa maladie et un sentiment d'auto-efficacité très élevés (Bandura, 2003). Ce sentiment personnel d'efficacité perçu pousse cet acteur à pratiquer des exercices physiques pour éviter la survenue des complications liées à son diabète.

Il nous le déclare en ces termes : « *Nous nous retrouvons à Matéro 3 fois/semaine, que le coach soit là ou pas, nous travaillons* »[45]. Cette attitude des pairs en vue du maintien de leur *état de santé* est une compétence favorable pour la formation des PVD2.

---

[44]Entretien réalisé en mai 2015,

[45]Entretien réalisé en mai 2015

2.5.4.2 Formation et accompagnement par les pairs

Les pairs éducateurs s'impliquent fortement dans la formation de leurs pairs en ETP. Nous le percevons dans cette déclaration d'un pair éducateur : « *Nous faisons l'ETP aux PVD2. Après, nous faisons des démonstrations pratiques. Par exemple, comment entretenir l'hygiène des pieds, comment confectionner des repas* »[46]. En effet, ces séances de démonstrations pratiques constituent la phase pratique de l'ETP, essentielle pour la PVD2. De plus, avec la présidente de l'association, ils les accompagnent dans leurs domiciles et assurent un suivi permanent de leurs régimes alimentaires. Cet accompagnement par les pairs éducateurs est nécessaire pour les PVD2, car il assure une continuité de l'action éducative et la mise en œuvre des recommandations reçues (Nemirovsky, 2012).

2.5.4.3 Stratégies des pairs éducateurs

Certains pairs entretiennent des rapports de maîtrise de leur pathologie, à partir de la déclaration suivante d'un pair : « *J'ai appris à me maîtriser et je sais me maîtriser* »[47], il se dégage un sentiment d'assurance. Ce rapport efficace avec le diabète favorise chez le pair éducateur des témoignages qui représentent des stratégies mises en place par ces derniers. Pour convaincre les PVD2, un pair éducateur déclare : « *Je ne pouvais pas m'accroupir, mon ventre tombait devant. J'ai pleuré quand j'ai été diagnostiqué diabétique. Mais me voici aujourd'hui* »[48]. Un autre déclare : « *J'avais de la peine à me déplacer, je me sentais toujours fatigué. Depuis que je respecte les recommandations, je suis à l'aise* »[49].

Face à ces témoignages, la PVD2 sera rassurée de ce que son diabète peut être maîtrisé. Les pairs éducateurs, avec leurs expertises profanes, sont une ressource visible et capitale pour les associations dans l'ETP des PVD2, mais une ressource invisible du système de santé dans la prise en soins des PVD2.

---

[46]Entretien réalisé en mai 2015
[47]Entretien réalisé en mai 2015
[48]Entretien réalisé en mai 2015
[49]Entretien réalisé en mai 2015

2.5.5 Proches aidants

Les recherches antérieures sur l'ETP ont souvent masqué la pluralité d'acteurs qui prennent part à ce processus d'apprentissage de l'autogestion de la maladie à la PVD2, en l'occurrence le proche aidant. Dans le contexte africain pourtant, il participe au premier plan au soutien que la personne malade reçoit dans le cadre d'une solidarité familiale. Connaître ses pratiques aux côtés de la PVD2, découvrir son rapport avec les professionnels de santé nous semblent important pour rendre intelligible son action dans le champ de l'ETP.

2.5.5.1 Portrait d'un proche aidant

Il existe une pluralité de concepts synonymes de proche aidant à savoir : aidant naturel, aidant informel, aidants familiaux, soignants non professionnels, soignants informels, family caregiver (Saint-Charles et Martin, 200 ; Froté, 2011 ; Campeau, 2011). Le concept d'aidant naturel est le plus ancien selon Saint-Charles et Martin (2001) et la HAS (2010) qui clarifient sa conception : « *Les aidants naturels ou informels sont les personnes non professionnelles qui viennent en aide à titre principal, pour partie ou totalement à une personne dépendante de son entourage pour les activités de la vie quotidienne* ». Le qualificatif de « naturel » donne une connotation simpliste du travail effectué par cet acteur et son rôle naturel. Cette critique de Constantin-Vuignier et Anchini (2010) nous amène à clarifier le concept de proche aidant.

Le terme proche aidant rend compte de la dimension relationnelle qui n'est pas exclusive aux relations familiales. « Proche » désigne la personne qui entoure quelqu'un, qui a établi un lien particulier avec la PVD2 (Hinsberger, 2012). Il s'agit d'une personne qui a un lien significatif avec la personne malade, personne associée aux soins, qui peut rester à son chevet (Froté, 2011).

Dans le cadre de cette étude, le proche aidant est cette personne qui investit de son temps, sans rémunération, pour fournir des soins ou du soutien régulier à la PVD2. Il prend dans notre contexte le sens de garde-malade. Ce dernier peut être un conjoint, une tante/oncle, un frère/sœur. Mais il peut aussi s'agir une belle fille/beau fils, d'un ami, d'un voisin. Les études réalisées dans le monde montrent que les femmes sont une catégorie d'acteurs qui jouent le plus souvent le rôle de proche aidant, car investies du devoir de prendre en charge les membres de la famille (Henchoz et Pouly, 2011). Ce sentiment de responsabilité est attribué à leur position historique dans la société et la famille. Il a été démontré par Ducharme (2006) qu'après les conjointes, les filles et les belles-filles jouent facilement le rôle du proche aidant que les hommes et les garçons. Dans le cadre de cette recherche, les résultats de Ducharme sont visibles. Nous avons eu dix (10) proches aidants, dont deux conjointes, deux belles-filles, deux filles, deux conjoints, deux fils[50]. Les circonstances qui les ont amenés à être proches aidants sont spécifiques et dépendent de chacun d'eux.

Les proches aidants rencontrés se sont retrouvés, pour la plupart, fortuitement proches aidants face à la maladie ou à la complication du diabète de leurs proches, ce qui renvoie à la conjoncture ou alors grâce au lien social. Ceci influence leur implication dans leur rôle de proche aidant. C'est ce qui justifie la déclaration suivante d'un proche aidant : « *Il est très difficile pour moi de jouer ce rôle de proche aidant voyez-vous. Je dois assurer mon boulot et cette responsabilité ; c'est lourd pour moi. Je vous assure que je ne sais pas* »[51]. La plupart des proches aidants s'engagent dans l'accompagnement de leur proche malade sans connaître à l'avance le coût de cette activité en termes de temps et de sacrifice à consentir. Or, un proche aidant étranger à la notion de chronicité et mal préparé à assurer un accompagnement sur une durée indéterminée nous déclare :

> « En fait, de temps en temps, je venais pour mes propres problèmes. Je pouvais faire une semaine au trop et je rentrais au village, car je vis au village. Ici, un homme comme moi qu'est-ce que je peux faire en ville. Au village, j'ai mes activités, mes champs occupent mon temps. (…). Je suis départagé entre Yaoundé et Ebolowa. Je m'occupe de maman et je m'occupe de mes propres problèmes »[52]

---

[50]cf. tableau en annexe

[51] Entretien réalisé en mai 2015

[52]Entretien réalisé en mai 2015

Notons que la PVD2, en dehors des phases critiques liées aux complications, possède généralement des ressources et des valeurs pour gérer sa pathologie. En revanche, elles ont toujours besoin d'une aide, car la durée de la maladie, ses différentes trajectoires ne sont pas toujours faciles à vivre tout seul. En plus, le coût de la prise en charge de la maladie n'est pas aisé à supporter seul. Dans cette optique, et au regard des témoignages précédents, le proche aidant a besoin des ressources pour assumer son rôle de proche.

2.5.5.2 Ressources du proche aidant

Les capacités d'un proche aidant sont flexibles. Elles sont fonction de ses ressources internes ou personnelles, externes ou environnementales.

2.5.5.2.1 Ressources personnelles

Les ressources personnelles du proche aidant sont en lien avec leurs perceptions, leurs compétences et leur habileté. Les perceptions du diabète comme maladie métasociale, ou alors comme maladie scientifique peuvent influencer l'action d'accompagnement chez des proches aidants porteurs de telles perceptions. Concernant les compétences, il s'agit de la capacité d'écouter, de comprendre, de supporter, de se sacrifier et de consacrer de son temps pour accompagner. Les habiletés sont des aptitudes propres au proche aidant, à l'instar de l'empathie, la confiance, le soutien, la valorisation et la déculpabilisation, les conseils, l'aide à la réflexion qui nourrissent la relation proche aidant et PVD2. Par ailleurs, les proches aidants sont à la base d'une capacité de résilience qui permet de façonner leurs identités afin de faire des choix efficaces (Guberman, 2010) dans l'accompagnement. Les PVD2 trouvent en ces valeurs un espace d'échanges favorables, car, la proximité des soins les rapproche.

2.5.5.2.2 Ressources de l'environnement familial

Les ressources de l'environnement familial sont en rapport avec la densité du réseau de relations et les conditions de vie matérielles. Le soutien physique, psychologique et financier que la famille lui apporte est une ressource capitale pour un soutien efficace de la PVD2. Il semble avoir des valeurs familiales plus solides que celles du public en général (Lavoie, Guberman, Montejo, Lauzon, et Pépin, 2003). Il y puise ses forces. Le soutien physique dans notre contexte fait référence à l'aide en nature que la famille apporte au proche. En effet, les autres membres de la famille peuvent ponctuellement jouer ce rôle d'aidant. Ce qui permet au proche aidant principal de se libérer et de se ressourcer. Il peut ainsi vaquer un tant soit peu à ses occupations.

Cette solidarité familiale est fréquente et se renforce par des dons en nature. Le contexte social qui est le nôtre est très favorable à cet environnement dans la plupart des cas. La chaleur qui émerge de la relation familiale est une source de motivation pour le proche aidant. Les encouragements, les multiples conseils, les visites régulières sont autant d'éléments qui rentrent dans ce registre. Tous ces éléments peuvent offrir un réconfort psychologique au proche aidant dans son rôle. À ce réconfort psychologique, peuvent s'ajouter des moyens financiers pour résoudre d'éventuelles préoccupations liées à la maladie. L'environnement familial, au regard de tout ce qui précède, est une ressource indéniable pour le proche aidant, même si ce dernier n'est pas un paramètre acquis d'avance.

2.5.5.2.3 Rôle du proche aidant dans le champ de l'Éducation Thérapeutique

Le rôle du proche aidant est celui d'aider la PVD2. Cette dernière est entendue comme une forme d'accompagnement qui met au centre la PVD2 (Peplau, 1995). Le proche aidant accompagne la PVD2 dans son parcours de vie. Il ne s'agit pas de trouver ou d'apporter les solutions, mais plutôt de cheminer et d'aider la PVD2 à trouver par elle-même sa solution. Le but de cette relation d'aide selon cet auteur est d'identifier la représentation, le modèle du monde de la personne. Dans une perspective interactionniste, le proche aidant articule ses besoins à ceux de la PVD2 (*Ibid*).

Cette relation permettra un développement et une croissance (Rogers et Priels, 2008) pour chacun des deux, la PVD2 et le proche aidant. Les rôles qui s'y dégagent sont au nombre de trois : l'accompagnement à la vie sociale et au maintien de l'autonomie, gestionnaire actif des soins et de médiateur (Guberman, 2010).

- *Accompagnateur à la vie sociale et au maintien de l'autonomie*

En tant qu'accompagnateur social, le proche aidant a un rôle multiforme. Pour créer un environnement favorable à l'autogestion de la maladie par la PVD 2, il doit l'accompagner dans la gestion des besoins biologiques, psychologiques et sociaux.

- *Accompagnateur à l'autogestion des besoins biologiques*

L'autogestion du diabète par la PVD2 est variable. Elle dépend de l'évolution des complications. Elle peut être préservée, entamée partiellement ou totalement. Ceci sous-entend que la PVD2 peut avoir besoin d'aide ou solliciter de l'aide pour mieux gérer les recommandations issues de l'ETP. Accompagner la PVD2 à l'autogestion des besoins biologiques revient à aider aux soins et au nursing. Ces derniers concernent le respect des règles d'hygiène corporelle, les règles d'hygiène de vie, le respect du régime alimentaire. Dès le diagnostic, le proche aidant est alerté de tout changement de comportement. Pour répondre aux attentes de la PVD2, le proche aidant est appelé à revisiter les choix alimentaires de son proche malade. Ce type de solidarité familiale relève de la solidarité instrumentale (Clément, 2013).

- *Accompagnateur à l'autogestion des besoins psychologiques*

La PVD2 est vulnérable psychologiquement. Les propos d'un proche nous éclairent sur ce point : « *Elle a besoin du soutien psychologique* »[53]. Dans cette optique, le proche aidant doit lui réserver un accompagnement psychologique.

L'accompagnement psychologique peut se définir comme une relation d'aide que le proche apporte au PVD2. Il s'agit d'un soin relationnel, d'un échange verbal et non verbal qui engendre un climat favorable pour le soutien selon Rogers (1996). Cet auteur parle d'autorégulation par rapport à l'enjeu de la maladie. Cette relation est structurée et comporte des éléments essentiels suivants : la présence,

[53]Entretien réalisé en mai 2015

l'écoute, l'acceptation, le respect mutuel, l'empathie, l'authenticité et la congruence. Ces éléments sont des qualités que le proche aidant doit avoir pour que son aide soit efficace (Phaneuf, 2002).

La présence renvoie au fait d'être avec la personne malade. Elle traduit une approche humaine, une douceur, un contact. L'écoute pour sa part, est une qualité qui nécessite de la disponibilité dans le temps. Il s'agit d'être prêt psychologiquement à accueillir l'autre. Cette ouverture silencieuse à l'autre est chaleureuse et chargée de sens. L'acceptation est le fait d'accepter l'autre sans condition, sans jugement. Dans cette optique, le respect mutuel s'installe, cela revient à reconnaître que l'autre est différent de moi, qu'il est investi d'une dignité humaine qui est une valeur indéniable. L'empathie est le socle de la relation d'aide. Elle consiste à intégrer non seulement le cadre de référence de la PVD2, mais aussi son univers, ainsi que les raisonnements et les émotions qui en résultent (Tremblay, 2001). L'authenticité intègre la capacité du proche aidant à présenter une façade naturelle ; d'être congruent avec lui-même, spontané, de rester soi-même durant la relation d'aide.

Il existe un lien profond entre l'authenticité et la congruence. Une personne authentique manifeste un certain degré de congruence entre ce qu'elle pense, ressent et exprime. Il s'agit d'une adéquation entre le verbal et le non verbal. Tous ces éléments clés de la relation d'aide expriment une approche positive, une considération de la personne aidée. Cette dernière trouve en son proche aidant une sorte de canne blanche[54].

- *Accompagnateur à l'autogestion des besoins sociaux*

Par besoins sociaux, nous désignons ceux dont la satisfaction permet à la PVD2 de continuer à affirmer son appartenance à un groupe social au moyen d'une participation quelconque à la vie de ce dernier (démarches administratives, paiement d'une facture, vote, opérations bancaires.). Or, il faut se rendre compte que situé au niveau microsocial, comme au niveau mésosocial, satisfaire de tels besoins est souvent rendu difficile à cause des complications pouvant survenir dans le parcours de la maladie. Ainsi, lorsque les complications du diabète

[54]Canne blanche qui oriente les aveugles

renforcent la vulnérabilité physique, l'implication du proche aidant dans la sphère de vie publique de la PVD2 devient une nécessité. Cela suppose en effet que dans ce partenariat, il y a un copartage de façon égale ou non, des responsabilités, voire du capital social de la PVD2 dans la mesure où un tel accompagnement exige parfois que le proche représente ou accompagne la PVD2 ; notamment pour les évènements de la vie associative.

La PVD2 est un citoyen, ainsi, elle a des droits et des devoirs, des responsabilités sociales que la maladie peut modifier. En effet, le diabète et son évolution peuvent bouleverser, de manière inattendue, ces responsabilités. Ce qui va nécessiter une réorientation des rôles au sein de la famille et affecter ses projets de vie. L'accompagnement selon Phaneuf (2002) doit être l'un des objectifs de l'ETP.

- *Rôle de gestionnaire actif des soins liés au diabète*

Les aidants jouent souvent un rôle essentiel au chapitre des soins prodigués (Ducharme, Lévesque, Giroux et Lachance (2005). Dans cette optique, le proche aidant doit pouvoir comprendre les besoins ressentis par les PVD2 et chercher à répondre à ses attentes. Autrement dit, le proche joue un rôle dans le respect du régime alimentaire. Il est question d'amener la PVD2 à opérer des choix alimentaires adaptés. De plus, les proches sont très souvent les premiers alertés de tout symptôme en rapport avec l'hypoglycémie ou l'hyperglycémie par exemple. Ils apportent des stratégies de management de ces derniers avant de penser à voir un professionnel de santé. C'est dans ce sens que certains proches aidants sollicitent une formation sur ETP : « *Il est important que nous ayons des informations sur l'ETP. Car, elles peuvent nous aider à mieux suivre nos personnes malades à la maison* »[55], déclare un informateur. D'autres souhaitent toujours les accompagner pour une séance d'ETP. C'est ce qui ressort de ces propos d'un informateur : « *Je pense qu'il est important pour moi de suivre une séance d'ETP. Les informations venant de cette éducation nous sont toujours importantes pour accompagner nos proches* »[56]. Ces données de terrain nous donnent de comprendre que les proches aidants sollicitent être des partenaires de soins. Au niveau intellectuel, ces

[55]Entretien réalisé en mai 2015

[56]Entretien réalisé en mai 2015

acteurs peuvent apporter des compléments de connaissances en rapport avec l'alimentation, l'exercice physique. Au niveau matériel, il peut s'agir de l'aide financière que Hesbeen (2011) qualifie d'instrumentale.

- *Rôle de médiateur entre personnes vivant avec le diabète de type 2 et les professionnels de santé*

Étymologiquement, le concept de médiation vient du latin *médiare* qui signifie partager par le milieu, être placé au milieu, se trouver entre intervenir et s'interposer selon Almeida (2001). Le proche aidant est de ce point de vue situé au milieu de la relation soignant-soigné. Il est entre le professionnel et la PVD2. Le proche aidant est un acteur plus près de la PVD2. De ce point de vue, il la connaît mieux que le professionnel de santé. En effet, ils partagent les mêmes valeurs culturelles, le contexte familial et les ressources. La relation de la PVD2 avec le proche aidant existe bien avant la survenue de la maladie. Dans cette optique, le proche est le squelette de soutien invisible du système de la santé ((Ducharme, Lévesque, Giroux et Lachance, 2005). Le rôle de médiateur entre la PVD2 et le professionnel est capital pour mieux appréhender l'ETP. Cette position qui fait du proche aidant la courroie de transmission dans la relation de soins mérite un arrêt. La possibilité d'assumer un tel rôle suppose la coopération et la collaboration entre le proche aidant et les professionnels de santé. Il faut également de la part du professionnel de santé une valorisation de l'expérience de la maladie dont dispose le proche aidant dans le cadre d'une relation de soins négociée et non simplement imposée à la PVD2. Cependant, l'observation empirique montre qu'il existe, tout comme avec les PVD2 elles-mêmes, des relations de soins asymétriques et totalitaires entre ces derniers et les professionnels de santé, car tout comme la PVD2 qu'elle accompagne souvent, le proche se rend dans l'établissement de soins dans le même esprit que la personne malade, c'est-à-dire celui de recevoir des instructions en vue d'aider le malade à l'observance thérapeutique. Cette situation pose donc néanmoins un problème préoccupant pour l'ETP à savoir : est-ce que les proches sont disposées à collaborer avec les professionnels ?

Les logiques d'aide à l'observance priment ainsi sur celles de la participation. Les proches aidants dans ce contexte se soucient davantage du travail en aval d'aider la PVD2 à se plier aux contraintes thérapeutiques ; aux yeux du professionnel il n'est qu'un auxiliaire dans l'observance thérapeutique de la PVD2. Cela ressort des propos suivants d'un proche aidant au chevet de sa tante :

> « Je suis présent à chaque prise de son repas : matin, midi et soir. La dame de ménage est aussi là. Comme il s'agit de ma maman, je ne peux pas aller très loin d'elle, malgré qu'elle dispose de son appareil à glycémie et son tensiomètre. Il est bien vrai, c'est moi qui prends sa tension même son insuline, c'est moi qui lui fait l'injection parce qu'elle n'a pas le courage de se faire elle-même l'injection. Je maîtrise les doses. Aussi, la responsable de l'ACADIA nous aide en ce qui concerne les doses : soit il faut diminuer soit il faut augmenter en fonction de sa glycémie »[57].

Ce proche aidant accompagne sa maman tant dans la prise de son traitement que dans la surveillance de son régime alimentaire. Cet acteur réalise des activités qui relèvent de la profession infirmière. Ces habiletés sont maîtrisées par le proche aidant en raison de l'habitude qui s'installe du fait d'un accompagnement de proximité. Le proche aidant acquiert une expérience profane liée à la routine des gestes. Il ne fait appel à la personne compétente qu'en cas de besoin.

2.5.5.2.4 Représentations de l'Éducation Thérapeutique par le proche aidant

Le proche aidant conçoit l'ETP selon ses valeurs. Ces dernières sont à la base des représentations variées du diabète et de l'ETP.

- Diabète de type 2, maladie qui *détruit en silence* et l'éducation thérapeutique comme *sensibilisation permanente*

Le diabète pour le proche aidant est une maladie silencieuse. Dans cette optique, elle peut apparaître au cours d'une complication.

[57]Entretien réalisé en mai 2015

Certains PVD2 découvrent leur pathologie au cours d'une complication :

> Mon mari fait le diabète depuis, mais nous ne le savions pas. Ce n'est que quand il a fait un coma que nous avons su qu'il était diabétique. Voyez-vous, c'est ça qui nous a aidés à découvrir son diabète. Cette maladie silencieuse nous présente subitement une face de complication. Elle peut ainsi te détruire en silence sans savoir[58] .

Dans cette optique, le proche estime que la sensibilisation doit être permanente : « *Dans ce cas, je pense qu'il est préférable que la sensibilisation des populations soit permanente. Cette façon d'éduquer peut empêcher de tomber subitement dans les complications de la maladie* »[59]. La sensibilisation des populations est une approche qui prône la prévention de la maladie et ses complications. Elle s'adresse à un public non spécifique. La PVD2 a la possibilité de ne pas se reconnaître dans ce vaste champ non spécifique de sensibilisation.

D'un autre point de vue, l'ETP est un ensemble de conseils selon la déclaration suivante : « *L'ETP pour moi se situe au niveau des conseils. Je reçois des informations pour ne pas avoir des complications. En réalité, au cours de l'ETP l'accent est mis sur la pratique. Il s'agit de savoir injecter l'insuline. De pratiquer l'hygiène de vie corporelle spécifique, de reconnaître des signes de gravité* »[60]. En effet, la plupart voient en l'ETP un ensemble de conseils en vue de sensibiliser la PVD2. Ceci traduit l'aspect banal de l'ETP.

- Diabète comme *pathologie complexe* et *l'accompagnement complexe*

La complexité du diabète vient du fait qu'il ne s'agit pas d'une pathologie isolée, car elle ouvre la porte à bien d'autres comme l'HTA, l'insuffisance rénale, les problèmes de vue… Certains proches aidants l'expriment en ce sens : « *Elle s'accompagne toujours d'autres*

[58]Entretien réalisé en mai 2015
[59]Entretien réalisé en mai 2015
[60]Entretien réalisé en mai 2015

pathologies. Il est fréquent de rencontrer des personnes diabétiques et hypertendues. En plus, le coût de la prise en charge est lourd »[61]. De plus, les contraintes liées à ces pathologies associées rendent complexe l'accompagnement. Les polypathologies exigent une aide prudente de la part du proche aidant. Il s'agit dans ce cas de la gestion des régimes alimentaires, des rendez-vous d'une part. Mais aussi de la gestion de la personne malade (stress, émotions). Il peut y apparaître des incompatibilités dans les recommandations liées aux régimes alimentaires et les modes de vie.

Notons que la pénibilité au quotidien pour s'occuper d'une personne malade, d'effectuer un travail souvent ingrat, peu reconnu et socialement invisible engendrent parfois chez le proche aidant des sentiments ambivalents d'amour, de tendresse, mais aussi d'impatience, de dégoût, d'agressivité, de culpabilité et d'usure psychologique. De plus, le proche aidant est dans la situation du « *prendre soin des autres : un travail invisible* » (Halpern, 2006). Dans ce sens, l'aide du proche aidant s'avère aussi complexe que la gestion du diabète. La motivation intrinsèque du proche aidant est capitale pour assurer son rôle.

- Le diabète, une pathologie pouvant *paralyser le fonctionnement d'une famille* et l'éducation thérapeutique une *solution*

La famille est une cellule sociale dont les responsabilités des membres au sein de ce système influencent le fonctionnement de ce dernier. Dans cette optique, être proche aidant et avoir une responsabilité familiale (maman, épouse/époux) peut effectivement paralyser le fonctionnement harmonieux d'une famille. Un informateur (mère, épouse, époux) dont l'enfant/l'époux (se) est diabétique sera focalisé sur ce dernier.

Il aura tendance à abandonner ses responsabilités familiales pour se consacrer à l'accompagnement. La déclaration suivante vient renforcer cette idée : « *Depuis que mon mari est hospitalisé pour son pied, mon petit commerce s'est arrêté. Les enfants se débrouillent pour manger. Ce qui m'inquiète c'est que je ne sais pas jusqu'à quand cela va durer. Car c'est la deuxième fois que nous nous retrouvons à*

[61]Entretien réalisé en mai 2015

l'hôpital, et nous n'avons pas des moyens »[62]. Au travers de ces réponses, il est possible que cet impact social engendre des conflits de rôle. Le proche aidant, pris entre son rôle social et son rôle d'aidant, peut mieux ou mal gérer cette ambiguïté du rôle dans son accompagnement. Dans ce cas, il souhaite voir en l'ETP un moyen de pouvoir rentrer assumer son rôle dans le cadre familial. De ce point de vue, l'ETP est vue comme une solution pour cet acteur.

- Le diabète, *résultat de la mondialisation* et l'éducation thérapeutique comme *activité globale*

La mondialisation est une forme idéologique à prétention complète qui veut que le monde devienne un village planétaire à travers la globalisation de la démocratie libérale, l'expansion de l'économie libérale, l'universalisation des cultures occidentales et l'internalisation des modes de consommation étasunienne. Ce phénomène multidimensionnel change les modes de vie et de consommation des acteurs. Il s'agit de l'adoption de certaines valeurs triomphantes dont la propagation n'est pas toujours proportionnelle avec leur réceptivité dans les différents contextes culturels (Horchani, 2004). L'occidentalisation des valeurs dans les comportements est un facteur indexé dans la survenue du diabète. C'est ce qui ressort du discours suivant d'un informateur : « *Le diabète résulte du vouloir bien vivre des Africains comme des Blancs. Nous voulons tous adopter des comportements qui s'écartent de nos valeurs culturelles. À la fin, l'on ne sait plus quoi manger pour être en santé* »[63]. Le diabète apparaît ainsi comme une anomalie dans la négociation des comportements. Il se dégage un débat entre les spécificités et l'universalité en regard des comportements. Il en résulte que la mondialisation engendre un chevauchement dans les habitudes alimentaires. La nécessaire ouverture qu'imposent la modernité, l'évolution des connaissances et des comportements alimentaires exige un compromis entre les réalités de la vie moderne et celles du contexte culturel de la personne malade.

---

[62]Entretien réalisé en mai 2014

[63]Entretien réalisé en mai 2015

- L'éducation thérapeutique comme *apprentissage*

Le témoignage d'un proche nous donne de comprendre qu'en tant qu'enseignement, l'ETP est une relation pédagogique entre le professionnel et la PVD2. À ce propos, il affirme : *« L'ETP est un enseignement que seuls les professionnels peuvent donner aux PVD2. Ils leur apprennent à se prendre en charge et à gérer la maladie ».* Dans cette optique, le professionnel étant seul habileté à mettre en œuvre cette relation doit développer des compétences pour accroître la qualité de cette relation (Lagger et *al*, 2008). Il devra mettre la personne vivant avec le diabète au centre de cette relation. C'est ainsi qu'il doit partir des ressources de la PVD2 pour développer une ETP. Cette approche centrée sur la PVD2 favorise un échange réciproque des expériences.

- *Représentation du proche aidant de son rôle*

Les proches aidants se représentent leur rôle comme une lourde charge. Au regard du matériau que nous avons collecté, le témoignage d'un proche aidant révèle que son rôle est une lourde charge. C'est dans ce sens qu'un informateur déclare ce qui suit : « *Je suis entre deux responsabilités : assister mon mari et s'occuper de mes enfants qui sont encore petits. Je ne sais pas combien cela va durer* »[64]. Un autre proche déclare *: « Je reviens très souvent vers l'après-midi pour continuer mon calvaire ».* Il convient de relever que ce proche aidant trouve que son statut de proche est lourd, car il est exigeant. En effet, le « *calvaire* » dont il est question ici est certes en lien avec la gestion de la maladie et ses exigences, mais aussi beaucoup plus avec la personnalité de la PVD2 : ses émotions, ses perceptions, ses désirs, dont la gestion efficace nécessite un minimum de ressources chez le proche aidant.

Dans tous les cas, nous voyons apparaître le fardeau du travail imposé par l'aide. Marchand, Béland et Renaud (2010) parlent de fardeaux objectif et subjectif. Le premier est celui observé tandis que le second est celui vécu, ressenti par le proche aidant. Le poids de ces fardeaux est d'autant plus lourd que les proches aidants semblent jouer un rôle dont la fin n'est pas déterminée. Il se dégage une incertitude dans la durée et l'espace de leur rôle.

---

[64]Entretien réalisé en mai 2015

Une autre représentation du proche aidant est de considérer ce rôle comme vide, sans bénéfice. À ce propos, un proche déclare : « *En réalité, je ne gagne rien et je ne veux rien gagner. Cependant, j'ai aussi ma famille qu'il faut nourrir. J'ai mon champ qu'il faut entretenir. Ce qui est sûr, je vais la laisser un jour malgré moi* »[65]. Ce proche semble vouloir dire que, étant donné que le rôle qu'il joue ne lui confère pas des moyens financiers, il souhaite s'occuper de ce qui peut lui donner des moyens pour faire vivre sa famille. Il a le souci de son avenir en tant que jeune responsable.

2.5.5.2.5 Motivations des proches aidants

Les motivations des proches aidants se situent à trois niveaux : le lien de parenté, la responsabilité familiale, la vulnérabilité physique et la solitude.

- *Lien de parenté*

Le lien de parenté est cette relation naturelle qui lie la PVD2 au proche. Cette relation familiale est une source de motivation intrinsèque pour le proche aidant dans l'accompagnement. Certains proches aidants la trouvent naturelle. C'est dans cette optique qu'un proche aidant nous confie ceci : « *Je suis dans l'obligation d'accompagner mon épouse. Ce n'est que très normal pour moi* »[66]. Mais pour d'autres, ce lien reste très ambigu. C'est le cas de ce proche aidant qui nous fait savoir qu'elle a été amenée à abandonner ses responsabilités.

Elle déclare à ce propos : « *Depuis que mon mari est malade, mon petit commerce s'est arrêté. Mes enfants sont seuls, je me demande comment ils se débrouillent* pour manger »[67]. Pour ce proche aidant, la maladie de son mari vient spontanément bloquer son activité commerciale. De ce point de vue, l'accompagnement de son mari restera influencé par l'idée de vouloir assumer ses responsabilités familiales. Son rôle est vu comme un sacrifice. À ce propos, elle affirme en plus : « *Je suis entre deux responsabilités : assister mon mari et s'occuper de mes enfants qui sont encore petits. Je ne sais pas combien*

[65]Entretien réalisé en mai 2015
[66]Entretien réalisé en mai 2015
[67]Entretien réalisé en mai 2015

de temps cela va durer ».[68] Ce proche aidant montre très bien que le lien de parenté ne suffit pas pour être motivé à accompagner, car de nombreux facteurs peuvent influencer cette motivation à l'instar des responsabilités familiales. Sous cet angle, il n'est toujours pas aisé de se prononcer comme proche aidant. Un informateur nous le déclare en ces termes :

> « Je suis son cousin, car le lien de parenté est celui-ci : son père et mon père sont même mère. Au départ, on ne savait pas qu'elle était malade. Ma sœur n'avait vraiment pas quelqu'un qui s'occupait d'elle. Elle était ici avec des gens bien avant que je n'arrive. (..). C'est quand j'arrive ici en décembre 2014, pour lui rendre visite, que je constate qu'elle est malade. Étant déjà au village, ma sœur m'a rappelé pour m'informer que maman a besoin d'un membre de la famille auprès d'elle ».[69].

À partir de ces propos, il en ressort que le choix d'être proche aidant ne dépend toujours pas de la personne elle-même. En effet, le lien de parenté joue un rôle moteur dans ce choix. Le proche aidant dans ce discours est sollicité par son proche malade et accepte de l'accompagner sur une période courte.

Or l'insuffisance de connaissances de la maladie et la non-prise de conscience de la durée de l'accompagnement par ce proche aidant génèrent des regrets. Il se sent prisonnier et de ce point de vue ne peut assurer la stabilité de sa famille en tant que responsable. Par conséquent, l'accompagnement prend un coup et peut être moins efficace dans la mise en œuvre. En somme, la motivation fondée sur le lien de parenté est fragile et peut être remise en cause. Il apparaît que la motivation adossée sur le lien de parenté est fonction des besoins, du degré de responsabilité familiale du proche aidant, mais surtout de sa position au sein de la famille.

---

[68]Entretien réalisé en mai 2015
[69]Entretien réalisé en mai 2015

- *Responsabilité familiale*

En dépit du lien de parenté, nous décelons un sentiment de responsabilité qui anime les proches aidants. Nous voulons entendre par responsabilité familiale le fait de se soucier de l'autre, avoir le souci de le protéger contre tout danger. La responsabilité familiale se perçoit dans les propos de certains proches. Un proche nous déclare :

> « En fait, de temps en temps, je venais pour mes propres problèmes. Je pouvais faire une semaine au trop et je rentrais au village. Car, je vis au village. Ici, un homme comme moi qu'est-ce que je peux faire en ville ? Au village, j'ai mes activités, mes champs occupent mon temps »[70].

Ce proche, malgré ses préoccupations, se soucie de la santé de sa cousine. Ceci s'explique par les visites régulières. Un autre proche déclare : « V*ous pouvez comprendre ma préoccupation. Je suis entre deux responsabilités : assister mon mari et s'occuper de mes enfants qui sont encore petits. Je ne sais pas combien de temps cela va durer »*[71].

Ce proche aidant, malgré la difficulté à assumer ses multiples responsabilités, se sent perturbé du fait qu'elle n'arrive pas à assumer ces dernières. Cette gêne insinue que le sens de responsabilité est une motivation forte pour son rôle.

Un autre proche déclare : « *Je suis un responsable. Je dois accompagner mon épouse. Ce n'est que très normal pour moi. Il est très difficile pour moi de jouer ce rôle de proche aidant voyez-vous. Je dois assurer mon boulot et cette responsabilité* »[72]. Malgré ses responsabilités professionnelles, le rapport affectif de ce proche aidant influence son degré de responsabilité. Ces deux proches se sentent obligés d'accompagner leurs proches, même si cette situation reste embarrassante. Il en ressort que le sentiment de responsabilité du proche est plus fort en regard de la vulnérabilité de son proche malade.

---

[70]Entretien réalisé en mai 2015
[71]Entretien réalisé en mai 2015
[72]Entretien réalisé en mai 2015

- *Vulnérabilité et solitude de la personne vivant avec le diabète de type 2*

La vulnérabilité physique ou psychologique met la PVD2 dans une situation de dépendance. L'état physiologique du proche malade constitue pour certains proches une source de motivation. Les propos suivants sont révélateurs :

> Au moment où je suis allé lui dire que je rentrais déjà au village qu'elle m'a dit non, reste encore un peu, reste même avec moi pendant un mois. Et c'est comme ça qu'elle me dit qu'on fête ensemble. C'est ainsi qu'après les fêtes de fin d'années, c'est-à-dire en février 2015, que j'ai constaté qu'elle était vraiment fatiguée. En réalité, elle a commencé à faire la maladie[73] .

Au-delà de l'obligation qui émane du sens des responsabilités, l'attachement sécurisant, l'affection et la protection sont des sources de motivation fortes des proches aidants. Ce proche a le souci de préserver la PVD2 du danger.

Son âge et sa pathologie constituent des facteurs de vulnérabilité de cette PVD2. C'est pour cela qu'il dit : « *Je suis encore là simplement, parce que j'ai le souci de sa santé, vu son âge* »[74]. Un autre proche nous fait savoir ce qui suit : *« La famille ce n'est pas facile. Ma femme est orpheline. Je me sens obligé de la soutenir »*[75].

Quel que soit le cas, la PVD2 est fragilisée. Face à cette vulnérabilité psychologique et physique, le proche aidant devra jouer son rôle d'accompagnateur efficacement. Cependant, si un proche n'est pas bien préparé, prêt à assumer ce rôle, il est possible qu'il soit vulnérable à son tour, car il engage sa personne et ses responsabilités pour assurer un accompagnement de qualité à son proche malade.

[73]Entretien réalisé en mai 2015
[74]Entretien réalisé en mai 2015
[75]Entretien réalisé en mai 2015

2.5.5.2.6. Pratiques et stratégies du proche aidant

Les activités des proches aidants visent le bien-être à partir des soins et l'assistance à la PVD2. Il s'agit de gérer à la fois la personne malade et sa maladie. Concrètement, le proche aidant doit pouvoir gérer la chronicité, les trajectoires non linéaires de la maladie et les contraintes y afférentes. La HAS (2009) définit l'aide apportée par le proche aidant sous la forme suivante :

> « Cette aide peut être prodiguée de manière permanente ou non et peut prendre plusieurs formes, notamment le nursing, les soins, l'accompagnement de la vie sociale, et au maintien de l'autonomie, les démarches administratives, la coordination, la vigilance permanente, le soutien psychologique, la communication, les activités domestiques »[76].

Il ressort de cette citation un éventail d'activités que le proche aidant devrait assurer auprès de son proche malade. La pratique d'accompagnement du proche aidant de ce point de vue s'avère complexe. Qu'elle concerne le soutien physique ou psychologique, l'activité du proche aidant dans le champ de l'ETP est vaste et nécessite des stratégies efficaces pour un meilleur accompagnement.

- *Stratégies d'accompagnement du proche aidant*

Le proche aidant est entre la protection et l'autonomie de la PVD2. Nous entendons par autonomie la possibilité pour chaque PVD2 d'exprimer et de réaliser ses préférences singulières, sans intervention ou d'une quelconque souveraineté extérieure à soi (Hennion et Vidal-Naquet, Guichet et Hénaut, 2012).

Sous cet angle, il trouve des stratégies pour assurer son rôle d'accompagnateur. Dans le cas des maladies chroniques qui s'inscrivent dans la durée, l'accompagnement du proche aidant est souvent long et prend des allures d'un apprentissage continu des moyens d'éviter des complications. En réalité, le proche aidant, en dépit

---

[76]Entretien réalisé en mai 2015

du fait qu'il ne vive pas somatiquement la maladie, la vit du moins de façon médiate, sur les plans émotionnels, psychologiques et sociaux. L'acquisition des habiletés indispensables pour accompagner la personne malade comporte un coût d'opportunité dans la mesure où elle implique une limitation de la liberté personnelle et un arrimage aux contraintes thérapeutiques, une limitation de la mobilité, sans parler des opportunités de travail mises à part. La paralysie des activités économiques est souvent une difficulté à laquelle les proches sont familiers.

Les choses sont d'autant plus difficiles dans la mesure où être proche aidant ne procure pas de revenus et n'est que l'expression de la solidarité d'un groupe familial ou relationnel plus étendu. Il vit donc en permanence une tension entre son rôle et l'exigence de production des moyens de vie.

La stratégie de ce dernier est donc le plus souvent de trouver des compromis entre ses activités, ou pour certains, un accompagnement intempestif impliquant un abandon momentané de la PVD2 à elle-même, comme il ressort de l'extrait d'un proche aidant dont l'épouse est PVD2 :« Il arrive des moments où elle est obligée d'être toute seule, surtout quand il m'arrive de répondre aux exigences de mes responsabilités ».[77].

Une autre PVD2 déclare : « Je m'arrange à assurer le maximum avant de la laisser sous la surveillance des infirmières du service. Je consacre ce temps à mes activités professionnelles qui me font gagner de l'argent nécessaire pour un meilleur accompagnement ».[78]

Ces propos nous montrent clairement que ce proche aidant accompagne la PVD2 dans les plus petits détails.

Cependant, pris entre son rôle de proche aidant et ses activités, il est obligé de confier sa tâche à l'infirmière pour assurer une continuité dans le suivi. Cette stratégie d'accompagnement utilisée traduit une attitude de soutien.

---

[77]Entretien réalisé en mai 2015 «

[78]Entretien réalisé en mai 2015

- *Attitude de soutien*

L'attitude de soutien est une intervention au profit d'une personne par la fourniture de moyens ou des services. C'est aussi une aide que le proche aidant apporte à sa personne. Ce concept prend plusieurs configurations selon le contexte et selon le proche aidant. Il s'agit d'une sollicitude, un souci des autres dans la culture anglophone. Ou alors il s'inscrit dans les quatre dimensions de Tronto et Mozère (2009) : le « *caring about* » ou le souci des autres ; le « *taking care of* » ou la prise en charge ; le « *care giving* » ou l'aide et le « *care receiving* » ou la réception de l'aide. Tous ces aspects du soutien sont implicitement implémentés par le proche aidant.

À ce propos, un proche déclare : « *voilà trois mois que je suis ici en ville. Je l'accompagne au rendez-vous, au niveau de l'ACADIA. Je vérifie son alimentation. Je l'accompagne à la banque et parfois je fais son marché* »[79]. De plus, ce soutien semble capital pour le proche aidant qui déclare ce qui suit :

> « Il est important de soutenir la personne malade, car elle vivra toute sa vie avec une maladie. Il faut pouvoir l'aider à gérer des hauts et des bas. Le malade peut connaître des moments de découragement, de démotivation. Il est important de l'accompagner, d'être toujours à ses côtés, de l'écouter, même si cela n'est pas toujours facile pour nous. Le soutien financier de la maladie demande une vraie solidarité dans la famille. Ce qui n'est pas toujours le cas »[80].

Certes, l'attitude de soutien familial est une stratégie incontestable pour l'accompagnement du proche aidant. Mais il est important pour le proche aidant de négocier ses différentes responsabilités dans un environnement complexe qui nécessite sa résilience.

---

[79]Entretien réalisé en mai 2015
[80]Entretien réalisé en mai 2015

- *Résilience du proche aidant*

La résilience peut se comprendre comme cette capacité de l'individu de croître malgré les pertes, capacité à se développer de manière positive malgré un environnement à hauts risques, de s'adapter à une nouvelle réalité (Mazzocato et Guisado, 2002). Le proche assure le soutien et l'accompagnement dans un environnement complexe. Il s'en suit qu'il est difficile pour lui de trouver un équilibre entre son rôle d'aidant, ses besoins et ses responsabilités familiales. L'obligation de soutenir son proche et celui de prendre soin de soi-même restent un défi pour le proche aidant, d'autant plus que l'environnement familial n'est pas toujours favorable. Un proche aidant déclare à ce sujet : *« Il est très difficile pour moi de jouer ce rôle de proche aidant voyez-vous. Je dois assurer mon boulot et cette responsabilité ; c'est lourd pour moi »*[81]. Par ailleurs, face à un nouveau rôle, les proches aidants entrent dans la résilience. C'est ce qui ressort des propos d'un proche aidant :

> « Je suis contraint de m'adapter avec mon rôle d'aidant en développant des stratégies pour aider mon épouse. En réalité, je m'arrange avec des collègues de service pour avoir une programmation de cours adaptée à mon nouveau rôle. De plus, avec des professionnels de santé, je négocie pour les soins d'hygiène et l'ETP, car ils ne sont pas à ma portée »[82].

Ce proche aidant a certes le souci de son proche, mais il devra s'adapter pour rendre son aide efficace. Bousculé dans ses activités professionnelles pour assumer son rôle de proche aidant, il rentre dans un processus de négociation permanente avec les professionnels de santé pour continuer à assumer efficacement son rôle de proche aidant tout en restant professionnel. Nous pouvons dire que le proche aidant est permanemment en conflit avec lui-même, son environnement, ceci l'oblige à rentrer dans un processus de négociation et d'adaptation permanente pour mieux assurer l'accompagnement de son proche. Sous cet angle, il a besoin d'aide pour aider autrui.

---

[81]Entretien réalisé en mai 2015
[82]Entretien réalisé en mai 2015

2.6 Le personnel administratif

Tout comme les proches aidants, ces acteurs n'ont pas encore fait l'objet d'analyse sur leurs pratiques et leurs logiques d'action dans le champ de l'ETP. Même si ce n'est qu'indirectement qu'il prend part à l'ETP, les tâches de gestion courante des établissements de soins qui lui sont assignées contribuent à façonner l'ETP au Cameroun comme nous allons le voir en nous attardant sur l'exemple du personnel administratif des associations des diabétiques. Le personnel administratif est constitué des secrétaires que nous avons rencontrées au cours de notre enquête de terrain. Il s'agit de la secrétaire de l'ACADIA et celle du CNHD.

2.6.1 Profil du personnel administratif

En guise de profil, nous disons simplement que cette catégorie de professionnels a un statut différent de tous les acteurs qui rentrent dans cette recherche. Ce sont des jeunes filles qui assurent le secrétariat selon leur contexte.

Elles enregistrent une expérience dans leur rôle. Elles sont dans la plupart des cas prises en charge financièrement par la structure de soins qui les emploie. La secrétaire de l'ACADIA déclare avoir eu une formation sur l'ETP à l'HCY, l'autre par contre a une formation de secrétariat exclusivement. Elles participent au processus de prise en soins des PVD2.

2.6.2 Ressources du personnel administratif

Le personnel regorge de deux ressources à savoir les connaissances reçues et l'ancienneté. Pour ce qui est de la formation, un personnel administratif déclare : « *C'est après avoir reçu la formation que le ministre de la Santé a organisée nous a remis des attestations*»[83]. À partir de cette formation, elle estime avoir assez de connaissances sur l'ETP à partager avec les PVD2.

L'ancienneté au sein de l'ACADIA ou du CNHD est une ressource indéniable. L'expérience enregistrée dans le processus de

---

[83]Entretien réalisé en mai 2015

prise en soins des PVD2 est un savoir expérientiel qui peut être investi pour aider une PVD2.

Au cours de ces trois années, la secrétaire de l'ACADIA a acquis de l'expérience en suivant toutes les séances d'ETP et les séminaires organisés par cette association. À titre d'illustration, cette informatrice déclare : « *J'ai l'expérience dans la façon d'accueillir à la maison des diabétiques, je fais beaucoup de constats* »[84].

2.6.3 Rôles du personnel administratif dans l'Éducation Thérapeutique

Le personnel administratif joue le rôle de garant des documents administratifs, de facilitateur et de promoteur de l'association. En tant que garant des documents administratifs, il s'agit de conserver le registre qui comporte tous les renseignements des PVD2 et les activités de l'association.

Nous le percevons dans le discours d'une informatrice qui déclare : « *Dans ce registre, je note ce que je fais, quand je vends les comprimés je note, je ne note pas le nom, le taux de glycémie. Ces informations se notent dans le carnet du malade* ».

Il en ressort que ce registre est un outil de référence des activités de l'ACADIA. La secrétaire du CNHD, pour sa part, saisit toutes les informations relatives à la PVD2. En plus de l'enregistrement des PVD2, elle s'assure que les soins sont payés. De ce fait, le reçu de paiement est l'élément capital à vérifier chez chaque PVD2.

Le personnel administratif facilite la trajectoire thérapeutique de la PVD2. Nous entendons par trajectoire le circuit que la PVD2 suit. En effet, elles orientent cette dernière en cas de besoin d'informations. De plus, elles répondent à leurs différentes sollicitations en rapport avec leur prise en soins. À titre illustratif, un personnel déclare : « *Je leur rends la tâche facile ici au CNHD. Je les aide à payer rapidement leurs soins et les oriente vers le médecin pour celle qui ne sait pas comme ça se passe ici* »[85].

---

[84]Entretien réalisé en mai 2015
[85]Entretien réalisé en mai 2015

La secrétaire de l'ACADIA déclare assurer la promotion de l'ACADIA à travers les propos suivants :

> « Nous recevons parfois 20 malades par jour. Pour l'éducation, au quartier, j'essaie d'éduquer mon entourage. J'ai des voisins et voisines diabétiques. Je leur donne l'éducation, même comme ils pensent toujours que c'est un sort lancé. Ils nous écoutent malgré qu'ils restent dans leur façon de penser, mais nous ne les laissons pas dans leurs pensées, on les éduque, mais ils ne veulent pas s'en sortir. J'envoie presque tous mes voisins et voisines comme mes frères musulmans ici à la maison des diabétiques. C'est ici qu'ils me trouvent. Je leur explique que c'est un état, et non un sort, retrouvez-moi là où je suis à mon lieu de service et ils trouvent leur compte »[86].

Elle persuade ses voisines de venir à l'association pour leurs préoccupations de santé. Dans ce rôle, elle souhaite promouvoir la santé des voisins. Car, elle a fait une observation selon laquelle :

> « Pendant la période de ramadan, il y a vraiment beaucoup de plaintes. Parce que à cette période-là, l'alimentation et les prises de médicaments changent ; et certains disent qu'ils ne peuvent pas arrêter de jeûner. Parfois pendant le ramadan on se retrouve parfois en hypoglycémie, parfois avec des complications, on a beaucoup de plaintes »[87].

Rappelons que le jeûne du ramadan est un rite sacré chez les musulmans qui invite les fidèles à une interdiction de manger, de boire et de fumer de l'aube au coucher pendant quatre semaines.

Les PVD2 musulmanes dans le souci de respecter ces valeurs de la religion s'inscrivent pour la plupart dans ce rite. Les études démontrent que la plupart des PVD2 ne réussissent pas à équilibrer leur

---

[86]Entretien réalisé en mai 2015
[87]Entretien réalisé en mai 2015

diabète et développent rapidement des complications pendant le ramadan. La minorité par contre ne trouve aucun risque à cela à l'instar d'une PVD2 qui déclare ce qui suit : « *Pendant le ramadan, je n'ai pas de problèmes. Je m'adapte très bien avec mon diabète* ».

2.6.4 Représentations de l'Éducation Thérapeutique

L'approche éducative pour le personnel administratif est perçue différemment. Pour l'une, secrétaire du major, l'ETP signifie « *dire au malade ce qu'il peut manger*. C'est un *enseignement pour amener le diabétique à l'observance du traitement* ». Pour cet acteur, l'ETP se résume à l'alimentation. Elle semble insinuer la confection d'une liste d'aliments pour la PVD2. Par ailleurs, elle positionne la PVD2 comme apprenant ; devant recevoir des enseignements du professionnel de santé. L'objectif pour elle, c'est un changement de comportement à savoir l'observance thérapeutique. Pour l'autre, la secrétaire de l'ACADIA, le diabète est une maladie chronique. Pour cela, il est question de « *sensibiliser la personne diabétique à mieux se prendre en charge* »[88]. Or la sensibilisation reste vague, car elle s'adresse très souvent à un public complexe et à la pathologie chronique. Tandis que l'ETP prend en compte les spécificités de la pathologie et la personne concernée.

2.6.5 Motivations

Les motivations s'articulent autour de la sécurité de l'emploi, intérêt poussé pour la prise en soins et l'altruisme

2.6.5.1 Volonté d'approfondir les bribes de savoirs reçus en Éducation Thérapeutique

Dans un contexte d'évolution du diabète, de pénurie en personnel spécialisé en ETP, les autorités sanitaires avaient manifesté la volonté de former le personnel soignant en ETP. C'est dans cette mouvance que la secrétaire de l'ACADIA va recevoir des bribes de savoir dans la gestion de la PVD. Ceci peut être un élément justificatif de son intérêt poussé pour l'ETP. Ce désir de renforcer ces connaissances s'observe

[88]Entretien réalisé en mai 2015

dans son attitude à vouloir suivre l'ETP réalisée par une infirmière. Ceci ressort dans les propos suivants :

> « Je me suis vraiment intéressée au problème du diabétique et comme je la suivais parfois quand elle allait éduquer un malade hospitalisé, parfois elle m'appelait, elle disait, viens on va voir un malade couché qui a besoin d'éducation. (...) on voyait les infirmières qui ne trouvaient pas cela intéressant. Et moi, je les suivais derrière »[89].

Cet engagement personnel s'aperçoit dans son engouement autour des activités de l'ACADIA. C'est pourquoi elle affirme : « *J'essaie de me débrouiller même comme je ne parle pas le patois de tout le monde. Pour l'éducation, au quartier, j'essaie d'éduquer mon entourage. J'ai les voisins et voisines diabétiques* »[90].

À partir de ces propos, nous réalisons que la secrétaire de l'ACADIA assure son poste avec enthousiasme, car ses motivations sont profondes. Ce désir de maîtriser la prise en soins éducative de la PVD2 la pousse à s'impliquer profondément dans son rôle. C'est pour cette raison qu'elle accorde moins d'importance à l'élément matériel. Ces propos suivants l'illustrent : « *Avec la motivation de la responsable et ce que je reçois ici, je m'en sors avec. Je pense que je suis un maillon essentiel dans cette maison* »[91].

2.6.5.2 Sécurité de l'emploi, l'altruisme et la satisfaction des PVD2

S'agissant du personnel administratif de l'ACADIA, il s'y observe un empiètement sur les activités de soins et d' ETP C'est le lieu pour nous d'en fournir les motivations.

En réalité, en plus du fait que le champ de l'ETP semblait constituer une opportunité de mobilité et de reconversion professionnelle pour la secrétaire de l'ACADIA, une de ces motivations était de reprendre à son compte un domaine de soins négligé par les

---

[89]Entretien réalisé en mai 2015
[90]Entretien réalisé en mai 2015
[91]Entretien réalisé en mai 2015

infirmières, vu que l'ETP n'est pas *quottée.* Elle l'illustre par ces propos :

> A ce moment, j'avais un problème à l'HCY là où j'exerçais. Après alors quand j'ai vu que la maison des diabétiques était vraiment intéressante, avec la formation que j'ai faite, parce qu'on nous a formés, on nous a montrés comment un diabétique doit vivre avec sa maladie. Après ça, moi j'ai sollicité la maison des diabétiques. Voilà donc comment je me retrouve ici[92].

Il se dégage que sa motivation première est la sécurité de l'emploi. En effet, cette informatrice souhaite satisfaire son besoin de s'occuper en vue de se réaliser (Nerot, 2010) ou alors celui de se réaliser. Cette motivation intrinsèque cache une autre.

Les associations des diabétiques exercent dans la précarité contrairement aux autres institutions publiques (CNO, CNHD, HDO) qui bénéficient des financements publics. Il s'agit pour ces associations d'une survie institutionnelle. Mettre en œuvre l'ETP dans ces conditions nécessite du personnel administratif, des qualités d'altruisme qui vont au-delà de la rémunération.

La secrétaire de l'ACADIA pour illustrer cet altruisme et ce contentement personnel déclare : « *Avec la motivation de responsable et ce que je reçois ici, je m'en sors. Je pense que je suis un maillon essentiel de cette maison (...). Beaucoup trouvent leur compte et beaucoup viennent dire merci et nous sommes encouragés* »[93]. Ces paroles réconfortantes des PVD2 viennent renforcer la motivation de ce personnel administratif.

2.6.6.6 Pratiques et stratégies du personnel administratif

Le personnel administratif mène des activités d'accueil et d'orientation, de gestion des PVD2 et de prestation de soins.

---

[92]Entretien réalisé en mai 2015

[93]Entretien réalisé en mai 2015

2.6.6.6.1 Enregistrement administratif

L'accueil, comme nous l'avons déjà mentionné, est un acte que l'on réalise toute la journée à des endroits divers, mais lorsqu'il s'agit d'accueillir une personne malade, cela rélève du soin. De ce point de vue, il n'est pas du ressort de la secrétaire d'assurer ce soin. Cependant, en tant qu'acte relationnel, la secrétaire peut réaliser et assurer cette étape, car elle en est capitale dans la prise en soins (Pelletier, 2003). Cette conception de l'accueil et de l'orientation se perçoit dans les propos de la secrétaire de l'ACADIA :

> « Mais, nous à ce moment de l'accueil, on la prend tout doucement, on l'éduque, on lui fait comprendre que c'est une maladie chronique, on n'en guérit pas, mais on peut l'équilibrer. On l'équilibre en lui donnant l'éducation et il faut l'amener à comprendre que ce n'est pas une maladie fatale »[94].

Au regard de ces propos, la secrétaire accorde une place capitale à l'aspect psychologique. En bref, accueillir c'est recevoir, renseigner et orienter. Pourtant, l'accueil revêt deux dimensions en dehors de la dimension psychologique à savoir la dimension sociale, et culturelle. Il s'agit certes de créer un climat de confiance, de donner des informations et d'orienter la PVD2, mais aussi il faudrait prendre en compte l'altérité afin de comprendre l'autre. En somme, l'accueil est un socle qu'il faut asseoir avant d'entamer efficacement le processus de prise en soins de la PVD2.

2.6.6.6.2 Activités journalières

Il ressort des observations faites sur le terrain une sorte d'empiètement du rôle de soins aux personnes malades et du rôle de gestion courante de l'institution de soins chez le personnel administratif des associations des malades diabétiques. En effet, il est courant de voir ce dernier reconverti, du moins occasionnellement, aux tâches

[94]Entretien réalisé en mai 2015

infirmières. En plus de l'accueil des malades et d'autres formalités administratives d'usage comme leur enregistrement, l'inscription sur un rendez-vous, etc. La prise des paramètres des malades, l'équilibre de la glycémie, ainsi que les conseils d'ETP font également partie de leur travail. Contrairement à l'organisation plus bureaucratique des formations sanitaires publiques où se fait aussi l'ETP il n'y a pas, comme nous venons de le faire remarquer, une division du travail conduisant à une spécialisation des acteurs aux tâches qui correspondent à leurs qualifications. Il convient de noter que la raison de cette organisation que nous pouvons qualifier d'informelle est que ces associations font face à d'importantes difficultés économiques qui les mettent en sous-effectif de personnel.

En revanche, face à une demande tout aussi importante en ETP au niveau de ces associations, l'irruption du personnel administratif dans le champ de l'ETP participe surtout d'une stratégie de survie institutionnelle. Le cadre de soins de ces associations est au demeurant favorable à l'acquisition de connaissances sur le diabète et l'ETP par leur personnel administratif. En effet, il n'existe pas dans la plupart des cas une ségrégation tranchée entre espaces de soins et espace des formalités administratives telles que dans les formations sanitaires publiques. La routine des séances d'ETP, les relations directes et quasi familiales entre personnels administratifs et promoteurs d'associations favorisent la circulation des savoirs et des savoir-faire thérapeutiques. Si dans les hôpitaux centraux, l'apprentissage des soins infirmiers se déroule dans le cadre formalisé des écoles professionnelles, dans les associations de diabétiques, l'acquisition d'une expertise informelle s'effectue quant à elle à la trame des relations sociales entre promoteurs infirmiers et personnel administratif. Le déploiement de cette expertise se fait pourtant dans le cadre de soins hautement techniques nécessitant, si l'on se place en contexte hospitalier classique, une expertise avérée. Il s'agit par exemple de la prise de décisions sur le réajustement des doses d'insuline à la suite de la prise des paramètres qu'effectue souvent la secrétaire de l'ACADIA. Voici quelle description elle donne de son activité :

> « Quand un malade vient le matin, je le prends en charge. Quand je le trouve en train de faire l'hypoglycémie, je la corrige d'abord, après je lui

montre comment corriger cette hypoglycémie. Parfois, toutes reviennent en hypoglycémie. Quand je finis de prendre les paramètres, je constate l'hypoglycémie, je la corrige sans perdre le temps parce qu'il faut la corriger après je commence l'éducation. Je m'occupe des mamans qui arrivent ici malgré la communication parfois difficile. On essaie de parler comme les sourds-muets, parfois je leur demande de m'expliquer naturellement leurs soucis pour que je puisse comprendre. Quand la responsable n'est pas là, j'accueille les malades, même ceux qui arrivent en hypoglycémie, je fais un protocole, j'équilibre la glycémie. Et après je demande au malade de revenir dans deux jours et parfois je lui donne déjà la conduite à tenir. Quand la responsable revient je lui rends compte. Je lui donne mon protocole et elle vient continuer avec la conduite à tenir. Pour un malade pauvre qui arrive ici, pour le remonter, on lui apprend à vivre avec sa maladie, on essaie de lui donner les comprimés gratuitement s'il n'a pas moyen d'acheter l'insuline. Pendant la période du ramadan, il y a vraiment beaucoup de plaintes. Parce qu'avec ça, l'alimentation et les prises de médicaments changent ; et certains malades disent qu'ils ne peuvent pas arrêter de jeûner. Parfois pendant le ramadan on se retrouve avec des malades en hypoglycémie, parfois c'est les complications. Quand les malades viennent ici pour un problème et même quand ils rentrent chez eux, s'ils ont un problème, ils peuvent nous appeler, mon téléphone est ouvert 24h/24h. Je n'éteins jamais mon téléphone. Et dès qu'un malade m'appelle, même à 21h je réponds. C'est moi qui prends les paramètres des patients à leur arrivée. Nous recevons plusieurs malades »[95].

[95]Entretien réalisé en mai 2015

Cette informatrice nous retrace son activité d'une manière détaillée. Il en ressort qu'elle est très engagée, motivée et enthousiaste à suivre les PVD2. Cependant, nous observons qu'elle outrepasse ses compétences. Certaines activités relevant d'une compétence spécifique, à l'instar des protocoles de glycémie, s'occuper des problèmes des PVD2 à distance, seul sans contrôle quelconque, même s'il faut faire un compte rendu par la suite à la présidente de l'ACADIA, s'avèrent, de notre point de vue, dangereuses. Ces comportements sont susceptibles d'engendrer des erreurs irréparables pour la PVD2.

C'est d'ailleurs la raison pour laquelle certains acteurs institutionnels estiment que l'ACADIA va au-delà de ses compétences. Il se dégage une insuffisance de description de tâches, de contrôle de l'activité éducative au sein de l'ACADIA. Les réponses aux questions suivantes : qui doit faire quoi, quand et comment sont non explicitées par la présidente de l'ACADIA. Sous cet angle, l'activité d'ETP peut être dénaturée, en dépit de tous les efforts fournis par cette dernière.

2.6.6.6.3 Gestion des malades

Contrairement à l'implication directe du personnel administratif dans les activités de soins et dans l'ETP que l'on a observée au sein des associations des diabétiques, les formations hospitalières au sein desquelles s'est déroulée l'enquête de terrain marquent quant à elles une nette séparation entre le travail fonctionnel c'est-à-dire les tâches courantes, et les activités de soins fonctionnant dans une logique d'organisation rationnelle. Il existe un corps de règles qui établit sans ambiguïté le statut et le rôle de chaque unité. Pour la catégorie de personnel administratif considérée dans cette étude, il en ressort qu'en milieu hospitalier, leurs activités consistent essentiellement en l'accueil, l'orientation des PVD2, et leur enregistrement dans le système d'informations. Dans une approche comparative, cette différence d'organisation du cadre de soins soulève néanmoins une question pertinente quant au problème d'accessibilité des professionnels de santé spécialisés. Combien de temps faut-il passer en salle d'attente pour rencontrer le médecin ?

De plus, dans un contexte où l'ETP pratiquée dans le cadre des formations hospitalières ne dure souvent que quelques minutes, les professionnels médecins partagés entre plusieurs consultations sont-ils assez disponibles pour la PVD2 ? Comme nous le verrons plus en détail dans les chapitres qui vont suivre, les PVD2 ont en général une préférence marquée pour leur prise en charge au sein des associations des diabétiques à propos desquels nous avons relevé une implication permanente du personnel administratif dans les soins et dans l'éducation thérapeutique. Nous pouvons donc voir que cet empiètement dans les activités de soins remplit une autre fonction qui est celle de pallier l'indisponibilité des professionnels de santé non seulement à l'intérieur des institutions hospitalières, mais aussi au sein même de ces associations.

Au terme de cette présentation des acteurs associés, il en ressort que les pairs, les proches aidants et le personnel administratif s'impliquent différemment dans le champ de l'ETP. Tandis que les pairs et les proches s'inscrivent directement dans le champ de l'ETP à travers le processus d'accompagnement des PVD2, les proches aidants quant à eux se sentent impliqués indirectement à travers la gestion courante des PVD2. Les pairs éducateurs, en tant que PVD2, partagent leurs expériences de la maladie et de ce point de vue prodiguent une ETP favorable à la gestion autonome du diabète de type 2. La relation entre les pairs et les PVD2 est un facteur essentiel pour l'engagement de ces derniers à l'ETP. Quant aux proches aidants, le principal défi de l'accompagnement est souvent la conciliation de leur rôle avec l'exigence de production des moyens d'existence qui servent parfois à soutenir le traitement et le régime alimentaire de la PVD2.

Par ailleurs, l'observation directe a mis au jour l'existence d'un ensemble de pratiques informelles d'ETP se déclinant sous la forme d'un empiètement du travail du personnel administratif dans le travail des soins, au sein des associations de diabétiques en proie à des difficultés financières. L'accompagnement et ses différentes modalités comme pratiques des pairs et des proches aidants sur-le-champ de l'ETP ou les différentes stratégies déployées par le personnel administratif dans la gestion courante des établissements de soins ne sont pas des pratiques neutres. Elles s'inscrivent dans un cadre logique qu'il importe de retrouver puis d'analyser afin de rendre intelligible le difficile passage des acteurs de l'approche biomédicale classique de soins à l'approche complexe de soins adaptée pour la prise en soins éducatifs des PVD2. Mais avant, il convient de compléter cette présentation par celle des acteurs institutionnels qui sont aussi partie prenante de l'ETP au Cameroun.

2.7 Les acteurs institutionnels

Nous entendons par acteurs institutionnels les formations sanitaires et les associations de malades qui prennent en charge les PVD2. Ces institutions de prise en soins des personnes vivant avec le diabète de type 2 sont considérées comme des personnes morales de droit public, exerçant dans le système de santé camerounais. De ce point de vue, elles ont des droits, des devoirs et des intérêts à défendre. Par conséquent, elles sont susceptibles de développer des logiques d'actions dans la course vers l'atteinte de leurs objectifs. Par ailleurs, elles entrent en interactions avec d'autres catégories d'acteurs que nous convoquons dans le cadre de cette étude. Ces interactions créent des influences tant sur les institutions que sur les autres acteurs. Raison pour laquelle nous pensons qu'il serait impertinent de les passer outre dans le cadre de cette recherche.

Ainsi, nous allons nous arrêter sur les institutions qui ont servi de cadre pour la collecte des données. Il s'agit du Centre National d'Obésité (CNO), du Centre National d'Hypertension et du Diabète (CNHD) et de l'Hôpital de District d'Obala (HDO) pour le cas des centres de prise en soins des PVD2 et de l'Association Camerounaise des Diabétiques (ACADIA), de l'Association des Jeunes Diabétiques du Cameroun (JDC) pour les cas des associations. Ce choix, comme nous l'avons dit plus haut a respecté le désir de combiner l'urbanité à la ruralité dans l'appréhension des logiques d'une part et la mosaïque socioculturelle et professionnelle d'acteurs qu'accueillent les institutions de la capitale politique du Cameroun d'autre part. Dans cette optique, nous allons aborder, pour chaque acteur, le profil socioprofessionnel, les ressources, les représentations du diabète et l'ETP les rôles, les motivations, les pratiques et les stratégies autour de l'ETP.

2.7.1 Les institutions de prise en soins hospitaliers

Le Centre National d'Obésité, le Centre National d'Hypertension et du Diabète, l'hôpital de district d'Obala sont les formations sanitaires qui ont été les lieux de notre terrain de collecte de données. Ainsi, cette partie consiste en une présentation desdites institutions.

2.7.1.1 Le profil des institutions de prise en charge du diabète de type2

La présentation des institutions de prise en soins des PVD2 ne saurait être complète si nous ne présentions pas a priori les institutions hospitalières d'une manière globale. Car deux institutions (CNO et CNHD) sont directement rattachées aux hôpitaux et la troisième (HDO) entretient des liens plus ou moins étroits avec l'HCY.

- *L'hôpital comme construit social*

Considérer l'hôpital comme un construit social revient à faire valoir deux aspects. Celui du noyau dur qui regroupe les contraintes, l'objectivation et celui de l'aspect social qui regroupe l'humain (Nkoum et Socpa, 2015).

- *Contraintes et objectivation*

Les hôpitaux au Cameroun fonctionnent selon un régime de textes normatifs qui constituent leur socle juridique (Nkoum, Songo et Njoumemi, 2015). La gestion des services hospitaliers et sanitaires au Cameroun suit deux approches : administrative et managériale (Nouga II, p 63, 64, 65).

L'approche administrative est semblable à celle que Mintzberg Aldefer (1969) présente. Selon cet auteur, « *Toute organisation formelle comporte un système d'autorité et d'administration, personnifié par un ou plusieurs managers dans une hiérarchie plus ou moins structurée et dont la tâche est d'unir les efforts de tous dans un but donné* ». Sous cet angle, l'auteur parle de la structure d'une organisation qui est représentée par un organigramme. Concernant les organisations professionnelles comme nos sites de collecte de données, elles comportent pour l'essentiel un sommet stratégique et une base opérationnelle. Pour ce qui est du sommet stratégique, nous y retrouvons les médecins qui ont à leur charge l'élaboration et l'exécution du budget de l'institution, en plus de sa philosophie. La base opérationnelle quant à elle comporte entre autres les médecins et des infirmiers qui exécutent. L'approche managériale par contre est axée sur l'atteinte des résultats. Dans cette optique, l'hôpital va se lancer sur la voie de l'exigence de productivité : « *Cet impératif des résultats et de rentabilité lié aux contraintes budgétaires soulève un paradoxe : d'une part, l'obligation de productivité et de rentabilité de l'hôpital ; d'autre part, la nécessaire équité dans l'accès aux soins* » (Nkoum et Socpa, 2015, p.16). La plupart des institutions hospitalières au Cameroun sont passées de l'approche managériale classique à une approche managériale stratégique pour plus d'efficacité. Cependant, Manga Zambo (2004) relève deux difficultés principales liées au management hospitalier.

La première difficulté provient de la plus ou moins grande sensibilisation des chefs de service aux problèmes spécifiques de la gestion. Certains estiment que la gestion est une activité inintéressante à côté de leur technique propre, que les contraintes de leur temps de travail ne leur permettent pas de s'occuper en outre des problèmes de gestion. D'autres s'imaginent que l'analyse de gestion jouera le rôle d'un « contrôleur soupçonneux et indiscret de leur activité », et qu'à la limite elle pourrait leur porter préjudice dans le déroulement de leur profession. Aux premiers, il faut apporter une formation spécifique en économie ou dans le domaine de la gestion et les convaincre du fait que, dans une structure qui se modernise, l'interdépendance inévitable des services impose une gestion plus rigoureuse. Aux seconds, il faut faire observer que le contrôle de gestion n'est pas un contrôle au sens habituel de ce terme impliquant surveillance et vérification, mais qu'il est simplement une maîtrise, un témoignage de la marche d'un service, qui ne contient pas de jugement de valeur, surtout dans un établissement hospitalier où la finalité du service n'est pas la quantité, mais la qualité et l'efficacité.

La seconde difficulté, la plus délicate peut-être, vient du problème de la sanction. En effet, le but du contrôle de gestion est d'inciter les responsables des services à faire un gros effort d'économies sans pour autant nuire à l'efficacité du travail administratif ou à la qualité des soins. Mais alors, faudra-t-il sanctionner les mauvais gestionnaires ? C'est-à-dire face à ceux qui ne font aucun effort, faudrait-il récompenser les bons ? Cette question est fort intéressante. Car bien sûr il n'est pas question ici de sanctionner une personne pour le plaisir, ni même pour le seul principe, mais il faut s'aviser cependant que l'absence de toute sanction risquerait de décourager tout effort et d'amener les plus déterminés à la lassitude ou au découragement.

Pour eux, l'ETP ne peut être assimilée à l'éducation pour la santé ou à l'information. Grimaldi (2009) considère l'ETP comme une partie de jeu. L'auteur estime que le transfert des compétences aux personnes malades est nécessaire, mais une négociation des objectifs et des contraintes est indispensable en vue de modifier leur comportement. Les logiques de régulation professionnelles, les logiques technocratiques, les logiques marchandes et démocratiques dont l'articulation est difficile (Contandriopoulos et Souleyrand, 1996) dans notre contexte sont à la base des difficultés d'intégration des soins chez des personnes vivant avec des pathologies chroniques. De plus, la rigidité des normes d'investissement, la prégnance du modèle biomédical, l'insuffisance de financements des associations des PVD2 sont autant de facteurs qui ne sont pas favorables à une mise en œuvre de l'ETP. Notons par ailleurs la fragmentation des soins, l'utilisation inadéquate des compétences et l'accès inéquitable aux services de soins qui traduisent une organisation inefficace pour répondre de façon cohérente et efficiente aux attentes des populations en général et des PVD2 en particulier.

- *Aspects humains*

Concernant l'aspect humain, l'hôpital au Cameroun comme toutes les organisations est un système humain. Son personnel entretient une relation professionnelle d'interdépendance. Les acteurs qui le composent sont obligés de coordonner, négocier et stabiliser leurs domaines respectifs. Le modèle dynamique de Crozier montre que les règles édictées par le sommet stratégique ne peuvent contrôler toutes les décisions.

Les acteurs en présence ne fonctionnent pas uniquement au regard des règles édictées par l'organisation, mais peuvent être définis à partir de la structure formelle de l'organisation, mais aussi par les pratiques informelles des acteurs. Les règles sont une indication de l'existence de relations de pouvoir entre plusieurs acteurs. Les règles constituent autant de contraintes que de zones d'incertitudes d'où les acteurs tirent une marge de manœuvre (Friedberg, 1992). L'utilisation des règles entre dans l'ensemble des stratégies des différents acteurs pour atteindre leurs fins. De plus, elles constituent :

> « Un décor dans lequel les actions s'inscrivent avec leurs logiques propres. Et pour qu'une entreprise fonctionne, les salariés doivent les interpréter, les compléter, voire les contourner. Ils se saisissent de ces inévitables marges d'incertitude, qu'ils transforment en marge de liberté, et qu'ils utilisent pour atteindre leurs propres objectifs. C'est dans ces « interstices » que tout individu opérant dans un système d'organisation trouve son pouvoir. Car il est bien entendu en compétition avec ses collègues, qui vont eux aussi chercher à construire leur propre pouvoir sur les mêmes zones » (Friedberg, 1992, p.535).

Les zones d'incertitudes demeurent et ceux qui les contrôlent ont un pouvoir considérable sur ceux qui sont affectés (Crozier et Friedberg, 1992). Nous allons parcourir chacune des institutions pour mieux cerner les contraintes qui s'imposent à elles.

2.7.1.2 Le Centre National d'Obésité

Concrètement, le Centre National d'Obésité (CNO) est un service qui a été pensé par un acteur (le chef de service). Au regard de l'évolution du diabète en rapport avec l'obésité, ce centre va voir le jour en 2008. Logé dans l'enceinte de l'HCY, il fonctionne sous l'influence de ses exigences managériales et n'échappe pas ainsi aux contraintes suscitées. Nous allons aborder ses aspects structurels et fonctionnels.

2.7.1.3 Ressources

Une ressource est un potentiel, une substance matérielle ou immatérielle dont dispose un acteur et susceptible d'être utilisée dans la poursuite et l'atteinte de certaines finalités. Bourdieu parle de ressources concernant des capitaux. Ainsi il classifie ces capitaux en quatre groupes principaux : le capital économique, le capital social, le capital culturel et le capital symbolique. Parlant des institutions hospitalières, nous situons les ressources qui leur appartiennent à deux niveaux : l'un structurel et l'autre humain.

- *Les ressources infrastructurelles*

Le CNO est une structure de référence dans la prise en soins des personnes vivant le diabète et l'obésité au Cameroun. À ce titre, il reçoit toute personne vivant avec le diabète ou l'obésité et l'ayant sollicité.

Ce centre, au moment de notre passage, dispose des bureaux de consultation pour médecins, diététicien, major, trois chambres d'hospitalisation, un service du pied diabétique, deux salles de soins, une salle de conférence, un laboratoire et un grand hall pour accueillir des PVD2.

Nos observations nous ont donné de constater que le CNO dispose d'un hall pour accueillir des personnes souffrant d'une maladie chronique. Une informatrice nous a confié à ce sujet que « *la collègue fait l'*ETP *dans son bureau, alors que moi je la fais dans le hall* »[96]. Il en ressort qu'aucun espace approprié n'est réservé pour l'« ETP ». Cette situation révèle un problème de coordination de cette activité. Il est nécessaire de mentionner qu'en plus aucun matériel didactique n'existe, en dehors des affiches sur les murs en rapport avec l'alimentation et les lieux d'injection de l'insuline. Ces approches semblent n'intégrer que l'Information Éducation et Communication (IEC) et la Communication pour le Changement de Comportement (CCC) qui ne constituent qu'une partie de l'ETP, car cette dernière approche devrait avoir un espace spécifique et un personnel formé pour cela, en vue d'un meilleur accompagnement.

- *Les ressources humaines*

Le CNO est un « *bijou de l'HCY* »[97] qui fait l'objet de plusieurs visites d'experts. Il fonctionne avec un budget élaboré par le sommet stratégique de l'HCY ainsi qu'un personnel que ce dernier lui affecte. Malgré l'absence d'autonomie financière, le centre élabore ses projets et construit son champ de partenariat pour améliorer la qualité du

[96]Entretien réalisé en mai 2016
[97]Entretien réalisé en mai 2015

service. Il joue parfois un rôle de courroie de transmission entre le Ministère de la Santé Publique (MINSANTE) et les autres partenaires internationaux. Nous avons en l'occurrence le projet « *Changing Diabetis In Children* » (CDic) qui a été le résultat d'un partenariat entre MINSANTE et NOVO NORDISK. C'est dans ce cadre que ce centre a eu la possibilité de recruter un personnel non fonctionnaire, stagiaires ou alors fonctionnaires retraités en tant que de besoin pour assurer son fonctionnement. C'est le cas du personnel retraité, chef du service du pied diabétique.

Par ailleurs, il est sous la responsabilité d'un professeur en médecine spécialiste en diabétologie et un responsable adjoint aussi professeur et diabétologue. Trois médecins diabétologues assurent les consultations. Le personnel infirmier par contre dispense des soins (pansements), applique les traitements prescrits. Cette catégorie de personnel comporte des cadres infirmiers, des infirmiers diplômés d'État et des adjoints, mais aussi des aide-soignants.

Toutefois, la mobilité de ce personnel est fréquente et dépend des besoins de toute la structure mère (HCY) et moins de ceux du centre comme le signale un informateur responsable. : « *Le personnel ayant eu une formation continue en ETP est constamment affecté dans d'autres services*»[98]. Ce redéploiement inefficace du personnel et cette absence d'autonomie financière qui sont des indices d'une moindre décentralisation rendent complexe le fonctionnement du CNO, surtout en ce qui concerne l'ETP.

2.7.1.4 Missions du CNO

La mission principale du CNO est de prendre en soins des personnes atteintes d'obésité et de diabète. D'après les propos du chef de service du CNO, le centre a pour missions d'assurer une prise en soins efficace et efficiente des personnes vivant avec le diabète et l'obésité, en plus de sa mission comme centre de recherche et de formation pour étudiants. Nous voulons dans cette partie donner un aperçu de l'opérationnalisation de cette mission à travers les activités qui y sont menées.

---

[98]Entretien réalisé en mai 2016

2.7.1.5 Activités du CNO autour de l'Éducation Thérapeutique

Les activités de soins tournent généralement autour de l'accueil, l'orientation, la consultation, l'hospitalisation et le pansement des plaies diabétiques. Les dernières semblent occuper une place centrale au sein du CNO. L'ETP semble avoir une place essentielle en théorie, mais une place secondaire en pratique. Le CNO est un centre de recherche pour de nombreux étudiants et chercheurs.

L'accueil et l'éducation sont deux activités qui se déroulent simultanément. Les consultations sont assurées par trois médecins. Les PVD2 sont orientées vers l'un des médecins ou chez le diététicien. Elles se déroulent tous les jours selon la disponibilité des médecins. C'est à ce niveau que les hospitalisations sont décidées. Le service de diététique reçoit les malades exclusivement pour les conseils diététiques. Les PVD2 y vont sur instruction du médecin ou du major. Les pansements sont effectués dans un service spécifique. Il s'agit des pansements externes. Puisque les autres sont effectués en hospitalisations, quel que soit le cas, les services de prise en charge organisent leur travail en fonction des ressources disponibles. Étant donné qu'il n'existe pas d'experts en ETP dans des établissements de soins, chaque personnel, quels que soient son grade et son poste, peut dispenser une ETP. Dans cette perspective, chaque fois qu'une PVD2 se trouve devant un professionnel de la santé, elle reçoit de manière systématique et routinière l'ETP peu importe le temps alloué à cette activité.

En effet, il s'agit de *« collecter des cahiers, prodiguer de petits conseils ; prendre les paramètres ; orienter vers la caisse, piquer l'insuline, orienter vers le médecin»*[99]. Ce professionnel qui prépare la PVD2 à la consultation médicale se limite à faire une éducation. Selon elle, sur une période très brève, « *Je prends en général 5 minutes pour éduquer le malade* ». Par contre, l'infirmière, ayant la responsabilité de dispenser cette ETP est partagée entre le service du pied diabétique, l'ETP et le service d'hospitalisation. Elle nous décrit son activité comme suit :

> « Je fais l'éducation le matin pour quelques minutes. Je m'assure des catégories des malades

---

[99]Entretien réalisé en mai 2016

> nouveaux ou anciens, car ceci me permet de reprendre ou non des notions élémentaires. Ensuite, je me rends au service de prise en charge du pied diabétique, pour les pansements des pieds diabétiques. Par la suite, je monte au service d'hospitalisation donner un coup de main aux collègues dans la réalisation des pansements »[100].

Il en ressort que les professionnels sont submergés de travail. Le temps alloué aux séances d'ETP est limité. La priorité est donnée aux pansements du pied diabétique, à la consultation. Cependant, les professionnels déclarent se rattraper en la réalisant au cours des protocoles de soins techniques. Seulement, il est à noter que le processus des soins techniques n'est pas transposable à l'ETP. Car si les étapes de la prise en soins de la PVD2 intègrent l'ETP, cette dernière est vite passée comme pour ne pas perdre du temps dans la réalisation des autres soins.

Les séances d'ETP sont systématiques et rythmées. Des jours spécifiques sont choisis pour cette activité : les lundis pour le cas du CNO, les jeudis au CNHD et les mercredis à l'HDO. Il apparaît que l'ETP est reléguée au second plan, cette situation a pour conséquence sa superficialité. En outre, tandis que les soins techniques quottés sont prioritaires, l'ETP non *quottée*, reste conditionnée par des projets.

2.7.1.6 Le fonctionnement du CNO

Le CNO en tant qu'un service de l'HCY doit obéir à deux exigences : celle de la productivité et celle de la satisfaction des personnes qui s'y présentent. Les PVD2 prennent rendez-vous comme toutes les personnes malades et paient des consultations normalement à la caisse de l'hôpital pour bénéficier des services. Le centre est ouvert tous les jours de 08H à 15h 30 minutes, avec des équipes de garde.

Il reçoit en moyenne cinquante PVD par jour selon la major. Le CNO fonctionne avec un personnel très réduit ou parfois retraité. Pour cette raison, les équipes de professionnels sont difficiles à constituer

---

[100]Entretien réalisé en mai 2016

pour assurer la permanence ou la garde. Les activités du CNO qui retiennent notre attention sont en rapport avec l'ETP.

L'Éducation Thérapeutique est assurée par une infirmière nommée par le chef de service adjoint. Ce choix est renforcé par sa formation en pied diabétique. Le CNO lui a donné l'opportunité de se spécialiser en soins du pied diabétique.

Sous cet angle, elle assure l'ETP aux PVD2 et travaille au service du pied diabétique. Signalons que la ressource humaine compétente en matière d'ETP est rare. Car, il n'existe aucun programme de formation en ETP au Cameroun.

La rareté des experts en ETP suggère la question suivante : quels savoirs mobilisent les professionnels de santé pour faire l'ETP ? Pour répondre à cette question, le chef service du CNO nous donne l'information suivante : « *La formation du personnel a été assurée dans toutes les régions du Cameroun. Mais cela n'a pas donné »*[101].

La présidente de l'ACADIA renchérit sur cette idée :

> « Le ministre a organisé des formations des éducateurs que j'ai eu à faire. J'ai formé le personnel dans tous les hôpitaux de district qui s'occupent des diabétiques à Douala et à Yaoundé, donc de temps en temps je pouvais me déplacer pour aller faire une formation ponctuelle comme je suis allée la faire à Obala, à Bafoussam, ainsi de suite »[102]. Il en ressort que les initiatives de formation du personnel de santé en matière d'*ETP* n'ont pas manqué. Même si les formations ont été assurées par deux professionnels dont les expertises sont différentes : la première experte en ETP et la deuxième experte en diabétologie. À défaut d'avoir des experts en ETP les professionnels de santé ont reçu des formations. Malheureusement, la mise en œuvre de ces

[101]Entretien réalisé en mai 2016
[102]Entretien réalisé en mai 2015

formations n'a pas été efficace. L'échec de cette mise en œuvre résiderait dans plusieurs éléments : la faiblesse de la coordination de l'activité, les méthodes pédagogiques, la motivation des professionnels formés »[103].

Au regard de ces déclarations, il se dégage un contraste en ce sens que la formation continue telle que décrite ne peut avoir lieu que si un personnel a reçu une formation de base en ETP. Or les formations qui sont faites au CNO sont plutôt des formations quotidiennes, qui ne prennent pas en compte les arrière-plans des professionnels formés. À titre d'illustration, un informateur nous confie : « *Tous les mercredis à 13h, je fais la formation des infirmières, car je voudrais mettre en place une consultation infirmière en ETP* »[104]. La question à se poser est la suivante : cette formation donne-t-elle des armes aux professionnels pour agir ?

Pour Deccache (1996), « *Une éducation thérapeutique de qualité est une éducation qui prend en compte de nombreux facteurs influençant les comportements de santé des patients* » (p.163). Car former en ETP suppose un programme bien élaboré sur deux ou trois ans avec des objectifs clairs.

En considérant même que cette formation fût valide, il convient de noter que la coordination de l'activité avec le fonctionnement du système de soins a été à l'origine de plusieurs inadéquations. Tout d'abord, il existe une non-valorisation des professionnels formés. Car leurs affectations ne tiennent pas compte de leurs acquis en formation continue. Par ailleurs, les méthodes pédagogiques ont été à l'origine de plusieurs incompréhensions. Le *behaviourisme*[105], méthode phare dans cette formation, omet de prendre en compte les expériences professionnelles des apprenants. En plus, les critères de participation à cette formation sont mal définis et les contenus des séances de

[103]Entretien réalisé en mai 2015
[104]Entretien réalisé en mai 2015
[105]Méthode pédagogique qui consiste à étudier objectivement le comportement, refusant l'introspection (observation intérieure), ramenant les conduites à une chaîne de stimuli et de réponses.

formation sont orientés vers la maladie et la prévention des complications.

Aucune préparation psychologique des apprenants n'est faite pour les motiver à apprendre. Or la motivation est un élément capital dans la formation des adultes. Tous ces éléments peuvent justifier la non-implication de ces professionnels dans l'ETP. Une fois la formation achevée, la problématique de l'accompagnement des professionnels formés et leur reconnaissance restent peu préoccupantes pour le système, d'où le redéploiement inefficace susmentionné.

2.7.1.7 Circuit de la PVD2

Le CNO offre aux PVD2 un circuit assez long, car les services utiles (laboratoire, pharmacie) sont hors du centre. La PVD2 est obligée de se déplacer pour solliciter ces autres services. De plus, la priorité n'est pas toujours donnée aux PVD2. Si nous nous en tenons à nos observations, il convient de présenter le circuit du malade.

Circuit de la PVD2 au CNO

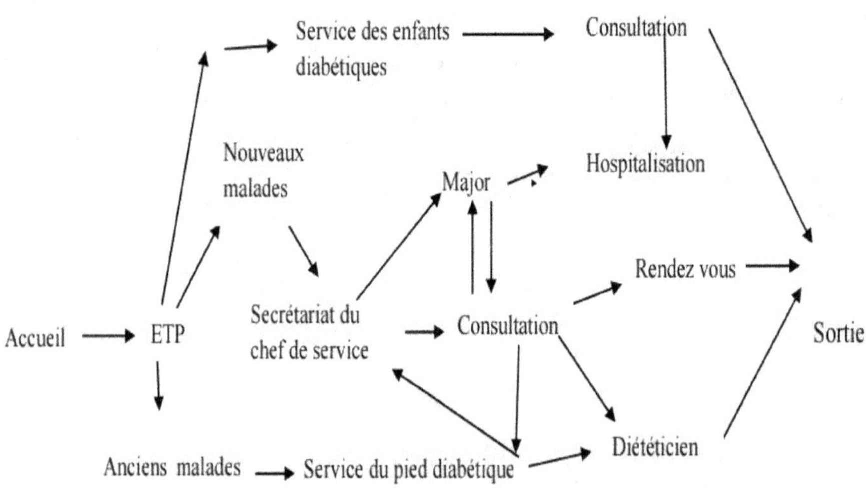

Source : AMBOMO Sylvie (2013)

2.8 Le Centre National d'Hypertension et de Diabète (CNHD)

Le CNHD est un don offert par une ONG (*Lion's club*). Cette structure est certes logée dans l'enceinte de l'Hôpital Central de Yaoundé, mais ne rentre pas totalement dans les contraintes de ce dernier. Sa présentation va prendre en compte les ressources infrastructurelles, les ressources fonctionnelles, ses activités et le circuit du malade.

2.8.1 Ressources infrastructurelles

Le CNHD dispose d'un espace plus réduit que celui du CNO. Toutefois, cette structure dispose d'une salle IEC/CCC, de deux salles de prise de paramètres et de triage, trois salles d'attente, un bureau des finances, deux salles de consultations médicales, une salle d'électrocardiogramme, un bureau pour le diététicien, un bureau pour la major du centre, une pharmacie, un magasin, deux toilettes (une pour le personnel et l'autre pour les malades), un box de renseignements.

Il convient de souligner que le personnel médical du CNHD est constitué de médecins généralistes vacataires ? Leur rémunération dépend du nombre d'heures et de malades reçus. Nous faisons face à deux contextes organisationnels dans un même environnement.

Le CNHD est sous la direction d'un professeur de médecine diabétologue. En effet, son rôle est plus social. Malgré l'optique de prise en charge des personnes défavorisées vivant avec le diabète et l'hypertension, les exigences de rentabilité ne lui sont pas appliquées. Par contre, ce centre tient à satisfaire toutes les PVD qui s'y présentent. Les consultations de ce point de vue sont programmées selon la disponibilité des médecins. Les aide-soignants et l'infirmière de la pharmacie sont recrutés par le centre. Le major et le diététicien sont les seuls fonctionnaires affectés par l'HCY.

2.8.2 Aspect fonctionnel

Le fonctionnement du CNHD est assuré en grande partie par les fonds de l'ONG d'une part et d'autre part par ceux générés par le centre lui-même. En effet, l'ONG fournit en plus du matériel et des médicaments à la pharmacie. Le résultat de la convention signée entre le MINSANTE et l'ONG permet aux PVD2 de s'en procurer à des prix abordables. La plus grande partie du personnel est prise en charge par le centre lui-même. Le personnel fonctionnaire reçoit une indemnité mensuelle.

Le CNHD ouvre ses portes de lundi à vendredi de 08h à 15h30 minutes. Il reçoit en moyenne 80 PVD2 par jour selon la major. Il n'existe pas de service de garde. Il est possible de trouver au moins un médecin par jour pour la consultation. Le centre offre uniquement des consultations externes. La major est la principale responsable des activités de ce centre. De ce fait, elle assure l'ETP en plus de ses fonctions. Par ailleurs, l'infirmière qui est responsable de la pharmacie est toujours submergée de travail, car en plus de servir de nombreux malades qui viennent se ravitailler en raison du coût des produits relativement moins élevé que dans les pharmacies de ville, elle doit faire l'ETP. Cette charge de travail nous fait comprendre qu'il est difficile pour elle de consacrer du temps à l'ETP.

Étant donné que le CNHD n'offre pas un service d'hospitalisation, les PVD2 nécessitant une hospitalisation devraient être systématiquement orientées vers le CNO. Ce qui n'est pas toujours le cas, car les deux centres fonctionnent de manière indépendante et la collaboration n'est pas assurée. La mobilité des PVD2 dépend de ces dernières.

Le témoignage d'un acteur nous le confirme : « *Normalement, tous les malades suivis dans ce centre devraient être référés chez nous en cas de complications. Mais ce n'est pas le cas, car la politique occupe une large place dans ce centre*»[106].

2.8.3 Activités du Centre National d'Hypertension et de Diabétologie

Les activités du CNHD tournent autour de l'accueil. L'attention de l'ETP porte sur la consultation, les examens de laboratoire , la vente des médicaments. Contrairement au CNO, le CNHD offre la possibilité de faire un bilan de santé et de se ravitailler en médicaments. Toutes les personnes qui sollicitent le CNHD sont accueillies dans un hall,

[106]Entr etien réalisé en mai 2015

restreint, où elles attendent de recevoir une séance d'ETP. Cette dernière se déroule exclusivement les jeudis et elle est très brève (cinq à dix minutes).Les professionnels de santé affectés pour cette activité ne trouvent pas toujours de temps et n'ont pas une formation en rapport avec l'ETP au préalable. Ce caractère bref ne permet pas de prendre en considération tous les aspects de la personne, ainsi que ses préoccupations. De ce fait, cette approche de soins est reléguée au second plan des priorités. Or, la mention *« Centre d'éducation thérapeutique* » indique que l'ETP occupe une place centrale. Malheureusement, nos observations nous donnent de constater que les autres activités prennent le dessus. L'ETP occupe une demi-journée et un jour dans la semaine seulement.

De plus, les séances d'ETP et le contenu ne sont pas uniformes. Le diététicien fait une ETP diététique chaque fois qu'il reçoit une PVD2. Il pratique ainsi une éducation individuelle dont le contenu n'est pas en phase avec celui des autres professionnels de santé partisans de la stratégie de groupe. Ce manque de coordination dans le fonctionnement le pousse à recevoir les PVD2 dans son bureau et à fonctionner un peu en dehors de ses collaborateurs. La problématique de la routine dans l'information et la qualité de l'information se pose aussi dans ce centre. La difficulté pour les PVD2 est la synchronisation de ces informations divergentes. Le témoignage du diététicien le démontre: « *Je suis souvent très embêté quand je suis l'ETP que les aide-soignants donnent aux malades. Les informations ne sont pas toujours justes. Je me tais et je les regarde faire, car je ne veux gêner personne* »[107].

La pharmacie du CNHD est une structure de référence dans la capitale pour les personnes vivant avec les pathologies chroniques. Elle est ouverte de lundi au vendredi de 7h à 17 heures. Quel que soit le centre qu'une PVD2 fréquente, elle peut s'y ravitailler.

2.8.4 Le circuit du malade

Contrairement au CNO, le CNHD offre un circuit relativement plus court à la PVD2 dans le souci de les satisfaire rapidement. Les PVD2 sont orientées selon leurs préoccupations. Il y en a qui sont là

---

[107]Entretien réalisé en mai 2016

pour le renouvellement de leurs ordonnances et l'achat des médicaments, d'autres pour le retrait des résultats et leur présentation au médecin, d'autres encore pour honorer un rendez-vous du médecin ou pour rencontrer le diététicien.

Circuit du malade au CNHD

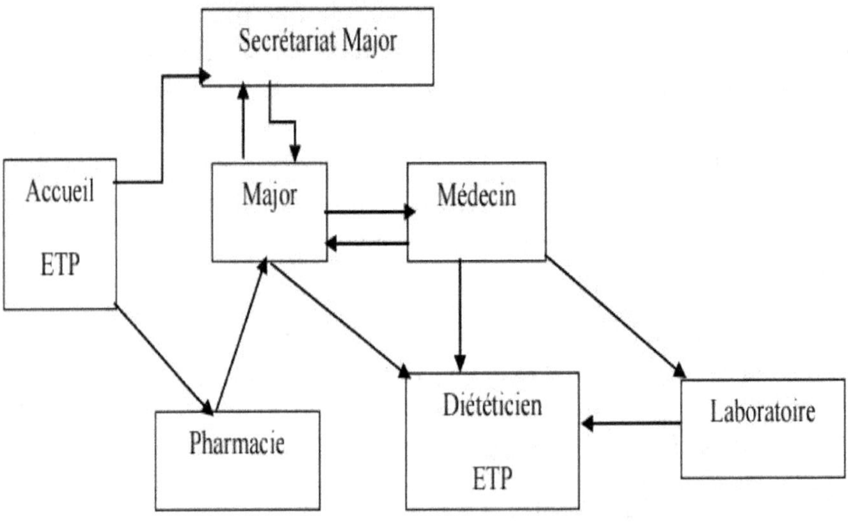

Source : AMBOMO Sylvie (2014)

2.9 Hôpital de District d'Obala

Il nous semble important de rappeler que l'Hôpital de District d'Obala (HDO) est une unité opérationnelle du système de santé au Cameroun. De ce point de vue, il est une structure technique de référence qui comporte plusieurs services, notamment les services de la médecine, la chirurgie, la radiologie, le bloc opératoire, le laboratoire, le service de diabétologie, etc. L'organisation structurelle et fonctionnelle de ce dernier est souhaitée dans l'optique d'une saisie holistique de son fonctionnement. Toutefois, un tel exercice risque de nous faire sortir du contexte d'ETP qui constitue principalement notre intérêt. Raison pour laquelle nous préférons aborder directement la présentation du service de diabétologie tout en convoquant s'il en est besoin les autres services. Celle-ci va prendre en considération ses ressources infrastructurelles, son fonctionnement et le circuit du malade.

2.9.1 Ressources infrastructurelles

Les ressources structurelles du service de diabétologie sont maigres en matière d'espace structurel, de matériel et de ressources humaines. Car ce service n'a qu'un bureau et une véranda pour l'accueil des PVD2 et deux personnels de santé, dont le médecin et l'aide-soignante au moment du passage. Le médecin résident stagiaire qui tenait le service faisait des consultations. Tandis que l'aide-soignante assurait l'ETP des PVD2. Les autres professionnels intervenaient ponctuellement selon que leurs services étaient sollicités ou pas (chirurgien, technicien de laboratoire, la radiologie). Les cas d'hospitalisation étaient transférés au pavillon de médecine générale. Le service de diabétologie qui nous intéresse est situé derrière le service de la maternité. Il reçoit des PVD2 tous les jours de lundi à vendredi, de 08h à 15h 30.

2.9.2 Fonctionnement du service de diabétologie

Le fonctionnement de ce service est essentiellement articulé autour de deux activités que sont la consultation et l'ETP. L'aide-soignante qui est dans ce service collecte les carnets des PVD2 et les dispose dans le bureau du médecin pendant que celui-ci participe à la ronde avec le reste du personnel. Après cette ronde générale, les consultations en diabétologie démarrent. Pendant ce temps, l'aide-soignante fait l'ETP aux PVD2 tandis que ces dernières attendent leur tour de consultation. Elle décrit son activité de cette manière :

> « Le matin quand j'arrive, je collecte les cahiers et je commence l'ETP pendant que la ronde générale se déroule. Je m'accorde avec les malades sur le thème à aborder. Parfois, ce sont les malades eux-mêmes qui prennent en main leur éducation thérapeutique. Parmi mes malades, il y a une institutrice qui avait déjà la maîtrise de son diabète. Elle savait tenir des séances d'ETP. Il m'arrivait de faire l'ETP en langue maternelle et de manière individuelle avec des PVD2 qui avaient des difficultés de compréhension ou alors des préoccupations particulières »[108].

Il faut noter que l'ETP, pour chaque PVD2, est interrompue lors de son tour de consultation. Ce qui démontre le fait que la politique institutionnelle tient la priorité de l'ETP au second rang. Cet état de choses peut s'expliquer par le fait que l'ETP rapporte financièrement moins de revenus à l'hôpital. Car les rendez-vous de consultations sont systématiquement payés alors que les séances d'ETP ne le sont pas. Elle est alors faite dans une logique d'occupation du temps libre. Dans cette perspective, il faut remarquer que depuis le départ de l'aide-soignante qui avait été formée pour assurer cette activité quelques mois après notre premier passage, l'ETP est réalisée par un personnel de santé peu qualifié dans le domaine. Car, il s'agit d'un personnel de laboratoire qui n'a jamais reçu une formation continue en ETP. La problématique de l'activité de l'ETP s'est alors posée. Le médecin-chef de l'hôpital nous l'a avoué pendant l'entretien que nous avons mené avec lui plus tard en ces propos : « *L'aide-soignante qui assurait l'ETP est partie en retraite. Nous demandons au personnel du service de médecine de s'en occuper quand cela est possible* »[109]. Cette déclaration du médecin confirme la

---

[108]Entretien réalisé en mai 2015
[109]Entretien réalisé en mai 2015

non-priorisation de l'ETP dans cette institution hospitalière. Or en tant qu'hôpital de district, il est l'institution la plus proche des populations et le lieu indiqué pour l'opérationnalisation de l'éducation thérapeutique.

Cette non-priorisation de l'ETP ne s'observe pas seulement au niveau macro institutionnel, car l'aide-soignante chargé de l'ETP, quelques mois plutôt, exprimait sa déception en ces termes : « *Mes collègues n'ont pas voulu apprendre à faire l'ETP. Chaque fois que je les sollicitais, ils déclinaient l'offre. Car pour eux cette activité ne procurait pas des moyens financiers supplémentaires. Je vais à la retraite bientôt. Que deviendront ces malades diabétiques?*»[110] Les séances d'ETP que nous avons eu la chance de suivre avec l'aide-soignante formée nous ont donné l'opportunité de comprendre le déroulement de l'activité d'ETP dans ce service. Une informatrice nous l'explique en ces termes.

2.9.3 Le circuit du malade à l'HDO

Les PVD2 sont accueillies sur des bancs réservés pour elles, après avoir payé les frais de la consultation à la caisse. Elles passent par le laboratoire pour faire un bilan ou des examens demandés par le médecin. Le circuit du malade nous semble assez long, ce qui peut influencer l'implication de ces dernières dans les séances d'ETP.

---

[110]Entretien réalisé en mai 2015

Circuit du malade à l'HDO

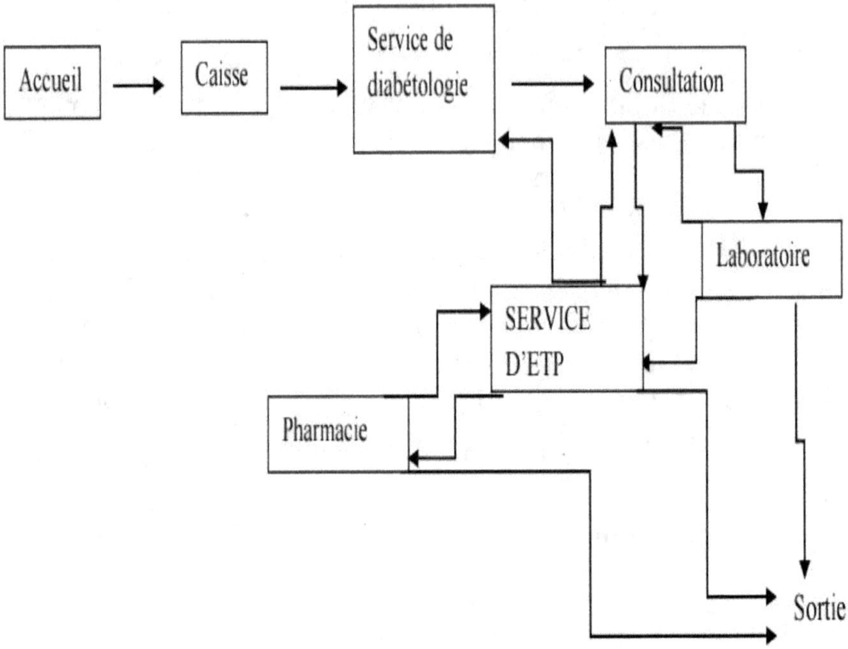

Source : Ambomo Sylvie (2014)

2.10 Les difficultés des acteurs institutionnels

Les principales difficultés des acteurs institutionnels résident à deux niveaux : système de santé et des personnes malades. Les acteurs institutionnels sont des lieux de prise en charge des PVD2, très professionnalisés, au sein desquels les ressources humaines et matérielles sont capitales dans la mise en œuvre d'une ETP de qualité. Au niveau national, l'absence d'une politique nationale d'ETP entraîne une divergence des pratiques d'ETP qui va des contenus à l'organisation en passant par des stratégies en la matière. En effet, cette liberté d'action professionnelle amène chaque acteur institutionnel à élaborer ses stratégies afin de maximiser son champ d'influence à l'intérieur du système de santé. Ce d'autant plus que les acteurs institutionnels ont à leur charge plus d'une pathologie. Les activités d'ETP deviennent complexes dans un tel environnement. Il apparaît des contraintes spécifiques à chaque pathologie et à chaque contexte de prise en charge qu'il faut prendre en compte.

Par ailleurs, la mobilité et l'hétérogénéité des professionnels de santé qui gravitent dans l'environnement de la PVD2 démontrent la complexité de l'activité d'ETP. Tous les acteurs institutionnels que nous avons interviewés ne disposent pas de la ressource humaine qualifiée en ETP. De plus, il nous a été donné d'observer une absence de ressources matérielles pour conduire à bien une séance d'ETP. De ce point de vue, il paraît important de comprendre comment se construisent les actions d'ETP dans un tel espace.

Les séminaires de formation continue en matière d'ETP sont parfois assurés par un personnel non qualifié (médecin). Ces derniers estiment qu'il faut déléguer cette activité aux professionnels infirmiers sans utiliser les canons de la délégation d'une tâche ou d'un pouvoir. À ce contexte difficile de mise en œuvre de l'ETP vient s'ajouter le manque de coordination entre les acteurs institutionnels. Il existe un niveau de cloisonnement poussé au sein des institutions de soins. Ce dernier est d'ordre fonctionnel et technique. Il engendre des conflits qui font obstacle au bon fonctionnement de la prise en soins des PVD2.

En ce qui concerne les personnes vivant avec le diabète, les acteurs institutionnels se heurtent à leur accessibilité aux soins. Les centres de prise en charge fonctionnels sont localisés dans les grandes villes. La périphérie (district de santé) souhaite avoir des ressources pour les faire fonctionner à son niveau. Le coût de la prise en charge reste élevé au regard du gradient socio-économique faible des PVD2. Dans cette optique, quelle que soit la qualité de l'ETP, l'observance des recommandations reste une problématique majeure. À cela s'ajoute un faible niveau d'instruction. Ces difficultés reflètent les défis auxquels les acteurs institutionnels font face.

2.10.1 Enjeux de l'Éducation Thérapeutique dans les institutions de prise en soins de la PVD2

L'acteur institutionnel s'intéresse à la gestion de la maladie chronique en matière d'action et non en ce qui concerne des perceptions de sens. Au regard des difficultés auxquelles les acteurs institutionnels font face, deux niveaux d'intervention émergent : « *Le contexte structurel » et « Le contexte de négociation » qui est celui dans lequel se déroule l'action* » (Corbin et Strauss, 1993, pp. 72-73).

L'intérêt ici est de pouvoir concilier deux niveaux d'analyse intrinsèquement liés : celui de l'acteur et celui des contraintes structurelles qui pèsent sur ses actions. L'acteur institutionnel au Cameroun a des enjeux économiques et de qualité du service.

En ce qui concerne les enjeux économiques, les acteurs institutionnels s'appuient sur des calculs économiques ou sur des convictions de leurs groupes d'appartenance. Ils diffusent ainsi des perceptions, des évidences, des modes, des modèles ou des solutions à imiter dans la mise en œuvre de l'ETP (*Ibid.*). La pression du système impose aussi des objectifs à atteindre qui ne sont pas toujours conformes aux objectifs de l'institution. L'acteur institutionnel en tire des pratiques d'ETP plus ou moins cohérentes à partir de leurs jeux.

Concernant la qualité du service, HAS (2007) propose une liste non exhaustive des critères de qualité d'un programme d'ETP. Globalement, ces critères se résument à mettre la personne malade au centre de toute préoccupation, à l'implantation d'une collaboration multiprofessionnelle et interdisciplinaire, à l'intégration de l'ETP au processus de prise en charge et avoir un personnel qualifié en ETP. Face à ces critères, l'acteur institutionnel a un défi à relever dans la manière de favoriser l'apprentissage de la gestion de la maladie chronique. Il est pris entre la maladie diagnostiquée et la maladie vécue par la PVD2. Les critères biomédicaux du diabète de type 2 ne sont pas toujours ceux de la PVD2. Ceci peut expliquer le défi de la mise en œuvre des stratégies d'ETP pour l'acteur institutionnel. À partir de ses rôles, ses intérêts, son implication varie selon les contextes. Cette participation se traduit en configurations spécifiques dont les effets sont importants sur le choix des méthodes mises en œuvre dans un environnement complexe. L'acteur institutionnel devra avoir une création contingente assez réaliste pour donner des résultats et garantir la continuité de la négociation entre réalités intrinsèques de la PVD2 et celles du système de soins.

2.11 Associations Camerounaises des Personnes Vivant avec le Diabète de type 2

Les associations des malades sont des espaces de socialisation qui donnent à la maladie une autre dimension collective face à l'expérience singulière de la personne malade. Ces associations, dans le contexte camerounais, ont évolué grâce à celles liées au VIH/Sida. En effet, elles existaient bien avant la pathologie du sida, mais leurs activités étaient limitées. La naissance des associations des PVVS a eu une influence sur celles des personnes vivant avec le diabète. Nous allons nous attarder sur les deux associations ayant leur siège à Yaoundé, dont les présidents ont été interviewés à savoir : l'Association Camerounaise des Diabétiques (ACADIA) et l'association des Jeunes Diabétiques du Cameroun (JDC).

2.11.1 Association Camerounaise des Diabétiques (ACADIA)

Il faut dire d'entrée de jeu que l'ACADIA est le fruit d'un construit historique sur un fond de rupture, de conflictualisme et de séparatisme. Ce bagage historique a contribué tant à conforter la détermination et la persévérance qui caractérisent son équipe visionnaire qu'à endiguer ses initiatives d'impact pour une meilleure offre de soins thérapeutique aux PVD2. Cette section de notre présentation vise à mettre en relief la naissance et l'évolution de cette association, ses motivations visionnaires, ses missions ainsi que ses ressources et son fonctionnement.

2.11.2 Naissance de la maison des diabétiques

L'ACADIA est une branche d'une ancienne Association Camerounaise des Diabétiques connue sous le nom ASCAMDIA. Cette dernière, née en 2003, fut créée et gérée par les personnes vivant avec le diabète. Lors des journées mondiales du diabète (14 novembre), les Personnes Vivant avec le Diabète membres de cette association, se retrouvaient dans les locaux de l'hôpital Laquintinie en vue d'organiser des séminaires et des activités liées à leur prise en soins (Amougou Foe, 2013). Cette association fonctionnait avec le soutien des médecins diabétologues et de nombreux spécialistes. L'ASCAMDIA œuvrait pour la sensibilisation des PVD, avec un accent particulier lors des journées internationales du diabète. De plus, ses activités étaient concentrées dans la seule ville de Douala[111]. À partir des années 2005 et 2006, elle connaît des problèmes de leadership entre son président et sa vice-présidente qui entraîneront un dysfonctionnement en son sein pendant une période de deux ans. En 2009, la vice-présidente de cette association, encore en service à l'Hôpital Central de Yaoundé, démissionne et fonde l'ACADIA. La matérialisation de ce projet a été favorisée par ses acquis issus des expériences obtenues à l'HCY, en tant qu'infirmière impliquée dans l'ETP et lors des séminaires de formation continue faits au niveau international à l'exemple du congrès de paris en 2003.

L'année 2004 marque le point de départ de la concrétisation de cette vision avec le départ en retraite de la présidente, alors que la maison des diabétiques qui est le nom de la structure abritant l'ACADIA ne prendra corps que quelque temps plus tard en 2009. Cette maison va être inaugurée par le ministre de la Santé Publique le 14 novembre de la même année. La Maison des Diabétiques, mise en avant comme structure mère, cache une logique que nous allons clarifier dans les chapitres suivants, car il y règne une confusion entre la maison des diabétiques et l'ACADIA.

2.11.2.1 Motivations de la présidente de l'ACADIA

Au cours de nos entretiens, la présidente de l'ACADIA nous a révélé les quatre sources de motivations de son engagement. La première dérive du constat qu'elle fait sur des manquements dans le processus de prise en soins des PVD2 dans le système de soins au Cameroun. C'est dans ce sens qu'elle déclare ce qui suit: « *J'ai vu qu'il y avait un problème de manque d'éducation. Alors, je me suis mise à l'école pour le diabète. Je m'instruisais, je m'éduquais, j'ai commencé à chercher la documentation, je lisais les documents qui concernent le diabète pour voir quels conseils donner et comment vivre* »[112]. La

[111]Entretien réalisé en mai 2015
[112]Entretien réalisé en mai 2015

deuxième naît au moment de la rupture sociale qu'elle confronte lors du décès de sa mère suite aux complications liées au diabète. Or cette dernière avait souhaité qu'elle se spécialise dans la gestion du diabète en vue de s'occuper d'elle. Elle note cet aspect dans cet extrait de son discours :

> « Quand je faisais la classe de Terminale D, maman m'a demandé ce que je voulais faire, je lui ai dit que je voudrai faire l'agriculture. Elle me dit non, toi, tu dois t'occuper de moi. Tu vois comme le diabète me détruit le corps. Donc, j'ai alors choisi la médecine pour elle et j'ai commencé à éduquer les patients diabétiques avant même que je ne sorte de l'école des infirmiers »[113].

Ce souhait s'est progressivement mû en une recommandation consciente qui a déclenché sa vocation jusque-là dormante pour le domaine de la santé en général et celui de l'ETP en particulier. La troisième motivation, qui découle de la deuxième est la compassion. En effet, suite aux comportements observés chez les PVD, les complications qu'ils vivent et leurs perceptions, il se dégageait des insuffisances qu'il est important de combler d'après elle. Ces malades ont besoin d'aide pour mieux gérer leur diabète. Toutes ces raisons ont déclenché en elle une envie de les aider.

La quatrième motivation est liée à l'environnement professionnel qui d'une part lui offrait des opportunités de formations et d'autre part un moyen causé par la rupture de son départ à la retraite. À partir de ces motivations intrinsèques et extrinsèques, la présidente de l'ACADIA fonctionne avec une philosophie sociale.

En dehors de ces éléments de motivation explicites de la présidente de l'ACADIA, relevons qu'il existe une motivation implicite ayant favorisé l'émergence des associations citoyennes des personnes vivant avec le VIH/Sida : il s'agit de l'entrepreneuriat voilé. Une hypothèse de l'existence de cette dynamique entrepreneuriale voilée n'est donc pas à exclure dans le cas du diabète et de l'ACADIA quand

[113]Entretien réalisé en mai 2015

nous savons qu'il s'agit là de l'une des maladies les plus mortifères du Cameroun.

2.11.2.2 Missions de l'ACADIA

La philosophie de l'ACADIA considère la Personne Vivant avec le Diabète comme une personne humaine ayant ses droits et ses devoirs. De plus, elle a des besoins qui peuvent trouver écho dans une association. La présidente de cette association, en tant qu'experte en ETP, pense apporter sa contribution dans la prise en soins des Personnes Vivant avec le Diabète à travers le développement de l'ETP. Ce d'autant plus que cet aspect de la prise en soins est négligé.

L'ACADIA s'est assigné six missions :

- Assurer une éducation à l'autoprise en soins de la Personne Vivant avec le diabète ;
- Favoriser une prise en soins de cette dernière sur tous les plans nutritionnels, thérapeutiques et physiques, faciliter l'accès aux matériels de soins et produits thérapeutiques (lecteur de glycémie seringue, stylos…) ;
- Apporter un soutien psychologique aux Personnes Vivant avec le Diabète ;
- Former les pairs éducateurs pour soutenir, et accompagner les PVD2 ;
- Sensibiliser et informer les populations sur la prévention et la prise en charge du diabète ;

Ces missions transforment l'ACADIA en un espace social qui restaure l'identité des Personnes Vivant avec le Diabète pour renouer avec les activités accomplies ensemble (Amado, Brugeilles, Diallo, Rolland, 2009). Elles augurent aussi de la place importante de l'ACADIA dans la politique de prise en soins des PVD2. En revanche, les ressources nécessaires pour mener une ETP de qualité sont limitées.

2.11.2.3 Ressources

L'ACADIA en tant qu'association dispose des ressources humaines, financières et matérielles très insuffisantes. Les ressources humaines essentielles de cette association sont constituées des pairs éducateurs. En ce qui concerne les ressources financières, elles sont maigres comme nous le déclare la présidente en ces termes : « *Concernant les subventions en nature ou autres de la maison des diabétiques, je sais une chose, c'est que les dons sont attendus, j'attends les donations, mais, je n'ai pas encore eus* »[114]. Au regard de ce témoignage, les ressources proviennent essentiellement des frais d'adhésion et de la participation des PVD aux séminaires, des dons et legs des volontaires. C'est dans ce sens qu'elle dit ce qui suit :

> « J'ai des aides informelles, mais mon inquiétude réside dans le loyer qui pèse. Toute personne peut souscrire à mon association. Pour être membre de l'association, l'inscription s'élève à 1000FCF/mois. Les malades paient les 1000F, car ils ont des avantages (médicaments, services divers). Pendant les séminaires, chacun d'eux participe à hauteur de 5000 francs »[115].

Dans cette optique, la présidente, pour pérenniser son activité s'investit personnellement. C'est ainsi que l'association dispose du matériel pour la gymnastique des PVD2, des médicaments et bien d'autres produits (alimentaires). L'association n'a pas de partenaires appropriés. Elle ne reçoit aucune subvention de l'État. Tout ceci traduit les difficultés dans le fonctionnement de l'association.

2.11.2.4 Du fonctionnement de l'ACADIA

La principale activité de l'ACADIA est l'ETP. Celle-ci est axée sur la sensibilisation de la PVD à l'autogestion de son diabète. Cette ETP en même temps qu'elle supplée aux insuffisances des professionnels de santé, se développe selon les valeurs propres à l'association. Cette dernière reçoit de nombreuses PVD selon cette déclaration de la présidente :

> Le taux de participation est croissant, parce que j'ai essayé de faire les statistiques pour l'année dernière, j'ai trouvé que 3792 patients sont passés

[114]Entretien réalisé en mai 2015
[115]Entretien réalisé en mai 2015

> à la maison des diabétiques. Donc, en moyenne nous avons une fréquentation de 10 patients/jour. Et sans oublier que comme on fait deux séminaires par mois, pendant les séminaires, c'est entre 20 voire 40 personnes qui passent pour venir apprendre comment gérer le diabète[116].

Les séances d'ETP sont organisées deux fois par mois au cours des séminaires. Ce sont des espaces qui regroupent les PVD, leurs familles, les visiteurs et les chercheurs. En effet, ces séminaires sont animés par la présidente ou alors un pair éducateur. Il s'agit d'exposer son thème sur PowerPoint et répondre aux questions de l'auditoire. De plus, ce sont des espaces d'échanges d'expériences des trajectoires de la maladie, d'apprentissages pratiques.

2.11.3 Association de Jeunes Diabétiques du Cameroun (JDC)

La JDC est une association qui est née d'une manière particulière. En effet, le président de la JDC est une personne vivant avec le diabète depuis le jeune âge et pair éducateur. La création, le fonctionnement et les objectifs de cette association constituent les articulations de cette section.

2.11.3.1 Histoire de la création de la JDC

Avant d'entrer dans les présentations respectives desdites associations, il convient de dire qu'elles ont des liens étroits, dans la mesure où le responsable de la JDC est en grande partie un produit de l'ACADIA, bien qu'en relation avec les autres centres de prise en soins

La naissance de la JDC en 2005 a été favorisée par la venue du programme « *changing diabétis In children* ». Il s'agit d'un programme qui prenait en soins tous les trois mois à l'HCY, les enfants vivant avec le diabète. Une séance d'ETP était organisée une fois par mois et les parents étaient associés. La collaboration des responsables chargés dudit programme à l'HCY avec des partenaires et d'autres bailleurs de fonds nécessitait l'existence d'une association d'enfants vivant avec le diabète. C'est ainsi que ces professionnels vont improviser la création

[116]Entretien réalisé en mai 2015

de la JDC et en confier les responsabilités à ce jeune élève de 16 ans, vivant avec le diabète depuis l'âge de 12 ans et dont ils s'en sont occupés.

2.11.3.2 Fonctionnement

Depuis la création de cette association, des thèmes d'éducation thérapeutique étaient choisis en fonction des objectifs du programme « *changing diabétis In children* ». Dès que ce dernier est terminé, tous les avantages dont bénéficiaient les enfants vivant avec le diabète se sont arrêtés. Le siège de la JDC est le CNO de l'HCY. C'est dans la salle de conférences de cette institution que les réunions se tenaient sous le regard bienveillant des responsables du CNO. Le président de l'association des Jeunes Diabétiques du Cameroun, très proche des professionnels soignants durant la vie du projet, s'est retrouvé quelque peu isolé à sa fin, à cause de l'instabilité des professionnels à leurs postes, liée à la baisse de leurs intérêts au fonctionnement de ladite association.

La fin du projet s'est accompagnée par une perte d'avantages liée aux responsabilités du président de la JDC. Désormais, il fallait rédiger des demandes d'autorisation pour tenir des séances l'ETP au CNO et bricoler la communication par les messages téléphoniques pour contacter les parents d'enfants concernés.

La participation à ces activités d'ETP faisait face à certains obstacles à l'instar du manque du temps causé par les occupations des parents ou la surcharge des programmes scolaires des enfants. Ainsi, il profitait des vacances pour renforcer et multiplier les séances d'ETP à la JDC. Mais de nombreuses Personnes Vivant avec le Diabète n'y trouvaient plus d'intérêt.

2.11.3.3 Objectifs de l'association des Jeunes Diabétiques du Cameroun

Lors du travail de terrain, la JDC n'a pour unique ressource humaine que son leader. Ce dernier a pour objectif de renforcer le volet sensibilisation. L'idée est de fournir de bonnes informations aux enfants vivant avec le diabète et à leurs parents. Car, ils ne souhaitent pas que d'autres jeunes vivant avec le diabète revivent son expérience. Pour les maladies chroniques comme le diabète, l'ETP est essentielle en ce sens qu'elle favorise l'acceptation de la maladie (le président). Ce dernier vise à sensibiliser les parents d'enfants vivant avec le diabète à prendre conscience de cette pathologie et de pouvoir la gérer. D'une manière générale, il ressort de cette description que la JDC repose sur son président qui en assume toutes les fonctions et qui est en même temps le porteur de vision restant l'unique activiste et assure la représentation essentielle de l'association. Il est alors intéressant pour nous de présenter le rôle et les défis de ces associations.

2.12 Le rôle des associations des personnes vivant avec le diabète

Les associations des personnes vivant avec le diabète jouent essentiellement trois rôles : le rôle de soutien psychologique, le rôle de réponse sociale aux PVD2 et à leurs familles, et le rôle dans l'autonomisation des PVD2.

2.12.1 Le soutien psychologique

Le soutien psychologique permet de soulager la souffrance et de permettre à la PVD2 d'avoir une nouvelle approche de sa maladie. Il est essentiellement basé sur son écoute et permet de la rassurer et de la libérer de son anxiété.

lle se voit ainsi orientée vers une thérapie adaptée. Les associations des PVD dans lesquelles nous avons travaillé jouent un rôle assez important dans leur soutien psychologique. Beaucoup d'entre elles reconnaissent avoir accepté leur statut pathologique après avoir rencontré un responsable d'association. Le milieu associatif leur donne la possibilité de s'intégrer dans une communauté des PVD2.

Elles y trouvent un environnement favorable à un partage d'expériences. C'est ce qui ressort de ces propos d'une PVD2 :

> « Le climat est propice pour s'exprimer, poser son problème. Les réponses sont données, soit par la présidente, soit par les patients ayant déjà une ancienneté dans l'association, ou pairs éducateurs. L'on nous apprend à reconnaître les signes de complications du diabète, à prendre soin de nos

pieds, à faire des exercices physiques, à faire un repas typique pour une personne diabétique. L'on nous parle aussi du suivi thérapeutique »[117].

Les environnements associatifs sont des espaces d'apprentissage et d'expression pour la PVD2. Sur ce point, ces institutions donnent une réponse sociale à la PVD2.

2.12.2 La réponse sociale à la PVD2 et à sa famille

Le soutien social, d'un point de vue sociologique, est le réseau sur lequel la personne peut s'appuyer en cas de besoin. D'un point de vue psychologique, il fait référence à la disponibilité et à la qualité des « *relations aidantes* ». Concrètement, le soutien social passe par l'aide de la hiérarchie, des pairs et du réseau, cela en vue de diminuer ou de mieux répartir la charge de travail. La reconnaissance des autres constitue également une forme de soutien social. Il en ressort que les associations de PVD2 leur sont d'un grand soutien sur le plan social à plusieurs niveaux.

Les associations créent un espace favorable pour l'apprentissage et font découvrir à la PVD2 les réalités du diabète de type 2 et la façon de gérer sa chronicité. Cet apprentissage est favorisé par une liberté d'expression, relativement plus grande que celle des centres de prise en soins hospitaliers. En plus, l'apprentissage théorique est suivi des séances pratiques. À titre d'illustration, les PVD2 apprennent à faire des repas pour diabétiques à partir de démonstrations pratiques lors des séances d'ETP.

Cet espace d'apprentissage favorise l'expression, les échanges, l'entraide, la valorisation et l'encadrement des PVD2. En plus, il est le lieu de prise de conscience de par la PVD de son rôle. De ce point de vue, le cadre associatif nous paraît plus adapté que le cadre institutionnel dans la transmission du savoir et du savoir-faire, indispensables à la gestion du diabète.

---

[117]Entretien réalisé en mai 2015

2.12.2.3 Le rôle dans l'autonomisation de la PVD2

Les pratiques d'ETP au sein de l'ACADIA couvrent trois axes à savoir : l'axe idéologique, l'axe organisationnel et l'axe praxéologique.

Concernant l'axe idéologique, l'activité d'ETP est orientée vers un processus d'appropriation, de co-construction d'une norme de santé, la recherche d'une position de sujet, lui permettant de réaliser un apprentissage significatif, intentionnel et de développer une évaluation formatrice (Lecimbre, Gagnayre, Deccache et Ivernois (d') (2002). L'objectif de l'ETP est de rendre la PVD2 autonome dans la gestion de son diabète.

L'axe organisationnel quant à lui concerne le programme mensuel affiché, qui intègre le choix des thèmes d'ETP que l'ACADIA élabore. Il est important de noter qu'aucun critère de sélection des PVD2 n'existe pour qu'elles bénéficient des services de l'association.

Les séances d'ETP, dont la durée est illimitée, se déroulent principalement au sein de l'association et dépendent du volume d'informations à faire passer, ainsi que des préoccupations des PVD2. L'axe praxéologique nous informe sur la continuité de l'activité d'ETP au sein de l'association.

L'ETP étant une activité essentielle est individuelle de manière quotidienne tandis qu'elle est collective de manière bimensuelle. Les méthodes pédagogiques utilisées au cours de ces séances restent centrées sur le behaviourisme.

2.13 Les difficultés des associations

Les associations de prise en soins des PVD font face à un certain nombre de défis qui rendent un peu floue leur visibilité.

Il s'agit d'une absence de collaboration entre elles d'une part et avec les autres institutions de prise en soins d'autre part, des problèmes de leadership dans la gestion des projets et d'une absence de subvention.

2.13.1 L'absence de collaboration entre les associations des Personnes Vivant avec le Diabète de type 2

L'absence de collaboration entre associations des personnes vivant avec le diabète est perceptible dans ces propos d'un leader d'association :

> « Il existe certainement d'autres associations au Cameroun qui militent dans le diabète (Douala, Bertoua). Mais je travaille difficilement avec ces associations. Ces dernières de toutes les façons fonctionnent sous silence. Ce que je sais est que nombre d'entre elles se sont découragées à cause du défaut de financements. L'ASCAMDIA qui existait jusqu'ici a vu son président disparaître depuis la fin de son mandat »[118].

Dans une posture de fragilité dans le champ d'action d'ETP, il n'est pas bénéfique pour les associations de fonctionner en solitaire, car leur mouvement peut être rendu plus visible et attirer plus l'attention des partenaires et des bailleurs de fonds si elles fonctionnent en groupes ou du moins, mènent certaines actions groupées. Par ailleurs, une idée de fédération de ces associations serait un atout pour l'éclosion des actions de lutte contre le diabète au Cameroun.

2.13.2 L'absence de collaboration avec les institutions de prise en soins et de reconnaissance comme partenaires des soins.

L'ACADIA rencontre des problèmes de collaboration avec des centres de prise en soins des PVD2. Les responsables de ces centres estiment que c'est plutôt la responsable de l'ACADIA qui doit aller vers eux et non le contraire. De plus, ils lui reprochent de prendre des initiatives seules et au-dessus de ses compétences.

Par ailleurs, d'après un personnel de santé (Diététicien), l'association ACADIA a été trop personnalisée au point où elle est devenue une affaire personnelle et non de groupe. Donc, il n'est pas important de soutenir une telle association « *qui fonctionne comme une*

---

[118]Entretien réalisé en mai 2015

boutique du sous-quartier »[119]. Or, l'ACADIA dénonce le coût élevé des interventions de ces professionnels dans l'association et l'accaparement de ses projets par ces derniers. Pour ce qui est de la JDC, les choses sont différentes, car l'association n'est plus opérationnelle à cause des moyens limités du porteur de vision restant.

La Fédération Internationale du Diabète (FID) s'est toujours proposé de financer des projets dans les pays en voie de développement. Dans ce sens, la présidente de l'ACADIA explique ce qui suit :

> « J'ai fait des mains et des pieds pour réaliser mon projet. Le jour de l'inauguration, les gens m'ont dit que je voulais faire seul. Pendant une réunion, ils m'ont écartée, ils ont voulu court-circuiter mon projet pour que ce soit l'affaire des médecins. Et comme j'ai osé, au lieu de me supporter, les gens mettent les bâtons pour que ça ne marche pas. Bref, je rencontre beaucoup de problèmes »[120].

Il s'en dégage qu'il existe des conflits dans le domaine des projets. Qui de la présidente ou du professionnel de santé doit porter un projet pour la FID ? Ces jeux de positionnement entament la collaboration entre les institutions de prise en charge et les associations des personnes vivant avec le diabète.

La péroraison d'une présentation comme celle que nous venons de faire tout au long de ce chapitre exige que nous rappelions d'abord qu'elle avait pour objectif principal de réaliser un exposé analytique des acteurs qui composent sa catégorie institutionnelle. Celui-ci nous a permis de les regrouper en deux sous-catégories que sont : les institutions et les associations de prise en soins de PVD2. Dans le premier groupe, nous avons le Centre National d'Obésité (CNO), le Centre National d'Hypertension et du Diabète (CNHD) et le service de diabétologie de l'Hôpital de District d'Obala (HDO). D'une manière globale, cette présentation a pris en compte leurs différents profils, les ressources dont ils disposent, les activités qu'ils mènent et la dynamique de leurs fonctionnements. Il en ressort que ces aspects varient et se

---

[119]Entretien réalisé en mai 2015
[120]Entretien réalisé en mai 2015

spécifient en fonction de la profondeur dans laquelle l'on cherche à les saisir dans toute leur complexité. Toutefois, il convient de constater que si les deux groupes sont pauvres en ressources nécessaires pour l'opérationnalité de l'ETP, les premières ont des soutiens qui dérivent des institutions qui sont à la base de leurs fondements ou d'autres organisations partenaires alors que les secondes pèsent de tout leur poids sur les épaules des porteurs de leurs visions respectives. Nonobstant, les secondes semblent mener des activités plus favorables au développement de l'Éducation Thérapeutique (ETP) des Personnes Vivant avec le Diabète de type 2 (PVD2) que les premières. Bien que cette tendance générale soit observable sur le plan empirique, il est tout de même important de dire que les passions de certains professionnels au sein de ces institutions ont dans certains cas fait la différence. Cependant, le regret jaillissant est que le départ de ces individus de ces services marque le plus souvent la fin de l'ETP.

Les difficultés que rencontrent les acteurs institutionnels sont en rapport avec la configuration instable du système de santé camerounais pour ce qui concerne l'ETP, la non-valorisation des efforts qui sont faits, soit par des professionnels qui choisissent de prioriser d'autres activités au détriment de l'ETP, soit par le système de santé national qui ne tient pas compte du principe de la valorisation des acquis dans l'optique de promouvoir l'ETP au Cameroun.

Une telle conclusion nous donne de penser qu'il existe des logiques sous-tendant les pratiques et les interactions entre ces acteurs que nous avons tout intérêt à comprendre, si nous voulons véritablement appréhender la construction du champ de l'ETP au Cameroun par une étude des acteurs en actes.

Schéma conceptuel des relations entre acteurs dans le champ de l' ETP

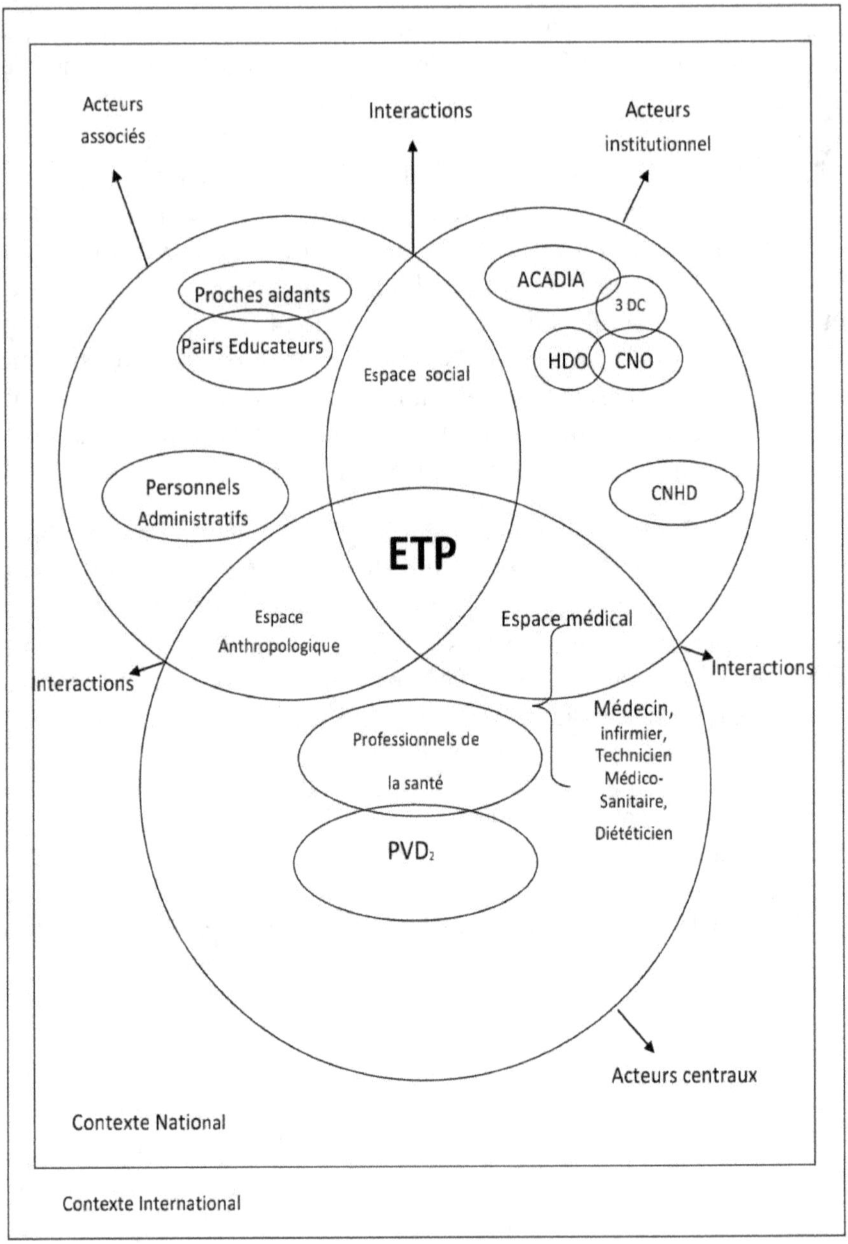

Source : AMBOMO Sylvie (2015)

Cette figure présente un champ d'ETP où les acteurs sont en relation et en interactions dans un contexte particulier, celui du système de santé camerounais intégré dans le système international. En effet, dans cet espace microsociologique, chaque acteur a son environnement phénoménal qui entre en relation avec celui des autres acteurs. L'environnement phénoménal du professionnel de santé est en relation avec celui des institutions pour créer un environnement professionnel. Ce dernier fait référence à l'environnement institutionnel qui comporte des caractéristiques spécifiques de l'institution concernée. De même, les PVD2 ont leur champ phénoménal propre qui interagit avec celui des professionnels de la santé, des associations, des pairs éducateurs et des proches aidants pour créer un environnement de prise en soins. Avec les institutions, les PVD2 interagissent au travers des champs des professionnels et celui du personnel administratif. Ces interactions entre acteurs génèrent des logiques complexes que nous analyserons dans les chapitres de la troisième partie. En attendant, il nous convient de faire une représentation simplifiée des concepts opérationnalisés afin de favoriser leur compréhension.

En définitive, notre cadre conceptuel nous a permis de poser le problème de la difficile transmutation disciplinaire et professionnelle des acteurs dans le champ de l'ETP partant d'une approche fondée sur un paradigme biomédical pour une approche complexe de l'éducation, capitale pour l'éclosion de la pratique d'ETP. Pour définir notre perspective théorique, nous sommes parti d'un état de la question sur la thématique de l'ETP des PVD2, qui nous a permis de déceler les limites des travaux existants. Il en est ressorti que la littérature sur l'ETP des PVD2 est abondante sur le plan international, mais elle est presqu'inexistante dans le contexte africain en général et camerounais en particulier. Il faut par ailleurs noter que, bien qu'elle soit abondante dans le contexte international, la majorité des auteurs ont abordé l'ETP sous l'angle des rapports entre professionnels de santé et PVD. Quelques rares auteurs convoquent superficiellement d'autres acteurs. Ce qui nous a permis de contextualiser leurs travaux dans le cadre de notre terrain d'étude et d'intégrer les acteurs institutionnels et autres acteurs associés pour concevoir une approche enrichie des travaux existants. Cette approche se veut plus orientée vers une identification analytique des logiques desdits acteurs. Pour rendre intelligible cette problématique, une conceptualisation opérationnelle systémique des notions d'ETP et des logiques d'acteurs nous a permis de les contextualiser à notre cadre d'étude et de les circonscrire. L'acception à elles accordées dans cette recherche, les grilles d'analyse convoquées donnent permettent de comprendre les logiques d'acteurs autour de l'ETP. Les théories des logiques d'actions de Weber, le constructivisme structuraliste de Bourdieu et l'interactionnisme de Goffman représentent le socle principal de notre ancrage théorique dans le cadre de cette recherche. La mobilisation de ces grilles crée dans notre esprit des axes immatériels, des coordonnées de la recherche, facilitant le choix d'une combinaison d'outils concrets, pouvant permettre la matérialisation de notre objet d'étude sur les logiques d'acteurs autour de l'ETP. Cette étape s'enchaîne avec la définition de l'unité d'analyse avant d'aborder les stratégies de recherche. La représentation des éléments conceptuels a été synthétisée dans un schéma et un tableau du modèle d'analyse. Cette démarche nous ouvre alors la voie vers une conception efficiente d'outils méthodologiques à déployer.

CHAPITRE III

LOGIQUES D'ACTEURS ET LOGIQUES D'ACTION DANS LE CHAMP DE L'ÉDUCATION THÉRAPEUTIQUE

De multiples acteurs sont impliqués dans le champ de l'ETP et leur mise en rapport crée une dynamique relationnelle complexe, dans la mesure où chacun y vient avec des représentations et des motivations différentes de celles des autres et influence par conséquent leurs pratiques dans ce champ. Or, ces pratiques sont elles-mêmes sous-tendues par des logiques multiples et divergentes qu'il est intéressant d'identifier et d'analyser dans le but de mieux comprendre leur influence dans le champ de l'ETP. Leurs particularités sont qu'elles sont a priori subjectives, mais notre induction est objective. Cependant, l'effet d'agrégation étant susceptible de créer des similitudes dans les représentations des groupes d'acteurs, il nous semble que des regroupements de ces logiques en fonction des catégories d'acteurs peuvent nous permettre de garder une certaine lucidité dans leurs développements. Ainsi nous allons d'abord développer les logiques issues des pratiques des acteurs centraux ensuite celles des acteurs associés et enfin celles des acteurs institutionnels.

3.1 Concept de logique

La notion de logique du point de vue ontologique vient du grec « *logike* », « *logos* » qui signifie raison. Ce qui veut dire que la raison est l'objet de la logique. Ce concept nous vient des philosophes grecs comme Aristote. C'est la science qui a pour objet les procédés du raisonnement. L'homme doté d'une raison utilise des lois formelles de la pensée pour raisonner. Il s'agit d'une suite cohérente d'idées sous-tendue par un raisonnement explicite ou implicite, obéissant au principe de rationalité. Le concept de rationalité ne fait pas encore de consensus entre les anthropologues. Certains pensent que la rationalité est contextuelle. Cela signifie que ce que ce qui est irrationnel dans un contexte peut être rationnel dans un autre. Tandis que d'autres estiment que l'absence de rationalité n'est pas synonyme d'absence de logique.

(Faizang 2001). Nous comprenons que la logique est un mécanisme par lequel une action est conforme à un but recherché. Parler de logiques d'acteurs supposerait de se poser la question de savoir quels mécanismes organisent les choix des acteurs, ceux-ci ayant à la base des raisons qui les animent.

Les concepts de logiques d'acteurs et de logiques d'action sont pluridimensionnels et ont fait l'objet de plusieurs approches en sciences sociales. Nous allons d'abord présenter le concept de logiques d'acteurs, ensuite celui de logique d'action.

3.2 Logiques d'acteurs et l'approche wébérienne

Les logiques d'acteurs sont les intentions, les motifs subjectifs ou les rationalités qui sous-tendent leurs actions. Notre point de vue est que la logique d'acteur précède l'action. En effet, l'acteur est complexe, en ce sens qu'il est ondoyant et divers. Il est capable de poser des actions diverses dans des contextes diversifiés. Il est capable à lui seul de produire plusieurs actions différentes selon les contextes ou alors dans les mêmes contextes. C'est lui qui enrichit l'action et donne sens à cette dernière, d'où notre équation : Logique d'acteur = action et situation de l'action. Par ailleurs, il nous semble opportun de préciser que toute action est dotée d'un sens. L'acteur recompose toujours le sens de son action. Donner sens ou faire sens signifie analyser les processus cognitifs à l'œuvre dans l'action, opérer une démarche cognitive c'est une construction mentale (Barbier et Galatanu, 2000). De plus, l'acteur cherche toujours à comprendre ce qu'il a vécu et quel sens cela a pour lui. En tant que sujet épistémologique, il se met dans une démarche cognitive qui a pour objectif de saisir les processus mentaux à l'œuvre dans l'action. Par ailleurs, il met en place une démarche herméneutique qui vise à comprendre le sens que l'acteur attribue à son action. Contrairement à la motivation où les mobiles de l'action sont a priori, le sens est a posteriori par interprétation dans la logique d'action. Le modèle d'interprétation de l'action de Weber nous intéresse.

Le postulat central de la théorie de Weber est que l'individu, étant le produit des structures sociales, ne peut être négligé dans l'analyse. En d'autres termes, pour expliquer un phénomène social, il est indispensable pour Weber de prendre en considération les motivations et les représentations de la personne concernée, car les individus constituent des atomes de base de toute analyse des processus sociaux (Corcuff, 2004). La rationalité des acteurs constitue alors la clé de voûte de l'individualisme méthodologique. Le concept Wébérien de rationalité est extrêmement polysémique et central dans sa vision du monde. Si l'on admet qu'un comportement est rationnel à partir du moment où il est l'effet des raisons que se donne l'acteur et qu'il estime être valides, il faut aussi admettre que ces raisons peuvent appartenir à des catégories différentes. Dans cette perspective, l'auteur dans son ouvrage *Économie et Société,* distingue trois catégories de rationalité : la *rationalité instrumentale*, la *rationalité axiologique* et la *rationalité cognitive* (Weber, 1921).

La rationalité instrumentale s'attache à la recherche d'un calcul toujours plus précis des moyens adéquats. Cette rationalité pratique apprécie le rationnel suivant le degré de *calculabilité* (Coutu, 1995 : 28) du moyen eu égard à la fin poursuivie. La rationalité axiologique analyse l'action sociale en regard de l'*idéaltype,* pour désigner un ensemble de traits spécifiques et des plus distinctifs qui caractérisent un objet (Weber, 1921). Le recours à un *idéaltype* consiste à se donner une représentation volontairement simplifiée de la réalité comme guide pour des investigations empiriques ultérieures. La rationalité cognitive traduit la cohérence de l'action. Une action est rationnelle quand elle répond à *l'impératif de la cohérence* (Coutu, 1995 : 27).

Quelle que soit la société, l'être humain est doté d'une capacité de rationalité limitée qui lui permet de combiner des moyens et des fins, d'évaluer les éventualités qui se présentent à lui. En effet, cette grille d'analyse est pertinente en ce sens qu'elle nous permet de rationaliser les actions des acteurs dans le champ de l'ETP en dégageant leur calcul rationnel. L'action éducative ainsi que son organisation sont orientées vers les PVD2. Quels que soient l'action et son contexte d'action, l'acteur est doté d'une capacité de rationalité limitée qui lui permet de «*combiner des moyens et des fins, d'évaluer les éventualités qui se présentent à lui*» (Coutu, 1995 : 30). Il nous convient de trouver le sens subjectif et les significations pensées de leur action sociale. Autrement dit, il est possible de rendre intelligibles les comportements des acteurs impliqués dans l'ETP en fonction de leurs savoirs et du contexte de leur action. Rappelons que l'ETP est une approche de soins qui intègre les représentations sociales, les actions et les situations historiques dont l'agrégation produit des effets qui échappent à la conscience et à la volonté des acteurs. L'ETP est donc obligatoirement l'effet d'actions, d'attitudes ou de croyances de la part des acteurs. Pour saisir une telle action, il est légitime d'en questionner le sens pour l'acteur, car celui-ci est la cause de l'action. C'est sous ce prisme que cette approche théorique est favorable pour comprendre la rationalité qui se cache dans l'action de chaque acteur.

Les acteurs dans le champ de l'ETP mettent en œuvre des actions diverses, dont le sens et la signification sont nécessaires à comprendre. Les acteurs centraux construisent une typologie d'actions fondée sur les moyens et les fins. Les PVD2 se donnent une représentation volontaire de la réalité comme guide. Leurs actions sont tantôt affectives (motivées par l'émotion), tantôt traditionnelles (réflexes mécaniques) selon le contexte de l'action. Les professionnels de santé par contre mettent en œuvre une rationalité suivant le degré de *calculabilité* des moyens eu égard à la fin poursuivie (Coutu, 1995 :28). Leurs actions répondent à l'impératif de la cohérence selon eux. La prise en compte des valeurs d'ordres éthique, esthétique et religieux est relative et dépend du contexte de l'action. Les acteurs institutionnels sont constitués des institutions de prise en soins et des associations des PVD2. Ils renvoient davantage au contexte de l'action. Il s'agit de l'environnement normalisé de prise en soins de la PVD2. Les logiques d'acteurs sont donc des motifs cohérents invisibles qui sous-tendent les actions des acteurs dans le champ de l'ETP, mais visibles dans l'action. Les acteurs associés mènent des actions sociales au sens de Weber. Il devient important de comprendre leurs intentions et les motifs subjectifs qui en sont à l'origine. De plus, il nous convient de dégager la « *signification subjectivement pensée* » et des « *formes sociales* » historiques (Gonthier, 2004). Par-là, il ne renvoie pas à l'expérience vécue, en fait incommunicable et incontrôlable, mais au sens intelligible de comportements individuels ou de groupes en fonction des savoirs dont disposent les «agents», les « acteurs sociaux» étudiés.

L'ETP en tant qu'espace social au sens de Weber, vise à rendre la PVD2 autonome dans la gestion de sa maladie. Comment expliquer l'orientation des activités éducatives des professionnels de santé vers l'information, la sensibilisation au lieu de l'apprentissage ? De plus, pourquoi les acteurs ne prennent-ils pas en compte l'expérience de la

PVD2 ? Ces dernières sont dans une posture ambiguë, car à partir de leurs expériences de malade, elles acquièrent des habiletés d'autosoins et donc de « *soignant* » d'eux-mêmes. Comment justifient-ils leur participation ou non à l'espace social qu'est l'ETP? Le fait d'observer ou non les recommandations est plausible d'interprétations. En tant qu'impératif cohérent, la rationalité des actions des PVD2 est sujette à leurs valeurs cardinales à défendre ou alors vise un but précis à partir d'un calcul rationnel des moyens. Les pairs éducateurs ont une double casquette ; celle de personne malade et d'éducateur. De ce point de vue, ils font face à deux identités pas toujours faciles à concilier dans leur agir. La confrontation de ces aspects de leurs rôles traduit une tension entre rationalités formelles ou matérielles.

Le souci de garder leur position référentielle et celui d'aider leurs pairs à se maintenir sont sous-tendus par des rationalités à découvrir. Quels motifs rationnels expliquent leurs motivations à agir tant il est vrai que leur reconnaissance n'est pas clarifiée? Les proches aidants font face à l'accompagnement de leur proche malade. Quel sens donnent-ils à leurs actions sociales ? Quel calcul rationnel visent-ils dans leurs activités d'accompagnement ? Leurs implications ou non dans l'accompagnement et leurs motivations, constituent des actions chargées de sens. Les institutions de soins, en tant qu'espaces d'échanges de plusieurs acteurs ; professionnels, PVD2 et leurs familles entre autres, ont pour mission la prise en soins efficace des PVD2. Cependant, leurs philosophies et leurs missions ne vont pas toujours dans ce sens. La création d'un environnement favorable ou non à l'activité éducative a un sens qu'il est important de dégager. De même, les adaptions à opérer au niveau des ressources structurelles, financières, matérielles et humaines pour intégrer les exigences de l'ETP traduisent une cohérence rationnelle qui incite une analyse sociologique selon Weber. En somme, toutes les actions des acteurs centraux, associés ou institutionnels, sont fondées sur des motifs rationnels de fin ou de moyens. La mise en cohérence systématique de la quotidienneté de ces actions demeure influencée par des facteurs internes ou externes à l'environnement des soins. À partir de la grille de lecture de Weber, le sens et la signification de ces actions, ainsi que le calcul rationnel de ces acteurs pourront être clarifiés. S'inspirer de la théorie de la compréhension de Weber nous paraît nécessaire pour saisir les logiques exprimées ou interprétées qui sous-tendent les actions d'acteurs dans le champ de l'ETP.

De cette analyse, il ressort que l'acteur peut avoir une faible ou une forte conscience du sens qu'il donne à l'action. Les actions des acteurs impliqués dans le champ de l'ETP obéissent au principe de rationalité et *l'idéal type* qui est un instrument d'intelligibilité fondamental pour lire le réel. Les constructions mentales adaptées à la compréhension de la complexité de l'action sociale dans le champ de l'ETP permettent d'analyser l'existant (*Cuin,* 2003 : 51). Les logiques d'action sont différentes des logiques d'acteurs. Les premières s'inscrivent dans la sociologie de l'action.

L'analyse de Amblard et al. (2005) oriente la logique d'action vers l'expression d'une posture d'ouverture associée à la volonté d'articuler les regards sociologiques sur la question du comportement des acteurs : aspects identitaires, phénomènes de pouvoir, dimensions cognitives. L'action comporte deux dimensions, individuelle et collective. La première est inscrite dans une logique individuelle, la seconde dans une logique de projet. Quel que soit le cas, il s'agit des fondements rationnels de l'action. Cette dernière est vaste et contextuelle et prend en compte la diversité des interprétations possibles de phénomènes observés selon Bernoux et Herreros (1992).

Tableau comparatif des logiques d'acteurs et d'action

Logique d'acteur	Logique d'action
S'inscrit dans la théorie de l'individualisme	S'inscrit dans la théorie des organisations. Continuité de l'action stratégique
Précède l'action, intention, motifs subjectifs, rationalités de l'action	Résultat de la logique d'acteur
L'acteur crée et situe l'action : plusieurs actions possibles dans un même contexte ou dans des contextes différents Logique d'acteur = Actions + contextes de l'action	Comportement Logique d'action = Acteur + contexte de l'action
L'acteur peut recomposer le sens de son action	Action individuelle ou collective (Organisation, projet)
Diversités des rationalités : la *rationalité instrumentale*, la *rationalité axiologique* et la *rationalité cognitive* (Weber, 1921).	Résultat
Motifs cohérents invisibles qui sous-tendent les actions des acteurs	Motifs cohérents visibles qui représentent l'effet de la rationalité des acteurs
L'acteur est doté d'une capacité de rationalité limitée qui lui permet de « *combiner des moyens et des fins, d'évaluer les éventualités qui se présentent à lui* » (Coutu, 1995 : 30).	Intègre des valeurs d'ordres éthique, esthétique et religieux, est relative et dépend du contexte de l'action

3.3 Logiques des acteurs centraux

À titre de rappel, les acteurs centraux sont représentés par les professionnels de santé et les PVD2. Dans cette section, nous allons nous intéresser aux logiques de ces deux catégories d'acteurs.

3.3.1 Les professionnels de santé

Un regard anthropologique des pratiques des professionnels de santé laisse voir que celles-ci sont aussi sous-tendues par des logiques multiples. Il s'agit, entre autres, des logiques d'autonomisation, instrumentale, d'autoglorification, d'affirmation du pouvoir, de l'effort vain et de l'abandon, du ponce-pilatisme et du bouc émissaire, de la professionnalité et du professionnalisme enfin de la logique vocationnelle. Leur présentation et analyse font l'objet de cette section de notre travail.

3.3.2 Le paternalisme voilé par l'autonomisation apparente

Notre acception de l'autonomie dans le cadre de ce travail ne prend en compte que sa dimension « *empowerment* ». Il est pris ici dans la perspective d'Eisen, pour qui l'*empowerment* désigne la façon par laquelle l'individu accroît ses habiletés favorisant l'estime de soi, la confiance en soi, l'initiative et le contrôle (Eisen, 1994). L'*empowerment* se veut donc un processus de transfert des connaissances visant à développer un potentiel jusqu'à présent caché ou ignoré chez un individu ou groupe d'individus. Ainsi, nous constatons sur la base de nos travaux empiriques que l'autonomisation comme logique des professionnels de santé se situe à trois niveaux. Le premier niveau rime avec la création d'un service spécifique d'ETP. Le deuxième niveau quant à lui se situe au niveau de la formation du personnel en ETP et le troisième niveau concerne les professionnels de santé qui sont animés par la volonté de rendre autonome la PVD2.

Concernant la création d'un service autonome d'ETP et la formation de son personnel, les professionnels de santé, impliqués dans la question de la promotion de l'ETP ont développé des programmes de formation du personnel sur l'étendue du territoire national. Pour le soutenir, un informateur déclare à ce sujet : « *La formation du personnel a été assurée dans toutes les régions du Cameroun. La consultation médicale est embolisée par l'ETP. Avec la consultation infirmière en ETP, les PVD attendront moins longtemps et ils seront plus satisfaits»*[121]. Pour cet acteur, l'autonomisation du service d'ETP passe par la formation des infirmiers en ETP. De cette déclaration, il ressort aussi l'idée de doter ce service en ressources humaines compétentes en ETP dont la formation des infirmiers serait une solution. Dans cette optique, une équipe des professionnels de santé conduite par un diabétologue avait fait le tour des districts de santé au Cameroun vers les années 2005 pour la formation des professionnels de santé.

Le médecin-chef de l'HDO et l'aide-soignant du service de diabétologie de la même structure reconnaissent avoir été formés pendant cette tournée. Un autre niveau de cette formation est celui que nous pouvons appeler la formation *à la carte*[122]. Dans le souci de transférer leurs « compétences en ETP aux infirmiers, certains médecins organisent des formations hebdomadaires. Un médecin déclare à propos :

> « Tous les mercredis, à 13h, je fais la formation des infirmières, car je voudrais mettre en place une consultation infirmière en ETP. Quand on aura validé tout le programme, la proposition sera faite à la direction de l'hôpital pour l'ouverture d'une consultation infirmière en ETP »[123].

Ceci démontre la volonté des médecins de former un personnel de relais qui peut avoir plus de temps à consacrer aux PVD2. Une promotrice d'association responsable de la prise en soins éducative le confirme en disant : *« Je sais une chose, c'est que si je suis devenue ce que je suis là, c'est grâce à eux. Ils y sont pour beaucoup dans ma formation»*[124].

Cette informatrice reconnaît alors avoir appris auprès de ces médecins et avoir organisé des formations des pairs éducateurs sur

---

[121] Entretien réalisé en mai 2015

[122] Formation ponctuelle qui répond aux besoins du service, sans prendre en compte les attentes des apprenants

[123] Entretien réalisé en mai 2015

[124] Entretien réalisé en mai 2015

presque toute l'étendue du territoire national. Cependant, cette volonté est plus perceptible dans le cadre des institutions dont ils sont les promoteurs.

Pour ce qui est de l'autonomisation des PVD2, les professionnels de santé sont unanimes sur ce que le but de l'ETP est de favoriser les autosoins chez la PVD2. C'est pour cette raison que leurs contenus d'ETP sont essentiellement axés sur le traitement et la prévention des complications.

Seulement, l'autonomisation affirmée par ces professionnels de santé, qu'elle soit institutionnelle ou à l'intention de la PVD2, est apparente pour au moins trois raisons. Tout d'abord, l'on ne saurait parler de la création d'un service autonome d'ETP sans une collaboration efficace entre les deux institutions de prise en soins des PVD logées dans une même enceinte. En effet, le CNHD et le CNO sont deux institutions qui devraient mettre ensemble leurs ressources pour l'opérationnalisation de ce service. Le CNHD est le fruit d'un partenariat et de ce point de vue, ses financements et ses dons sont un atout pour cet éventuel service spécifique. Le CNO a par contre l'avantage d'avoir des experts et c'est aussi un centre de recherche de référence en matière de diabète. Ce clivage persistant entre CNO et CNHD est d'autant préjudiciable que dans leurs organisations l'un pourrait être réservé pour les consultations, les soins externes, le service d'ETP. Tandis que l'autre est un service d'hospitalisation, avec des services spécifiques (laboratoire, examens complémentaires) et une pharmacie. Mais dans la pratique, l'organisation est telle que chaque service évolue indépendamment de l'autre et prétend faire l'ETP, d'où l'autonomisation apparente.

Ensuite, il faut reconnaître quelques limites de la formation des professionnels de santé qui devaient constituer la ressource humaine de ce service autonome d'ETP pour trois raisons. La première tient à l'inadaptation des formations continues, dans la mesure où ces formations conviennent à des personnels de santé ayant déjà reçu une formation de base en ETP, ce qui n'était pas le cas pour les professionnels de santé formés en 2005 sur l'étendue du territoire. L'échec de ce projet, constaté par un médecin, tient d'un mauvais ciblage vu que les formations continues sont appropriées pour le perfectionnement et non pour la spécialisation en ETP. La deuxième raison met en relief l'opposition des paradigmes biomédicaux et complexes dans la formation de ces professionnels. Les médecins formateurs sont des spécialistes du diabète et non de l'ETP. De plus, leurs approches d'ETP s'inscrivent dans leur paradigme (biomédical). Tandis que les apprenants en soins infirmiers s'inscrivent dans le paradigme global où l'approche d'ETP est différente. Dans ces conditions de formation, il s'est agi d'un transfert de savoirs biomédicaux sur la gestion du traitement et la prévention des complications du diabète.

Au regard de la complexité de l'ETP, il apparaît que cette formation est restrictive dans la mesure où elle ne prend pas en compte l'environnement de soins, les motivations, les besoins de formation et les expériences des professionnels de santé entre autres. Au-delà de cette formation superficielle, il y a un redéploiement inapproprié du personnel formé pour la pratique d'ETP. Un informateur se plaint à cet effet en disant ce qui suit : « *L'activité d'ETP n'est pas comprise par les autres professionnels, car elle n'est pas intégrée comme activité de soins à part entière de l'infirmière. Il faut tout recommencer. L'affectation du personnel ne tient pas compte des acquis* »[125]. Ce médecin fait ici référence au fait que le personnel formé est souvent affecté dans d'autres services que le service de l'ETP.

Enfin, il faut constater que l'autonomisation de la PVD2 est apparente, car le centre d'intérêt des professionnels de santé c'est les *quottes-parts* et non la PVD2. En effet, ces dernières ne figurent pas dans les priorités des professionnels de santé en ce sens que leurs savoirs expérientiels ne sont pas valorisés. Il est alors difficile de parler d'une logique d'autonomisation de la PVD2. L'intérêt moindre que les professionnels de santé accordent à l'autonomisation de la PVD2 nous pousse à analyser s'il n'existe pas une logique instrumentale derrière leur volonté d'autonomisation des centres dont ils sont les promoteurs.

Qu'il s'agisse de la création d'un service autonome spécifique en ETP où l'infirmière aura la latitude de consulter, ou alors de l'autonomie comme finalité de l'ETP, il transparaît un paternalisme voilé. Selon Jaunait (2003), le paternalisme médical considère qu'au

---

[125] Entretien réalisé en mai 2015

nom de la mission du médecin, le consentement du malade n'est pas une donnée médicalement pertinente et ne doit pas, à cet égard, être considéré comme norme de référence de la décision. Cette logique s'inspire de la relation parent-enfant. Dans une relation paternaliste, le professionnel, qui est assimilé au parent est celui qui possède la connaissance et l'expertise, et qui par conséquent a toujours raison (Gottlieb & Feeley, 2007). L'enfant qui est la PVD2 n'a aucune expérience. En réalité, les médecins, en voulant créer un service autonome d'ETP, avec un médecin à sa tête, montrent très bien qu'ils veulent faire perdurer l'hégémonie de leur profession sur les autres. Les infirmières dans un tel service ne pourront pas prendre de décisions sans se référer à l'expert qui est le médecin, quel que soit le cas. Par ailleurs, les professionnels de santé ne font pas un véritable transfert de compétences à la PVD2 pour que ces dernières continuent à les solliciter en cas de problèmes. La logique du paternalisme voilé vu comme le calcul rationnel visé par ces acteurs, exprime à suffisance l'asymétrie de la relation soignante soignée, infirmier-médecin où le premier est expert et le second novice. La conséquence est une moindre valorisation de l'ETP dans les institutions publiques de prise en soins. Tous les entretiens que nous avons réalisés auprès des professionnels de santé montrent que la pratique de l'ETP est instrumentalisée.

3.3.3 L instrumentalisme de l'Éducation Thérapeutique

L'instrumentalisme dans notre contexte est sous-tendu par ce que Weber (2003) désigne par rationalité instrumentale. Il s'agit de la meilleure combinaison des moyens au service de fins posées extérieurement au système. Weber (2003) l'a développé dans le champ de la science économique. Dans cette conception, la rationalité tend à se confondre avec l'efficacité. Bien que l'orientation tout entière de la science économique cherche à distinguer nettement la fin et les moyens, il ne semble pas qu'on puisse opérer un tel partage avec autant de rigueur. On ne peut atteindre une fin déterminée qu'en passant par un certain nombre d'objectifs intermédiaires qu'on peut aussi bien considérer comme des moyens. Plusieurs auteurs ont en outre souligné que cette autonomisation de la rationalité instrumentale s'est faite à un moment déterminé de l'évolution économique et qu'elle est liée à l'avènement du capitalisme. Pour Goldmann (1969), c'est dans l'entreprise capitaliste que pour la première fois, le principe de rationalité est mis en œuvre dans sa plénitude.

De l'analyse de l'action des professionnels de santé, il ressort l'existence d'une logique instrumentale. Elle est d'abord le fait que l'autonomisation soit centrée sur les institutions, dont les médecins sont des promoteurs. Ensuite, la terminologie argotique[126] qui ressort de leur culture institutionnelle et l'importance qu'ils semblent attacher au gain sont des indicateurs du fait que la finalité de leurs actions s'inscrit dans l'idéologie capitaliste. Enfin, la dynamique d'accaparement des projets d'ETP qui existe entre les professionnels de santé et les leaders d'association des PVD2 révèle une logique instrumentale implicite.

L'analyse des logiques d'autonomisation dans la partie précédente nous a amenée à voir que celle-ci est centrée sur des institutions et non sur les PVD2. Bien que nous constations par ailleurs un effort de la part des médecins visant à former le personnel infirmier dans le service de relais. Il en ressort que ces médecins promeuvent davantage les institutions dont ils sont les promoteurs. Or, ces institutions sont pour certaines financées par des partenaires divers. Elles peuvent alors être considérées comme des instruments d'accumulation des capitaux financiers et sociaux. Cet argument prend tout son sens au regard des rivalités qui existent entre ces différentes institutions, car les autres institutions sont des menaces. Elles sont susceptibles de réduire les capitaux de l'institution qui les rivalise. Dans cette lutte, les associations, qui ne disposent pas de grands capitaux culturels, économiques, sociaux et symboliques sont marginalisées, car ne pouvant pas tenir dans le rapport de force institutionnelle. Par ailleurs, les PVD2 sont utilisées comme des instruments de mise en scène lors des visites des partenaires et autres bailleurs de fonds. Mais, leur prise en soins éducative n'est pas une priorité.

Le terme *quottes-parts* renvoie à un revenu financier extra salaire ou éléments supplémentaires, dont les professionnels de santé bénéficient pour avoir rendu des services au sein de l'institution de prise en soins. L'objectif des institutions en instaurant les *éléments supplémentaires au salaire* est de motiver les professionnels dans leur service. Cependant, l'éthique professionnelle devrait permettre une

[126]Langage spécifique à un sous-groupe

transcendance de la rationalité des *quottes-parts* pour une rationalité axiologique et humaniste. Toutefois, il en ressort que les professionnels de santé expriment leur démotivation dans la pratique de l'ETP parce qu'on n'y retrouve pas ces éléments supplémentaires. Ce récit illustre bien cet argument : « *Il faut que l'ETP soit quottée à l'HCY, pour éviter les complications* »[127]. Pour renchérir sur cette idée, un diététicien que nous avons interviewé voit en la *quotte-part* un élément de motivation. Dans cette perspective, il déclare : « *Deux éléments de motivation existent : les quottes-parts de l'hôpital et les autres motivations comme la médaille causent plutôt des problèmes. Cette dernière motivation est démotivante* »[128].

Nous ne saurions dire avec exactitude la raison pour laquelle la médaille est démotivante, mais il en ressort que la *quotte-part* est plus motivante que la médaille. Néanmoins, l'une des raisons est que les *quottes-parts* permettent d'accroître le capital financier des professionnels de santé. Cet argument peut être soutenu par celui du détournement des projets d'ETP.

Les projets d'ETP permettent à leurs initiateurs d'obtenir des financements auprès de leurs partenaires et des bailleurs de fonds. De bons projets permettent aussi d'accroître leur renommée en matière d'ETP, tant sur le plan national, qu'international. Les professionnels de santé qui disposent de capitaux nécessaires, les mobilisent alors pour accaparer les projets de ceux qui n'en disposent pas assez. Toutes ces dynamiques ressortent à merveille la logique instrumentale dont nous parlons.

Cependant, il convient de noter que cet instrumentalisme est moins perceptible dans le cas des services de prise en charge du diabète de type 2 de l'HDO. Une aide-soignante que nous y avons rencontrée exprime sa motivation en ces termes : « *La première chose que je voudrais noter, c'est que quoi que l'on fasse dans la vie, il faut le faire avec amour. Il faut aimer ce que l'on fait. Dans le domaine de la santé, cela est essentiel pour établir la confiance entre vous et le malade*»[129]. Cet amour de sa profession l'a amenée à fonder sa rationalité sur les

---

[127] Entretien réalisé en mai 2016

[128] Entretien réalisé en mai 2016

[129] Entretien réalisé en mai 2015

valeurs telles que la production de bons résultats et la recherche de l'efficacité dans les soins éducatifs.

Elle l'exprime en ces mots :

> « J'ai trouvé 27 malades quand je prenais le service. Avec les conseils des médecins et les séminaires, j'ai pu recruter 155, dont 90 diabétiques, 65 HTA. C'était le système de rendez-vous pour les cas inquiétants. Je n'ai pas de collaboration avec l'ACADIA (...) Je voudrais t'assurer ma fille, qu'aucune personne vivant avec le diabète que je suivais, n'a connu de complications genre pied diabétique »[130].

Il faut reconnaître que cette façon d'agir a été bien appréciée et cautionnée par les deux premiers médecins sous lesquels elle a travaillé. Elle exprime sa déception par la suite à l'arrivée d'un nouveau médecin en disant ce qui suit :

> « L'un des problèmes que j'ai rencontrés avec le nouveau directeur réside au niveau du prix de la consultation. Je vais lui suggérer que les PVD ne paient pas leur consultation, même si elle est à 300 francs. Ce taux est important pour le malade, car il peut s'acheter un bout de pain. Car il faut noter que les malades venaient de Saa, Nkoten, Efok, Elig-Nfomo, bref ils partaient de si loin pour se rendre à l'HDO » [131] .

Ces discours illustrent le caractère social que l'ETP avait à l'HDO au moment de notre enquête. Cependant, il faut reconnaître que les contingences socio-économiques dans les villes de Yaoundé et d'Obala sont différentes. Le coût de la vie à Yaoundé est relativement plus élevé et conditionne les professionnels de santé vers une rationalité instrumentale, alors qu'à Obala, les professionnels de santé bénéficient des dons en nature sous forme de produits vivriers de la part des PVD.

---

[130] Entretien réalisé en mai 2015

[131] Entretien réalisé en mai 2015

3.3.4 Effort vain et abandon : une logique d'autodisculpation

L'effort vain consiste à fournir des efforts qui ne produisent pas de résultats concrets. Il conduit le plus souvent à la résignation et à l'abandon. Dans le cadre de cette recherche, il ressort du discours de plusieurs professionnels de santé un découragement. À titre d'illustration, un professionnel, après plusieurs tentatives de formation du personnel en ETP, exprime sa lassitude en ces propos : « *Il faut* » toujours *« tout recommencer »*[132]. Car *l'«affectation du personnel ne tient pas compte des acquis»*[133]. Ce découragement est la conséquence des échecs des projets comme celui de la formation des infirmiers à la pratique d'ETP sur l'étendue du territoire national. Les centres qui ont été créés à l'initiative de certains professionnels de santé ou grâce à leur forte implication, ne reçoivent pas le soutien requis de la part de l'État. Ce qui amoindrit leur efficacité à défaut de les rendre éphémères.

Cette logique de l'effort vain conduit au découragement et à l'abandon de l'ETP. Sa pratique lorsqu'elle est faite devient alors une formalité. L'abandon ici se présente à deux niveaux. Le premier est celui de la pratique, le deuxième se situe au niveau des PVD2. Au niveau de la pratique, les professionnels de santé estiment qu'ils ne peuvent pas tout faire, car il y a une surcharge de travail liée à une insuffisance de personnel formé pour prendre en charge l'ETP dans le cadre du diabète de type 2. Par ailleurs, les médecins n'ont pas suffisamment de temps pour en accorder à l'ETP des PVD2. Ces dernières sont à leur tour abandonnées et n'ont pour seul recours que les associations des personnes vivant avec le diabète.

Cependant, ces logiques sont à relativiser, car les échecs à répétition des professionnels de santé dans leurs initiatives visant à promouvoir la pratique de l'ETP selon nos observations sont favorisés par certains facteurs sociaux à l'instar de la non-préparation du système de santé à la gestion des maladies. C'est ce qui ressort de cette déclaration d'un informateur: « *Le système de santé camerounais n'est pas préparé à la gestion des maladies chroniques* »[134]. Le plus souvent,

---

[132] Entretien réalisé en mai 2015

[133] Entretien réalisé en mai 2015

[134]Entretien réalisé en mai 2015

la plupart des projets obéissent à une logique instrumentale individuelle et systémique et non à une logique professionnelle. La logique qui se cache derrière les projets est en priorité celle du profit. C'est la raison pour laquelle le montage et la gestion des projets d'ETP dans le cadre de la prise en soins éducatifs des PVD2 deviennent un champ de luttes dans lequel les projets de certains acteurs sont accaparés par d'autres acteurs disposant d'un capital symbolique plus élevé, car ces projets sont financés par des bailleurs de fonds.

3.3.5 Ponce-pilatisme et bouc émissairisme

La logique du bouc émissaire que nous avons évoquée au niveau des PVD2 revient au niveau des professionnels de santé. À titre de rappel, elle consiste à imputer la responsabilité de ce qui est anormal à autrui. Ce que nous désignons par la logique du *ponce-pilatisme* est aussi inspiré d'un mythe juif[135]. Elle consiste en une déresponsabilisation vis-à-vis d'un tiers s'agissant d'un malheur qui pourrait arriver à une personne.

Nous constatons que les discours des professionnels de santé ressortent le fait que ce sont les défaillances du système de santé qui les empêchent de réaliser leurs objectifs. Par conséquent, la responsabilité de l'état actuel de la pratique d'ETP ne leur incombe pas. La logique du bouc émissaire peut ici être illustrée par ces propos d'un médecin : *« Le système comme vous le constatez est le 2 fois 12[136]. Le système est fatiguant parce que tu passes beaucoup de temps au travail »*[137]. Lorsque la faute n'est pas imputée aux professionnels de santé, elle incombe aux autres acteurs impliqués dans le processus d'ETP. Les médecins que nous avons interviewés nous présentent tous les efforts qu'ils ont faits. Ils se sont fortement impliqués dans la création des centres de prise en charge du diabète de type 2 et dans la formation du personnel infirmier. Cependant, ils estiment pour la plupart que les politiques publiques ne les accompagnent pas suffisamment. Par ailleurs, les PVD2 ne prennent pas l'ETP au sérieux. Cette autodisculpation les amène à se désengager et à se déresponsabiliser

---

[135]Bible, Jean 19, versets 4 à 6

[136]2 fois 12

[137] Entretien réalisé en mai 2015

vis-à-vis du statu quo de l'ETP; c'est en cela que consiste la logique du *ponce pilatisme* des professionnels de santé dans le domaine de l'ETP.

En résumé, il en ressort que l'État, le système de santé national et les autres acteurs sont responsables de l'état actuel de la pratique d'ETP. Or, les professionnels qui font beaucoup d'efforts pour institutionnaliser et mettre en pratique l'ETP sont freinés par ces facteurs exogènes. Ils se déresponsabilisent alors et font en toute résignation le minimum d'efforts. La question qui se pose est celle de savoir si cette logique ne les inscrit pas dans la professionnalité tout en bannissant l'effort de professionnalisme.

3.3.5.1 Professionnalité, une court-circuitation du génie professionnel

La court-circuitation renvoie au fait de sauter un intermédiaire, ne pas en tenir compte, en passant par une voie plus courte que la normale, plus directe pour atteindre son but. Notre postulat dans ce propos est que la vastitude des compétences potentielles du génie professionnel dont disposent les acteurs et qui éclorerait mieux dans la liberté de proaction qui caractérise la dynamique du professionnalisme en ETP est passée outre à cause de la prévalence de la logique de la professionnalité. Le professionnalisme est un ensemble de valeurs, d'attitudes, de conceptions concernant le rôle que le professionnel est censé épouser et actualiser dans l'accomplissement de son travail. Pour ce qui est de la professionnalité, elle concerne la valorisation des savoirs acquis pendant la formation à une profession. Toute activité humaine en général et la pratique de l'ETP en particulier, se fait avec une professionnalité avérée pour atteindre une grande qualité. La professionnalité de l'ETP se construit et s'acquiert en formation initiale et continue. Elle permet au professionnel de s'adapter à l'évolution du système de santé où il s'active, de s'accommoder aux curricula de santé et de formation qui changent, au public sanitaire qui se renouvelle et qui évolue dans son comportement et dans ses exigences de savoir.

La pratique de l'ETP dans le contexte de notre terrain d'étude convoque un apport indispensable du professionnalisme, car la conciliation des paradigmes biomédicaux et complexes se pose aussi comme un défi à l'autonomisation et à la spécialisation de l'ETP. Comme cela a été évoqué plus haut, les professionnels de santé dans la plupart des cas au Cameroun sont formés aux sciences de la santé. Or l'ETP nécessite l'adoption d'une approche interdisciplinaire, incluant à la fois les sciences de la santé, les sciences de l'éducation et les sciences sociales. Le problème se pose à partir du moment où les formations que les médecins dispensent aux infirmiers pour un relais en ETP ne sont pas consistantes, car il s'agit des séminaires de formation et non des formations professionnelles au sens propre du terme. En plus, leurs contenus s'inscrivent davantage dans la gestion de la maladie et du traitement. L'objectif des séminaires est le plus souvent lié au renforcement des capacités du personnel et non la création en eux d'une profession nouvelle.

Le constat que nous faisons est que la plupart des professionnels s'inscrivent dans la logique de la professionnalité. C'est la raison pour laquelle ils ont souvent de la peine à s'adapter aux réalités de l'ETP. Or, cette adaptation nécessite une attitude de professionnalisme. Ce défi lié au professionnalisme met à mal la logique de la délégation qui est utilisée par les médecins pour alléger leurs tâches en matière d'ETP. Or, la logique de la délégation est intrinsèquement sous-tendue par une logique illogique dans la mesure où ceux qui délèguent ne sont pas eux-mêmes formés et les personnes déléguées ne sont pas aguerries dans le domaine de l'ETP; ce qui nous plonge dans le mythe des aveugles. Par ailleurs, la délégation interpelle la vocation des professionnels impliqués dans la mesure où elle détermine leur passion dans le champ de l'ETP.

3.3.5.2 Vocation et délégation : la face d'une sélection arbitraire des tâches professionnelles

Le mot vocation ici renvoie à des démarches volontaristes, à l'intérêt de prendre en compte l'attrait exercé par une activité. Appliquée au contexte de notre travail, la vocation est une logique déterminante dans la pratique de l'ETP, car la conception classique des professions de santé est a priori centrée sur le paradigme biomédical. L'éducation quant à elle est considérée comme relevant du domaine de l'enseignement. L'intégration de l'éducation dans le domaine de la santé se retrouve alors problématique, dans la mesure où les professionnels de santé sont plutôt appelés à des fonctions biomédicales de par leur formation de base. Or, l'éducation dans le cadre de l'ETP nécessite un transfert de connaissances par une communication verbale. A l'instar de cette déclaration :

> « Au retour de la France, à l'HCY, l'on m'a traitée de cette infirmière qui bavarde beaucoup. Comment peut-on penser lui donner des quottes-parts ? Or, entre faire un pansement d'un pied diabétique et empêcher la survenue des complications de ce membre, qu'est-ce qui est plus important ?»[138].

Nous constatons que cette infirmière, qui a une vocation incontestable pour l'ETP, née de sa conviction sur l'importance de cette approche thérapeutique, se voit stigmatisée par les autres infirmières. Or, sa vocation s'est confirmée par le fait que lors de son départ en retraite, elle a créé une association (ACADIA) où elle fait l'ETP et forme des pairs éducateurs à la pratique de l'ETP.

La conception classique du rôle de collaboration de l'infirmier l'appelle à administrer des soins techniques et des pansements. Pourtant sa vocation d'éducateur qui nécessite le transfert de connaissances par la communication verbale ne convient pas à leur professionnalité. Il se dégage alors une discordance nosologique entre les approches de soins techniques et les approches de soins relationnels dans lesquels l'ETP s'inscrit. L'infirmier dans son rôle autonome a donc plus besoin de professionnalisme pour mettre en œuvre l'ETP (Kerouac, Pépin, Ducharme, Duquette, Major (1994).

Cependant, Acker (2005) qui a mené des recherches sur le travail infirmier constate qu'une partie de plus en plus importante des soins relationnels n'est plus assurée par les infirmières. Cela peut trouver sa raison d'être dans la conception que ces professionnels ont de l'ETP.

Cette dernière est vue par certains comme un psittacisme[139] stérile, pour d'autres, une tâche ennuyeuse dont il faut se débarrasser, car elle est un obstacle au bon déroulement des consultations. La délégation est la conséquence de cette défection qui ne permet pas

---

[138] Entretien réalisé en mai 2015

[139] Psittacisme : cacophonie, verbiage

toujours de saisir le sens réel et les enjeux de l'ETP. Les professionnels de santé par conséquent utilisent l'improvisation et la routine dans le choix des thèmes de l'ETP, rendant ainsi les séances d'ETP soporifiques[140] et sans intérêt.

3.4 Logiques Des Personnes Vivant Avec Le Diabète De Type 2

Une perspective osmotique des logiques d'acteurs permet de les saisir dans un cadre dynamique interdépendant et relié. Ceci est encore plus évident à une aune où les acteurs sont dans un face à face situationnel comme dans le cas des professionnels de santé et des PVD2. Ainsi, les logiques des professionnels de santé citées précédemment entretiennent des rapports étroits avec celles des PVD2, dont l'analyse dans cette section nous permettra de faire un pas de plus dans l'appréhension de la complexité des logiques d'acteurs dans leur globalité. Il s'agira de la logique du déni de la maladie, la logique d'auto-victimisation et du bouc-émissaire, la logique du recours au métasocial, la logique du pragmatisme thérapeutique, la logique de l'auto-normativité et la logique de la conciliation des rôles sociaux à la carrière de malade. Cela se fera sur la base d'une logique inductive ; c'est-à-dire partant des données empiriques pour une conceptualisation théorique.

3.4.1 Le déni de la maladie : du *disillnesment*, *disdiseasement* à l'autopsychothérapie

Le déni de la maladie consiste pour la PVD2 à rejeter la nouvelle identité pathologique qui lui est donnée. C'est une étape du processus d'acceptation de la maladie. Le *disillnesment* et *disdiseament* sont des anglicismes utilisés pour expliquer comment la logique du déni s'opère. *Illness* est la maladie vécue par la PVD2, elle est la seule capable de décrire les signes de sa maladie, c'est la dimension subjective de la maladie.

Le refus de vivre ces signes traduit ce que nous appelons le *disillnesment*. Par contre, *disease* est la dimension objective qui s'observe à partir des symptômes que la PVD2 présente. Il arrive que cette dernière refuse aussi ces manifestions visibles du diabète et de ce

[140]Qui fait dormir

point de vue nous parlons de *disdiseasement*. Cependant, tous ces aspects de la maladie influencent la pratique des PVD2 en début de pathologie.

Le déni se justifie au vu des travaux de Goffman (1963) sur la déviance. Pour ce dernier, le déviant est celui à qui cette étiquette a été collée avec succès. Face à cette étiquette, le déviant adopte un certain nombre d'attitudes. Il s'agit soit de la conformité, soit de l'acceptation ou encore le rejet de l'étiquette qui lui est collée. Ainsi, la PVD2 est comme un déviant à qui une étiquette a été collée ; celle du diabète de type 2. Cette étiquette constitue pour elle un stigmate identitaire. C'est le rejet de ce stigmate identitaire que nous désignons par le terme « *déni de la maladie* ». En considérant le poids des représentations que les PVD2 se font de cette pathologie, le déni semble à notre avis trouver un autre justificatif anthropologique. Car des savoirs relevant de l'ordre de la connaissance magico-religieuse et ordinaire véhiculent dans l'espace social des préjugés qui font du diabète une calamité. Pour l'anthropologue des logiques d'acteurs, le déni de la maladie, dans ses formes de *disillnessment* et de *disdiseasement* est la face visible d'une finalité : l'autopsychothérapie qui constitue alors le calcul rationnel derrière les différentes facettes du déni. La psychothérapie mise en œuvre par les psychologues cliniciens apparaît ici comme une stratégie personnelle qui permet de se maintenir en santé en niant l'existence de toute forme de perturbation.

Nous avons constaté que la plupart des PVD2 rejettent a priori leur identité de diabétique. Ce rejet est lié à la représentation qu'elles se font de cette pathologie, car comme nous l'avons mis en exergue dans la partie qui traite de leurs pratiques, la plupart d'entre elles découvrent leur identité, lors des bilans médicaux faits sur des initiatives personnelles. Mais lorsque les résultats des examens médicaux montrent qu'il s'agit du diabète de type 2, les PVD2 ne sont plus prêtes à s'accepter comme telles. À titre d'illustration, une d'entre elles déclare : « *Voilà 20 ans que je suis diabétique. Au début, je n'y croyais pas, car je ne comprenais pas que je suis en bonne santé et qu'on me déclare que je suis diabétique. Je me disais que le personnel de santé se trompe* »[141].

---

[141] Entretien réalisé en mai 2015

Le diabète de type 2 dans le cadre de notre terrain de recherche fait référence à une maladie mystique, incurable, qui conduit directement à la mort. Beaucoup de PVD2 pensent qu'il s'agit d'un sort mystique. Les propos de cette PVD2 au sujet de sa pathologie l'illustrent bel et bien : « *Je pense que ma maladie provient de ma belle-famille qui ne m'a jamais acceptée* »[142]. Dans le même sens, une autre déclare : « *Cependant, j'entretiens toujours un doute en ce qui concerne l'origine de ma maladie, car j'ai l'impression que rien ne change malgré le respect des recommandations. Ma glycémie reste constamment élevée. Et donc je suis découragé de continuer cette gymnastique. Que le Seigneur fasse le reste* »[143]. Cette PVD2 refuse de vivre sa maladie.

Le sens commun véhicule aussi un certain nombre de connaissances sur le diabète de type 2. Celles-ci font de cette pathologique une réalité inacceptable, car sa chronicité et ses complications ne sont pas perçues comme une réalité gérable. Ce qui est communément conçu c'est le dicton : « *On ne guérit pas de cette maladie* ». Par ailleurs, son traitement, pour cet ordre du savoir conduit plutôt à la mort.

Ainsi, parce qu'il faut fuir l'insulinothérapie, il est préférable pour les PVD2 de refuser la réalité de leur pathologie. Pour montrer comment les savoirs ordinaires influencent la perception que la PVD2 a du diabète de type 2, cette déclaration nous semble opportune :

> « J'avais une idée de cette maladie : la maladie du sucre, la maladie des riches. Je savais qu'elle était incurable sans trop savoir comment elle se manifeste. Le diabète est pour moi une maladie grave qui peut paralyser toutes vos activités. Elle est très exigeante et coûteuse en matière de respect du régime alimentaire ». [144]

Ceci montre comment les savoirs du sens commun, créent la logique du déni da la maladie chez la PVD2. Or, ce déni de la maladie

---

[142] Entretien réalisé en mai 2015

[143] Entretien réalisé en mai 2915

[144] Entretien réalisé en mai 2915

ne change pas le statut pathologique de la PVD2. Il contribue plutôt à complexifier une réalité pathologique qui aurait pu être prise en charge et maîtrisée à long terme. Cette logique du déni de la maladie pousse la PVD2 à négliger son parcours de soins. Elle aboutit alors à des complications liées à la pathologie. La PVD2, impuissante face à ces complications, se considère alors comme une victime. Elle pense être victime des forces du métasocial, des forces de la nature et de son environnement social. Elle entre alors dans un processus psychologique de démission face à l'ETP. Celui-ci est fondé sur les logiques d'auto-victimisation et du *bouc-émissairisme*.

3.4.2 L'autovictimisation et la subversion déresponsabilisatrice

L'auto-victimisation consiste à se considérer comme la victime des autres. La personne auto-victime est toujours infaillible alors que son environnement social est accusé par elle à propos de tout ce qui lui arrive. Ce que nous appelons bouc-émissaire est inspiré d'un mythe qui tire ses origines dans la culture juive antique. Il s'agit d'un rite d'expiation qui avait lieu lors d'une fête annuelle. À cette occasion, selon la loi divine (Segond, 1910, Lévitique 16, Versets 8 à 10), la communauté d'Israël, après avoir chargé un bouc de toutes ses impuretés et iniquités, le faisait disparaître, en les lui transférant symboliquement. Le bouc-émissaire est celui qu'on rend responsable de tout ce qui arrive de mal à autrui, de tous les malheurs qui s'abattent sur un individu ou sur une communauté. La nuance qui existe sur les deux logiques est que, dans la première, la personne victime s'estime innocente et infaillible alors que dans la deuxième, la personne reconnaît ses torts et les impute à une autre personne.

Nous constatons alors que les PVD2, la plupart du temps, pensent que leur maladie vient des autres d'une part et qu'elles sont irréprochables sur la gestion de leur parcours de malade d'autre part, car ce sont l'environnement social qui inflige mystiquement la maladie et les professionnels de santé qui ne font pas bien leur travail ou encore les séances d'ETP qui ne sont pas bien faites. Nous avons observé pendant nos enquêtes de terrain que les PVD2 suivaient des séances d'ETP avec des écouteurs et d'autres en dormant. Ce qui démontre leur désintérêt vis-vis de ces séances.

Pour ce qui est de la représentation d'une origine sociale et mystique de la maladie, certaines PVD2 pensent que ce sont les membres de leurs familles qui sont à l'origine de leur diabète, car selon elle, leur naïveté spirituelle joue en leur défaveur.

Les autres membres de la famille, disposant d'un polype viscéral, manipulent des secrets mystiques et leur infligent le diabète de type 2.

Cette perception conduit à aller chercher la solution chez les médiums, les tradipraticiens ou d'autres sorciers plus puissants. Car seuls ces derniers ont la capacité d'annuler ces sortilèges. Cette conception défavorise l'ETP. Car la prise en soins éducative apparaît inefficace face au mystique.

Pour ce qui est du parcours du malade, les professionnels de santé ne sont pas accueillants et ne se soucient pas des particularités culturelles des PVD2. Par exemple, cette PVD2 déclare :

> « Je ne consulte le médecin que quand j'ai un problème particulier, même si ce n'est pas toujours facile. Parfois l'on passe toute une journée à l'hôpital c'est fatiguant et moins motivant. De plus, les recommandations reçues ne sont pas toujours uniformes. Pendant que le médecin demande de réduire la consommation des graisses, sel et sucre, le naturopathe me conseille du miel naturel qui serait bon pour les malades diabétiques ».[145]

Pour cette PVD2, la raison pour laquelle elle n'accorde pas beaucoup de sérieux est que l'ETP est extrinsèque à sa volonté. Car ce sont les médecins et les naturopathes qui sont responsables de sa confusion thérapeutique. D'autres Personnes Vivant avec le Diabète de type 2 pensent plutôt que le personnel soignant ne leur accorde pas assez d'importance.

C'est ce qui ressort de ce discours : « *A l'hôpital, je suis aussi découragé, pour être reçu tu peux passer toute une journée, les*

---

[145] Entretien réalisé en mai 2015

informations ne sont pas toujours conformes »[146]. Une autre se plaint de l'accueil des institutions de prise en charge en ces termes :

> « Par contre à l'hôpital les choses sont différentes. Les infirmières vous reçoivent pour la prise des paramètres afin de nous référer aux spécialistes. Ces derniers nous posent des questions en rapport avec l'évolution de la maladie et les éventuels problèmes que nous pouvons rencontrer. Cela est vite passé. Quelques conseils et l'on prend congé de vous avec une ordonnance, et des examens de suivi »[147].

Pour cette dernière, les professionnels de santé ne prennent pas le temps pour les conseiller mais semblent agir par formalisme. De façon générale, il se constate que pour les PVD2, seul autrui est responsable des origines, de la gestion et de l'incurabilité de sa pathologie. Ces attitudes cachent un calcul rationnel subversif qui est celui de la déresponsabilisation de la PVD2. Cette dernière a tendance à décliner sa responsabilité face à ce qui lui arrive. Sa déresponsabilisation se comprend alors comme une échappatoire permettant de sortir indemne de son problème de santé. Le diabète de type 2 comme toute autre pathologie, quand elle existe dans une société à un moment donné, fait côtoyer une taxonomie médicale et une polarité culturelle (Fassin, 2006) qui nous amènent vers une autre logique, celle du recours au métasocial.

3.4.3 Le recours au métasocial

Le terme métasocial tire ses origines des concepts grec « *meta* » et du latin « *socius* ». Le premier veut dire « *après, au-delà de* » et le deuxième, dérivé du concept latin de « *societas* » qui fait référence à la société. Parler de la logique du recours au métasocial revient donc à explorer les calculs rationnels qui amènent la PVD2 à se faire une représentation de la maladie qui ne trouve pas de cause dans la dynamique sociale existante, mais dans une logique mystique. Ce qui

---

[146] Entretien réalisé en mai 2015

[147] Entretien réalisé en mai 2015

suppose que les solutions devraient aussi se chercher dans l'arène mystique.

L'ensemble des entretiens fait apparaître un usage réfléchi et contextuel des différentes médecines, quelles qu'elles soient. On pourrait dire que chaque offre nouvelle de soins s'ajoute aux autres sur un « mode cumulatif » (Augé, 1986). Mais cette accumulation n'est pas anarchique, elle s'organise en système signifiant, construit à la fois à partir des discours de l'environnement social et de l'expérience individuelle. De nombreuses PVD2, comme nous le constatons dans la partie réservée aux pratiques ont a priori tendance à recourir au métasocial, face au diabète de type 2. Cette situation s'explique par une lecture pluridimensionnelle de la réalité. Mais l'expérience et la connaissance qu'elles ont de la réalité métasociale sont aussi à prendre en compte. De façon ontologique, les Africains en général et les populations du Cameroun en particulier ont des liens très resserrés avec les divinités traditionnelles. Depuis des millénaires, dans la plupart des communautés, les divinités ancestrales sont à l'origine du bonheur ou du malheur qui arriverait à la communauté. Voilà pourquoi des cultes et des sacrifices sont régulièrement faits à ces divinités. Ces dernières sont représentées par des totems, la nature, les esprits des eaux ou d'autres éléments des substrats culturels profonds des différentes communautés. Les tradipraticiens sont alors des médiateurs entre les êtres de ce monde et des esprits ancestraux. Ce système de croyances qui s'est construit au fil des millénaires reste assez prégnant dans l'imaginaire social africain en général et camerounais en particulier. C'est dans ce sens que cette PVD2 nous confie : « *Moi je fais plus recours aux naturopathes, c'est peut-être pour cela que je réussis à mieux équilibrer ma glycémie* »[148]. Une autre renchérit en déclarant : « *La médecine traditionnelle m'avait aidée. J'ai fait de nombreux traitements traditionnels, car je voulais être rééquilibrée* »[149].

C'est la raison pour laquelle une explication mystique des origines et de la persistance du diabète de type 2 est plus évidente pour la plupart des PVD2 qu'une explication scientifique. De façon ontologique, la connaissance que la plupart des PVD2 ont des

---

[148] Entretien réalisé en mai 2015

[149] Entretien réalisé en mai 2015

tradipraticiens et des autres médiums est plus grande que celle qu'elles pourraient avoir des professionnels de santé. Cependant, ce sont les institutions sanitaires qui dépistent le diabète de type 2. En plus, elles sont officiellement reconnues. D'où la crédibilité qu'elles ont a priori. Cependant, les PVD2 restent dans une position *d'âne de Buridan*[150]. L'ETP peut alors les faire sortir de cette confusion ; or elles n'en sont pas averties. Car se soigner pour certains revient à suivre un traitement biomédical. D'où le besoin d'une sensibilisation sur l'ETP. Une fois que la pathologie persiste, l'explication métasociale qui au départ était juste évidente, devient axiomatique. D'où le recours aux tradipraticiens ou à d'autres traditionalistes. Ainsi, Dieu ou des dieux deviennent alors des facteurs de solution ultimes.

3.4.4 Pragmatisme thérapeutique

Le mot pragmatisme vient du grec « pragma », résultat de la « praxis », qui renvoie à l'action. Le pragmatisme chez les philosophes pragmatiques atteste d'une attitude proche du concret. Lorsque nous parlons du pragmatisme thérapeutique dans le cadre de ce travail, nous faisons référence à la recherche d'une efficacité concrète et tangible dans le choix des itinéraires thérapeutiques par les PVD2.

Nous avons constaté que la plupart des PVD2, dès qu'elles sont informées de leur statut pathologique, adoptent une attitude de recours aux thérapies alternatives sous-tendue par la logique du pragmatisme thérapeutique. Cette dernière consiste en une recherche d'efficacité dans les soins à travers une combinaison de plusieurs thérapeutiques provenant de systèmes étiologiques parfois contradictoires et s'inscrivant dans une approche alternative de soins entre le conventionnel, le non conventionnel et l'au-delà du conventionnel qui fait appel au domaine de l'invisible.

Cette partition entre le « visible » et « l'invisible » avait déjà été notée par Laplantine (2003), comme clivage du biologique et du non biologique structurant les représentations des médecins quant à leur territoire d'intervention. Les itinéraires thérapeutiques qui émergent ici sont tous caractérisés par des allers et retours entre médecine biomédicale et thérapies alternatives. Cela est bien perceptible dans la

[150]Ane avec deux têtes : situation de dilemme

déclaration de cet informateur : « *Je me faisais suivre par un diabétologue. Seulement, j'ai eu l'impression que l'instabilité de la glycémie persistait. J'ai été obligé de consulter des médecins traditionnels qui ont réussi à stabiliser cette glycémie* »[151].

Par ailleurs, cette logique du pragmatisme thérapeutique peut se comprendre dans le sens où la PVD2 cherche à actualiser les informations reçues afin de mieux améliorer son observance thérapeutique.

Une PVD2 qui estime avoir assez de connaissances sur le diabète de type 2 s'inquiète à propos de l'inefficience des efforts qui sont faits par les professionnels pour qu'elle sorte de la maladie déclare : « *Les connaissances que j'ai de la pathologie sont assez poussées, car je cherche personnellement des informations sur internet. Elles peuvent bien m'aider à observer mon traitement. Ce qui me trouble c'est les complications qui veulent s'installer* »[152]. La même PVD2 déclare par ailleurs qu'elle est tenue d'aller chez les tradipraticiens face à cette situation. Le sentiment d'un manque d'efficacité du traitement médical la plonge dans la confusion. De plus, face à la diversité des contextes d'ETP et à la pluralisation des injonctions diétothérapeutiques, les PVD2 cherchent non point à se conformer à un modèle d'existence, mais au contraire à inventer le leur. C'est dans ce sens qu'elles multiplient les itinéraires thérapeutiques, à la recherche de leurs normes de santé. Cependant, il arrive que les PVD2 reviennent à la médecine scientifique lorsque les médecines alternatives ont montré leurs limites. Ces attitudes de recours multiples ne sont-elles pas des indices qui appellent à renforcer l'ETP et amener la PVD2 à un substrat rationnel de la logique d'autonormativité ?

Selon Barrier (2008), « l'autonormativité » permet au patient, par un processus d'appropriation de la maladie, de déterminer lui-même une « norme de santé globale » qui établit un rapport harmonieux entre le sujet, sa maladie, son traitement, et sa vie en général, dans toutes ses dimensions. L'idée centrale est que l'autonormativité reconnaît au patient une capacité intrinsèque à se fixer une norme de santé au détriment des normes extrinsèques provenant de l'autorité médicale. La

[151] Entretien réalisé en mai 2015
[152] Entretien réalisé en mai 2015

logique de l'autonormativité permet à la PVD2 de définir ses choix thérapeutiques. Car elle se crée un rapport singulier avec le diabète de type 2 et se l'approprie au travers d'une norme de santé singulière. Dans cette optique, elle établit un rapport harmonieux entre la maladie, son traitement et les recommandations de l'ETP. Dans le cadre de cette recherche, la logique de l'autonormativité est perceptible à partir des propos d'acteurs. À titre d'exemple, il est courant de constater que plusieurs PVD2 réadaptent les contraintes diététiques en vue d'une harmonie entre celles-ci et leur traitement, leur maladie, leurs valeurs culturelles, leurs conditions économiques et leur environnement.

De plus, certaines Personnes Vivant avec le Diabète de type 2 ayant observé des contradictions entre les différentes prescriptions thérapeutiques, les contradictions entre les systèmes de soins représentés par les tradipraticiens, les naturopathes, les médecines douces et la biomédecine, inventent une norme de santé qui relève d'une logique personnelle de gestion de leur carrière de malade.

3.5 La conciliation des rôles sociaux avec la carrière de malade

Nous entendons par conciliation des rôles sociaux, un système de contraintes normatives auxquelles sont censés se plier les acteurs qui les détiennent et les droits corrélatifs à ces contraintes (Boudon et Bourricaud, 1990). La chronicité du diabète de type 2 fragilise la PVD2. Cette vulnérabilité est un obstacle pour la PVD2 à assumer ses rôles sociaux.

Ce qui expliquerait son indisponibilité à suivre les séances d'ETP. À titre d'illustration, un professionnel de santé se plaint en ces termes : « *Nous perdons certains malades de vue. Ils nous reviennent parfois en urgence* »[153].

Le sens de cette attitude peut être compris à partir d'une logique de la conciliation des rôles sociaux au rôle du diabétique. La pluralité des sollicitations de la PVD2 qui est liée à la multiplicité de ses rôles sociaux l'invite à une conciliation de ces derniers à sa carrière de malade. Or la position familiale, le degré de responsabilité en famille

[153] Entretien réalisé par le chef de service du CNO

comme en milieu professionnel et associatif s'avèrent être un facteur d'engagement ou non à la pratique de l'ETP chez certaines PVD2.

Le statut de diabétique ne soustrait pas la PVD2 de ses responsabilités familiales, professionnelles et sociétales. Sa présence aux séances d'ETP est fonction de la priorisation de ces rôles. Pour soutenir cette logique, nous avons rencontré des PVD2 partagées entre leurs contraintes professionnelles, thérapeutiques et familiales. Dans la majorité des cas, des PVD2 privilégient la production des moyens de vie au détriment de l'ETP. Dans certains cas, d'autres trouvent des compromis pour se maintenir à la fois dans le champ de l'ETP tout en continuant à exercer leurs obligations sociétales. Nous constatons alors que la gestion des rôles sociaux influence la gestion de la carrière de la maladie chez la PVD2, car les Personnes Vivant avec le Diabète de type 2 ont des rôles sociaux moins contraignants.

3.5.1 Logiques des acteurs associés

Les logiques des acteurs associés concernent les pairs éducateurs, les proches aidants et le personnel administratif.

3.5.2 Logiques des pairs éducateurs

Tout comme les autres acteurs, les pairs éducateurs ont des logiques dans le champ de l'ETP qui leur sont propres. Il s'agit d'abord de l'action sociale ou du bénévolat, ensuite de la démythification et de la banalisation.

3.5.2.1 Caritativisme au ras-du-sol

Considérant le néologisme « *caritativisme* » avec tous ses dérivés, Grasset (2006) démontre que le réflexe caritatif est devenu une sorte de doctrine opérationnelle interne qui fait le complément de la doctrine externe de l'humanitarisme interventionniste ; le caritativisme est le volet intérieur de cette conception postmoderne dont l'humanitarisme interventionniste est le volet extérieur. Cependant, bien que les dimensions d'internalité et d'externalité constituent les nuances principales entre le caritativisme et l'humanisme interventionniste et que l'action du premier s'inscrit mieux dans un cadre microsocial, il reste toutefois perceptible à la loupe d'une appréhension mentale que le caritatif convoque l'apport des dons matériels à des personnes nécessiteuses. La raison pour laquelle nous adjoignons le terme élaien « *au ras-du-sol* » (Ela, 1999, p.1) à la notion de caritativisme est que le champ de l'ETP des PVD2 nous donne d'observer qu'il existe des échanges caritatifs, constitués en de règles morales, entre les acteurs dans le champ de l'ETP. À titre d'illustration, les pairs éducateurs choisissent de sacrifier leur temps dans des activités non lucratives de lutte contre le diabète de type 2. Lorsque nous parlons alors de caritativisme au ras-du-sol, il est question de considérer ces actions caritatives qui sortent de la conception imaginaire globale des œuvres de charité pour s'intéresser à des formes de charité immatérielles.

Un tel exercice s'avère doté d'une pertinence incontestable dans la mesure où, au regard du manque de ressources humaines, matérielles et financières, de la difficulté de plus en plus croissante d'assurer de façon permanente les séances d'ETP, de leur extinction progressive sur l'étendue du territoire, ou du manque de partenaires pouvant soutenir leurs projets, l'on peut parler d'une crise des associations des diabétiques impliquées dans l'ETP. Comment dans ce contexte de rareté de ressources se fait l'éducation thérapeutique ? À la logique de survie qui caractérise les associations dans lesquelles les pairs s'activent, s'ajoute donc une logique de bénévolat chez les pairs éducateurs. Dans ces conditions, les associations paraissent, contrairement à l'hôpital, dominées beaucoup plus par les logiques de soins que par les logiques économiques autour de l'ETP. Pour ces acteurs institutionnels, la continuité de la pratique de l'ETP est davantage le fait de l'empathie des pairs éducateurs non rémunérés, mais motivés par leurs propres expériences, en tant que PVD2. Les responsables des institutions associatives, dans leur processus de recrutement et de formation des pairs éducateurs, s'inscrivent alors, dans le but de compenser leurs carences en ressources diverses, dans une logique de caritativisme au ras-du-sol. Car il est question pour eux d'inculquer à ces pairs éducateurs la mentalité du partage d'expérience et de les impliquer ainsi pleinement aux activités d'ETP.

En guise de résumé, la logique du caritativisme au ras-du-sol permet aux associations des diabétiques de pouvoir compenser le manque de moyens matériels et financiers auxquels elles font face, grâce à une mobilisation des potentiels immatériels ou des savoirs expérientiels qu'il y a chez les anciennes PVD2, sans avoir besoin de faire des dépenses pécuniaires exigées pour la mobilisation des professionnels experts. Il faut toutefois admettre que si les associations des PVD2 divergent avec les autres centres de prise en soins au niveau du caritativisme au ras-du-sol, les deux groupes sont engagés dans la lutte contre les mythes qui se construisent autour du diabète de type 2 et qui contribuent à éloigner les PVD2 de la prise en soins thérapeutique.

3.5.2.2 Démythification et banalisation

La démythification dans notre contexte consiste à élaguer les mythes qui se construisent autour du diabète de type 2. Car nos données de terrain nous ont permis de constater que cette maladie est d'origine mystique et serait lancée sous forme de sortilège par des initiés. Une telle appréhension contribue à désorienter certaines PVD2 des centres de prise en soins au profit des dépositaires des pouvoirs traditionnels. Cette dynamique orchestre une lutte pour la reconnaissance symbolique, avec des tirs froids de propagande et de contre-campagne.

C'est dans cette logique que les pairs éducateurs, qui sont plus proches des professionnels de santé ou des promoteurs d'associations de PVD2, ou qui dans bien de cas sont leurs « *fabrications professionnelles* », se lancent dans le cadre de leurs services, dans une campagne de délégitimation des savoirs mythiques sur le diabète de type 2, qui sont soit le fruit de la connaissance magico-religieuse, soit de la connaissance ordinaire. Cette croisade de démythification qui s'origine souvent des sursauts de courroux au vu des expériences du passé est perceptible dans ces propos d'une informatrice :

> « Quand je travaillais à Douala, j'ai fait un sondage parce que nous avons perdu bêtement un garçon sorti de l'ENAM parce qu'il est allé chez les tradipraticiens et puis on lui a fait des scarifications, il a attrapé la gangrène, il fallait couper un pied puis, lorsqu'il fallait couper l'autre pied, il a eu l'arrêt cardiaque. Ça m'a fait faire un sondage auprès des patients diabétiques. Et j'avais un échantillon de presque 150 personnes. Je trouvais que plus de 100 personnes sont parties

chez les tradipraticiens pour le diabète, et ma question était donc de savoir que faire pour le diabète. Tous sont revenus avec de mauvais résultats »[154].

Pour cette informatrice comme pour bien d'autres acteurs des approches conventionnelles des soins, c'est une erreur que de faire croire aux PVD2 que le diabète de type 2 est une maladie mystique. Le procédé d'opérationnalisation de cette démythification prend en compte la banalisation desdits mythes. C'est à ce niveau que nous pensons que l'ETP devient très utile dans la mesure où, si elle est faite avec plus de sérieux, elle ferait voir à la PVD2 les raisons réelles pour lesquelles il est indispensable de suivre telle ou telle conduite et les résultats assurément confirmeront la validité des choix faits. Or une croisade de démythification qui est faite dans un cadre non formel ne peut que difficilement convaincre la PVD2 et lui laisse la face vulnérable à tous les mythes tendant à un pragmatisme thérapeutique. Une éducation thérapeutique sérieuse aura aussi une influence sur les proches aidants qui sont des acteurs utiles à l'accompagnement de la PVD2.

3.6 Logiques des proches aidants

Une étude des pratiques des proches aidants que nous avons interrogés nous a permis d'identifier deux logiques principales : la logique affectuelle et la logique de la dette morale.

3.6.1 Logique affectuelle

Entre le proche aidant et son proche malade, il existe un lien de filiation, de partage des croyances et des pratiques existant dans l'environnement familial. Cette relation sociale crée une solidarité mécanique qui peut être renforcée ou non selon les degrés de *communalisation*[155].

Selon Weber (2013), il s'agit du sentiment de vivre ensemble, une ambition de cohésion qui traduit une identité familiale fondée sur

---

[154] Entretien réalisé en mai 2015

[155]*Communalisation* au sens de Weber est le sentiment de s'appartenir mutuellement, d'être engagé dans une vie de groupe.

l'intégration sociale d'un proche en ce sens qu'il est lié à sa famille pour sa protection ou sa reconnaissance. Le proche aidant agit non pour satisfaire un besoin, mais avec un calcul rationnel orienté vers une valeur : l'affection vis-à-vis de son proche malade. Il s'observe de nos données empiriques que l'action de certains proches aidants est sous-tendue par le lien affectif qu'ils ont avec les PVD2. Nous pouvons le constater dans ces propos : « *Je suis encore là simplement parce que j'ai le souci de sa santé vu son âge* »[156]. La logique affectuelle exige un sacrifice de la part du proche aidant. C'est le cas de ce proche aidant qui exprime son manque de choix face à l'obligation d'accompagner son proche PVD2 : *« Entre temps, je suis départagé entre Yaoundé et Ebolowa. Je m'occupe de maman et je m'occupe de mes propres problèmes. C'est vrai, elle a une dame qui lui fait à manger. Mais, je surveille son régime alimentaire : réduire l'huile, pas trop de sel. Je prends même le temps de montrer à cette dame comment on fait »*[157]. Le degré d'attachement de ce proche à sa mère se renforce avec le souci de protection qu'il a pour sa mère. Le sens de responsabilité de ce proche aidant le pousse à abandonner ses occupations pour se consacrer à l'accompagnement de sa mère. Il apparaît que le proche aidant rencontre des difficultés dans la construction de sa responsabilité, car il est aux confins de l'affectif, de l'électif et du devoir.

3.6.2 La dette morale

La réalité contemporaine de la solidarité, au sein des familles africaines, contredit totalement les schémas du prophétisme[158] des théories de la modernisation qui annonçaient, au travers de la transition familiale, non seulement la disparition des modèles familiaux communautaires africains, mais aussi celle des solidarités agissantes en leur sein entre leurs membres, sous l'effet des éléments de modernité comme l'industrialisation, l'urbanisation, la monétarisation des échanges sociaux. Toutefois, malgré l'apparente nucléarisation que les ménages africains ont laissée voir dès 1980 sous l'effet de la crise économique, force est de constater qu'aujourd'hui, ces solidarités sont permanentes, mais ont juste changé de forme pour devenir plus contractualistes. Aujourd'hui, en réalité, c'est dans le cadre d'une

[156]Entretien réalisé en mai 2015
[157] Entretien réalisé en mai 2015
[158]La théorie annonce

réciprocité même tacite que s'exerce toutes formes de solidarités intrafamiliales, qu'il s'agisse de la participation aux évènements heureux ou funestes, voire l'hébergement, il y a une attente en retour de l'ego vis-à-vis de l'alter (Renaut et Mesure, 1999).

L'assistance de la PVD2 par un proche aidant n'échappe pas non plus à cette logique contractualiste, dans la mesure où le proche aidant agit en espérant une réciprocité d'assistance vis-à-vis des autres membres du groupe familial. Dans la mesure où cet accompagnement implique souvent des sacrifices économiques ou un abandon temporaire de ses activités génératrices de revenus de la part de ce proche, la logique de la dette fonctionne comme une sorte d'assurance-maladie financée par le coût d'opportunité alors engendré par la vulnérabilité de la PVD2. Tout comme chez les acteurs précédents, l'accompagnement d'une personne atteinte de maladie chronique pose aussi aux pairs éducateurs le problème de la conciliation des rôles sociaux. Un proche aidant nous le confie en ces termes : « *En réalité, je ne gagne rien et je ne veux rien gagner. Cependant, j'ai aussi ma famille qu'il faut nourrir. J'ai mon champ qu'il faut entretenir. Ce qui est sûr, je vais la laisser un jour malgré moi* »[159].

Dans un contexte où la population a un faible accès à la sécurité sociale, notamment à l'assurance-maladie, le proche aidant attend en général un retour d'ascenseur de la part du groupe familial, y compris à l'intérieur du noyau conjugal ; l'époux d'une PVD2, obligée de lui apporter son soutien, cache une réciprocité des attentes. Lors de nos entretiens, la plupart des proches aidants affirment accompagner leurs PVD2 pour ce motif. C'est donc dans la trame de cette logique de la dette qu'il convient d'inscrire la mobilisation du réseau familial autour de la PVD2.

3.7 Logiques du personnel administratif

Une analyse comparative des pratiques des personnels administratifs des associations des personnes vivant avec le diabète et des formations hospitalières où l' ETP est pratiquée a montré dans le premier cas un empiètement des tâches de gestion courante dans le travail de dispensation de soins, et dans le second cas, des pratiques

[159] Entretien réalisé en mai 2015

relativement formalisées. Cette section nous donne l'occasion d'analyser la logique de la survie.

3.7.1 La survie

En contexte camerounais, les associations des personnes vivant avec le diabète sont en proie à d'importantes difficultés financières. La rareté des ressources devant permettre de pérenniser leurs activités d'«ETP» est telle qu'un bon nombre d'entre elles ont dû fermer leurs portes, réduisant ainsi le champ des possibilités des PVD2 d'avoir accès à une ETP pratique. Pour illustration, le personnel de l'ACADIA est en sous-effectif faute de pouvoir rémunérer un personnel plus nombreux. En outre, le mode d'organisation des soins dans ces structures est révélateur d'autres contraintes auxquelles fait face leur personnel administratif. En réalité, les associations des diabétiques fonctionnent selon un modèle qui les rapproche davantage des petites entreprises familiales dont la principale caractéristique est l'unicité entre les détenteurs du capital et les moyens de production. Ces propriétaires du capital et des moyens de production constituent généralement une partie, sinon la totalité de la force de travail. Dans l'ACADIA par exemple, la promotrice qui a aussi la propriété des moyens de prestation des soins d'ETP, travaille également à la dispensation de l'ETP.

Au regard de cette configuration, le personnel administratif ne bénéficie pas véritablement d'un statut de salarié, dans la mesure où dans ces unités de soins, la rémunération du personnel s'opère dans le cadre d'une redistribution des revenus au jour le jour. Dans ces conditions, il appartient au petit personnel de multiplier les stratégies de survie en attirant et fidélisant le maximum de PVD2 à l'association. C'est donc dans la trame de la survie qu'il convient de lire l'irruption, la reconversion du personnel administratif dans les activités de soins. Cette forme d'accumulation économique et symbolique qu'effectue le personnel administratif des associations de diabétiques a pour principale fonction de leur garantir la production et la redistribution de leurs moyens d'existence. L'on comprend alors que dans un cadre d'organisation des services de soins en ETP plus formalisé, les logiques du personnel administratif soient différentes, les contraintes organisationnelles, économiques et symboliques n'étant pas forcément identiques. L'observation a montré à cet effet que les pratiques du personnel du CNO ou du CNHD s'inscrivent davantage dans une logique conformiste. Cette attitude consiste en une adhésion profonde de l'individu aux règles, même très rigides, de l'organisation, au détriment de ses aspirations personnelles.

Le conformiste reproduira donc toujours mécaniquement les rôles que les règles organisationnelles lui ont assignés et se refusera à toutes formes d'innovations pouvant transgresser ces règles, même si cette transgression devait aboutir à une fin meilleure que celle à laquelle l'application de règles obsolètes aurait conduit. De fait, la nature bureaucratique de ces deux institutions de soins fait qu'il soit assez difficile pour leur personnel administratif de déroger aux règles qui régissent son fonctionnement d'une part et celles qui définissent leurs statuts et rôles. À l'opposé des associations des diabétiques, les acteurs tels que le CNO ou le CNHD apparaissent mieux structurés. La logique conformiste qui sous-tend leurs activités de gestion courante reflète en quelque sorte la prégnance des caractéristiques d'une bureaucratie dans ces institutions de soins : une définition rigoureuse des postes selon les fonctions et les compétences des individus, l'existence de règles définissant les rôles de chacun, ainsi qu'une structure hiérarchique (Weber, 2003).

3.8 Logiques des acteurs institutionnels

L'institution est un terme polysémique qui désigne communément des structures organisées ayant pour fonction de maintenir un état social. Cette définition d'usage diffère de sa référence étymologique sur un point capital. Le mot vient du verbe latin *instituo, instituere* qui renvoie à la contraction de *in statuo* signifiant « placer dans », « installer », « établir ». La notion d'institution fait donc référence à une idée de mouvement précédant une situation et tendant vers un équilibre plutôt qu'à la consolidation durablement acquise d'un ensemble d'activités (Tournay, 2011). Pour bon nombre de sociologues, une institution sociale désigne une structure sociale (ou un système de relations sociales) dotée d'une certaine stabilité dans le temps. Il s'agit d'un mode de régulation d'interactions sociales ; par exemple la famille. Les interactions vouées à se reproduire tendent à faire émerger des institutions sociales. Cependant, le sens littéral selon lequel elle est une structure d'origine coutumière ou légale, faite d'un ensemble de règles tournées vers une fin qui participe à l'organisation de la société ou de l'État, nous semble mieux désigner les institutions de prise en soins des PVD2 qui ont fait l'objet de notre centre d'intérêt dans ce travail. Du point de vue juridique, ces institutions sont des personnalités morales ayant des droits et des devoirs. Hajek (1995) leur reconnaît une vie et un comportement vital similaires à celui des organismes humains. Cette posture renforce notre appréhension anthropologique selon laquelle les institutions CNO, CNHD, HDO, ACADIA, JDC sont des acteurs ayant des logiques qu'il nous revient de ressortir. C'est alors là la mission de cette section de notre chapitre. Car nous passerons en revue l'idéalisation et l'autoglorification, la prédation et l'accaparement, la résilience comme riposte des acteurs d'*en bas*, la légitimation du discours biomédical comme seule rationalité étiologique du diabète de type 2, la multidisciplinarité apparente comme voile des lacunes institutionnelles, le juste souffrant et la fidélisation des membres.

3.8.1 Idéalisation et autoglorification institutionnelle

Parler d'idéalisation comme une logique d'acteurs institutionnels intervenant dans l'ETP au Cameroun revient sans conteste à affirmer qu'il existe une distance, une contradiction entre les discours de ses acteurs et leurs pratiques concrètes de l'ETP. D'une manière générale, chaque acteur institutionnel de l'ETP offre en permanence une image idéalisée de son institution sur le plan de la vision de l'ETP, de l'impact de son action sur les complications du diabète de type 2, ses ressources, l'organisation des formations au niveau national, et de son dispositif technique. De fait, l'inscription de ces institutions dans un registre publicitaire a manifestement comme objectif d'assurer aux acteurs ce qu'il convient de nommer un monopole ou un oligopole dans le champ de la pratique de l'ETP. Pour ce qui est d'une association comme ACADIA, il ressort de l'entretien avec sa présidente que ses pratiques d'ETP constituent le moyen le plus efficace pour éviter les complications liées au diabète de type 2 dans la mesure où le suivi du patient y est plus « profond », et plus proche des réalités de son cadre de vie immédiat.

Quant au CNHD par exemple, l'institution projette l'image d'une structure disposant d'un plateau technique approprié pour l'ETP.

Cependant, l'observation en profondeur, c'est-à-dire de ce qui n'apparaît pas dans le discours idéalisé, montre en revanche des structures sous-équipées, une prise en soins approximative des patients dans une logique de routine, et un manque d'appropriation de l'ETP comme rôle de soins fondamental de l'infirmière. Durant notre séjour de terrain, nous constatons que le CNHD ne dispose pas par exemple d'une salle pour tenir les séances d'ETP encore moins d'une salle de causeries diététiques ; par ailleurs, lors de ces séances, les thèmes de causerie à aborder sont imposés aux PVD2, ne leur laissant pas la possibilité de poser les problèmes et les expériences qu'elles jugent plus pertinentes, pas plus que ces séances d'ETP ne donnent l'opportunité qu'aux PVD2 d'aborder des sujets stigmatisants comme l'impuissance sexuelle et les difficultés nouvelles qu'elle impose à l'existence en couple chez les PVD2.

À plusieurs reprises, nous avons pris part comme observatrice aux séances d'ETP organisées par l'association ACADIA. Si l'on peut y noter certaines améliorations comparativement à ce qui se pratique dans d'autres institutions, car l'apprentissage de la mise en œuvre du système d'interdits alimentaires et autres précautions d'hygiène s'y fait de façon démonstrative, il en ressort tout de même que l'ETP y est toujours obsédée par l'objectif d'éviter les complications, d'éviter d'en arriver au pied diabétique. L'on ne peut guère négliger les trajectoires de soins des PVD2 qui au terme de l'observance thérapeutique, soit en milieu associatif, soit alors au sein d'autres institutions ayant vocation à pratiquer l'ETP, sont entrées dans un cycle sans fin de complications. La logique d'autoglorification institutionnelle, au demeurant contredite par la réalité sur le terrain, apparaît donc plus clairement en confrontant les discours des acteurs eux-mêmes sur leurs propres pratiques avec l'expérience concrète des PVD2.

3.8.2 Prédation ou accaparement : vers une monopolisation de l'ETP

Évoquer les logiques de prédation ou d'accaparement comme une forme de rationalité des acteurs institutionnels intervenant dans la pratique de l'ETP s'avère pertinent à plus d'un titre. En réalité, cette approche semble mieux traduire l'expérience concrète que les associations de PVD2 ont de l'hôpital camerounais d'une part et offre des clés de compréhension des situations d'apparence irrationnelles, mais bien connues des PVD2, et que l'observation directe a permis de mettre en évidence d'autre part. Comment comprendre, en effet, l'antagonisme et l'exclusion mutuelle qui existent entre différents acteurs, tous aussi indispensables pour l'ETP tels que le CNO, le CNHD, l'ACADIA et le JDC ? Ou bien, comment comprendre le fait, chez les PVD2, des comportements d'abandon des séances d'ETP aussi bien dans les maisons des diabétiques que dans les hôpitaux ? Il est évident que les acteurs qui se mobilisent autour de l'ETP rament à courants divergents, voire opposés, à finalités identiques. L'analyse, les logiques latentes qui sous-tendent l'action de leurs acteurs institutionnels, montrent que ces dernières se télescopent, voire se phagocytent mutuellement. Voici comment une informatrice PVD2 en situation de double consultation à l'hôpital central de Yaoundé et membre de l'ACADIA l'exprime :

> « Je suis à l'HCY et à la maison des diabétiques. À l'HCY, c'est pour rencontrer les médecins ; à la maison des diabétiques, c'est pour la vie pratique. Je ne peux pas être à l'aise sans les deux. La maison est efficace, car l'on apprend beaucoup de choses qui nous aident à éviter les complications. Avec les médecins, c'est d'abord honorer les rendez-vous. Ils demandent si j'ai une plainte, ils posent des questions sur les bilans de santé, les problèmes d' hypo et hyperglycémie, ils réajustent les doses du traitement, car je prends et les comprimés et l'insuline »[160].

Pour comprendre donc le sens des pratiques des institutions d'ETP au Cameroun, il importe de rompre avec certaines visions fonctionnalistes de l'hôpital en contexte camerounais comme espace neutre de soins et dont le but est la réparation du capital biologique de la société. Il faut en effet relever d'une façon générale que la crise économique des années 1980 a eu des conséquences néfastes sur les systèmes de santé africains implantés dans les pays africains subsahariens peu avant les indépendances, et dont la structure

[160]Entretien réalisé en mai 2015

hospitalo-centrique n'a pas beaucoup changé aujourd'hui en matière de décentralisation (Médard, 2001). Au rang des conséquences de la crise du système de santé camerounais entretenue par une politique d'ajustement structurel, il y a une aggravation des inégalités socioéconomiques d'accès des populations aux services de santé modernes malgré les fameuses stratégies de Soins de Santé Primaires, la dégradation de la qualité de soins, la vétusté du plateau technique, le manque de ressources humaines entre autres et la primauté des logiques économiques sur la vocation de l'hôpital comme un espace de soins.

En rapport à l'ETP, il revient constamment que la marginalité de cette activité de soins et la marginalisation dans laquelle elle continue de se trouver se justifient dans une certaine mesure par le fait qu'elle ne rapporte pas de *quottes-parts* aux professionnels de santé qui la pratiquent ; les projets d'institutionnalisation de cette activité de soins impulsés par quelques professeurs de médecine avaient déjà connu des échecs par le passé, et semblent encore compromis aujourd'hui, comme le reconnaît le chef de service adjoint du CNO en ces termes : « *Le système de santé camerounais n'est pas préparé à la gestion des maladies chroniques. C'est ce qui explique la faible adhésion des responsables à la reconnaissance de l'ETP et à la mise en place d'un service l'ETP*[161].

Cette précision faite, mentionnons que la mise en perspective scientifique des logiques d'acteurs institutionnels de l'ETP au Cameroun nous oblige à envisager l'hôpital comme un champ de luttes, un espace conflictuel où chaque acteur institutionnel use de son capital symbolique (diplôme, expertise, reconnaissance scientifique des pairs, etc.), afin de s'approprier les avantages économiques ou la reconnaissance symbolique du monopole de la pratique de l'ETP, de résister à l'hégémonie des *boss*, c'est-à-dire aux stratégies de domination du champ de l'ETP mises en place par la bureaucratie hospitalière, pour les acteurs institutionnels *d'en-bas*[162] (les maisons des diabétiques). L'accaparement des projets visant à mieux capaciter les PVD2 pour une gestion autonome de leur carrière diabétique, constitue pour ceux *d'en-haut*[163], un moyen d'exercer leur hégémonie

[161]Entretien réalisé en mai 2015
[162]Acteurs ayant un faible capital symbolique
[163]Acteurs ayant un fort capital symbolique

dans le circuit de financement des projets d'ETP et de contrer la dynamique des acteurs institutionnels *d'en-bas*. Car ces derniers disposent du pouvoir de signature, de validation des projets ou d'approbation avant leur financement, ou d'attraction des partenaires.

Vu sous cet angle, il apparaît que les associations des diabétiques, qui d'un point de vue comparatif, entretiennent de l'avis des PVD2 eux-mêmes, plus de proximité avec eux, et dispensent une connaissance plus pratique de la gestion du diabète que celle des institutions hospitalières, sont aujourd'hui réduites à des stratégies de survie pour encadrer les personnes vivant avec le diabète. Cette situation relève de leur incapacité à mobiliser un capital économique suffisant pour la concrétisation de leur projet. La présidente de l'ACADIA, évoquant cette logique d'accaparement des projets d'ETP nous a confié ce qui suit lors d'un entretien :

> « J'avais un projet bien élaboré « sport et diabète », mais j'ai été court-circuitée. Ça m'a découragé. Parce que tous les projets sur le diabète doivent passer par les Boss du Ministère. Moi, j'ai élaboré un bon projet et là, on a seulement enlevé mon nom et on a mis le nom d'une autre personne. Et quand j'ai vu que déjà dans l'élaboration des projets qu'on finance, on demande la signature du Boss lambda, et ce Boss aussi au moment où il doit approuver, lui il fait comme cela l'arrange. Le problème ici c'est le problème des finances. Les Boss accaparent les projets. Quand tu te retrouves devant ce cas de figure, tu fais alors avec ce que tu as étant donné que dans ton propre projet tu joues le rôle secondaire et les Boss se sont partagé les finances. Les projets ne passent que par les vraies gens non par nous autres »[164].

Les positions des acteurs institutionnels comme acteurs privilégiés d'ETP d'*en-haut* dans le champ de l'éducation thérapeutique, en tant qu'institutions publiques investies du pouvoir de

[164]Entretien réalisé en mai 2015

décision en matière d'ETP , sont de nature à faciliter non seulement l'appropriation des projets en la matière, au regard du pouvoir d'approbation préalable dont ils disposent, mais en outre la personnalisation des projets d'ETP qui traduisent pourtant le dynamisme des acteurs *d'en-bas*. S'il en était autrement, comment expliquer l'échec de nombreux projets d'ETP ou plus particulièrement le découragement des acteurs d'ETP *d'en-bas* ? C'est cette logique de court-circuitage, d'accaparement de projets qui se situe au confluent de l'affrontement entre le capital symbolique de la bureaucratie hospitalière et la difficulté pour les associations des diabétiques de mobiliser le capital économique nécessaire à la pérennité de l'encadrement des PVD2, qui offre de mieux comprendre les luttes institutionnelles autour de l'ETP qui cristallisent sans doute des enjeux économiques. La présidente de l'ACADIA poursuit en ces termes : « *La FID a beaucoup de projets, mais ceux qui sont à la tête ne nous aident pas. Ces associations sont à Yaoundé et travaillent partout. Certaines associations se sont découragées à cause du défaut de financements* »[165].

Les stratégies de maintien ou de résilience des associations des diabétiques, actrices *d'en-bas* de l'ETP, consistent surtout à « *faire avec les moyens qu'on a* »[166]. Le maintien de ces acteurs dans le champ de luttes autour de l'ETP où la pratique de la collaboration masque en réalité une logique de court-circuitage, et d'hégémonie de la bureaucratie hospitalière, repose sur des expédients divers. Le président de la JDC, dont les activités étaient supportées par le projet « *changing diabetics in children* » qui prenait les enfants et les parents des enfants vivant avec le diabète comme cibles de l'ETP, exprime sa résistance à cette logique d'accaparement de projets d'ETP en ces termes : « *L'intelligence ne peut jamais être volée. Même s'ils détournent le projet, mon souci c'est la santé des enfants* »[167]. L'hôpital, pris comme un espace de soins en rapport à l'ETP cristallise en fin de compte des luttes d'acteurs institutionnels pour le contrôle des ressources économiques autour du financement des projets d'ETP. Logique

---

[165]Entretien réalisé en mai 2015
[166]Entretien réalisé en mai 2015
[167]Entretien réalisé en mai 2015

d'accaparement et logique de résilience s'affrontent donc en permanence sur le champ de l'ETP.

3.8.3 Résilience institutionnelle ou la riposte des acteurs *d'en-bas*

En sciences humaines, la résilience peut être considérée comme un processus dynamique impliquant l'adaptation positive dans le cadre d'une adversité significative (Anaut, 2005). L'expression « *acteur d'en bas* » quant à elle est empruntée à Ela (1998) qui considère les laissés-pour-compte, les pauvres, les déshérités comme faisant partie du monde d'en bas. Ledit monde est fait d'acteurs qui inventent et réinventent le quotidien par le bricolage et développent ainsi des mécanismes de résilience leur permettant d'affronter les défis auxquels ils font face. Cette partie aborde donc la résilience comme une riposte à la marginalisation causée par certains acteurs, car il ressort de nos enquêtes de terrain qu'il existe une dynamique de prédation des projets montés par les associations dans le champ de l'ETP.

Comme il apparaît en filigrane dans les parcours morbides des PVD2 qui étaient déjà membres d'une association des Personnes Vivant avec le Diabète de type 2 au moment de la collecte des données, les maisons des diabétiques constituent certainement une alternative plus efficace que la pratique d'ETP en contexte hospitalier. Une qualité de service satisfaisante, tant pour l'accueil que pour la démonstration pratique de la façon de mettre en exécution les diverses contraintes médicales, diététiques et d'hygiène, une meilleure socialisation au rôle de diabétique, ainsi qu'une relative efficacité dans le processus de stabilisation de la glycémie des PVD2, entre autres, sont les facteurs explicatifs de la préférence des PVD2 pour ces institutions de soins. Mais il se trouve, contre toute attente, que la maison des diabétiques, dont l'efficacité en matière d'ETP est établie est dans une profonde précarité, et se voit contrainte à des stratégies de survie pour se maintenir dans le champ de l'ETP.

Comme conséquence de la logique de prédation des acteurs institutionnels d'ETP d'*en haut*, les pratiques de soins de la maison des diabétiques n'ont guère de choix que de fonctionner sur une logique de résilience, qui traduit en fait une riposte à l'hégémonie de la bureaucratie hospitalière, détentrice du capital symbolique en matière de financement des initiatives d'ETP au niveau national. Les stratégies de survie institutionnelles sont multiples ; elles vont de la reconversion professionnelle des promoteurs, à la demande directe de financements et de matériel de travail aux partenaires intéressés par l'ETP, la formation de pairs éducateurs sur le tas ou la reproduction du savoir éducateur dans le cadre familial, ou encore la reprise en main de maisons de diabétiques qui battent de l'aile, comme ce fut le cas avec la mutation de l'ASCAMDIA en ruines, en ASCAMDIA-MDC, à défaut de fermer les portes. Pour le cas de la reconversion professionnelle, les revenus tirés de la nouvelle activité servent en général à supporter les charges fixes de l'association, surtout le loyer. C'est le cas de la présidente de l'ACADIA :

> « J'ai quand même formé ma fille qui vient d'intervenir, vous avez suivi son intervention. J'ai aussi formé d'autres personnes des pairs éducateurs. (…) moi j'ai préparé ma retraite (dans l' «ETP « ») avec beaucoup d'autres choses : je suis dans l'agriculture, je suis dans la palmeraie, je sais que quand ça commence à battre de l'aile ici, je préfère avoir un soutien permanent pour que la maison ne tombe pas »[168].

En sus de la difficulté à mobiliser des fonds pour le financement de leurs projets, ces associations se retrouvent confrontées au problème de la difficile mobilisation des PVD2 autour des activités d'ETP, car certaines d'entre elles, notamment la JDC que nous avons approchée, étaient adossées à certains projets liés au diabète et bénéficiant des financements réguliers ; la fin de ces projets a remis sur la table l'épineux problème de la survie, de la pérennisation des activités d'ETP conduites par ces associations. Mentionnons également que la dispersion de l'échantillon de PVD2 à la suite des difficultés rencontrées par les programmes n'est pas de nature à faciliter l'atteinte de leurs objectifs. Prenons cet exemple de l'association JDC, ayant bénéficié momentanément du soutien du projet « *changing diabetics in children* » :

> « Le programme « changing » est un programme qui prend en charge l'enfant diabétique (prise en

[168]Entretien réalisé en mai 2014

charge globale tous les trois mois). Une séance d'«ETP « » était organisée, les parents étant associés. Nous avions des colonies de vacances pour nous connaître et accepter sa maladie ; ceci a marché sur cinq ans. Le volet éducation s'est affaibli et les enfants avaient une difficulté d'adaptation avec le personnel soignant (...) le programme « changing » terminé, le suivi du projet fut mauvais. Tous les avantages se sont arrêtés. Le système est complexe. Notre siège c'est l'HCY ; nous sommes très proches du personnel soignant. Faute de moyens, nous rédigeons une demande pour obtenir l'autorisation de faire l'ETP. Par les messages et l'intermédiaire du programme et la base de leur numéro de téléphone. L'instabilité du personnel soignant déséquilibre la prise en compte de l'enfant et son environnement »[169].

Comme on peut donc le constater, les pratiques d'ETP par les acteurs institutionnels d'en bas que sont les associations, sont pour le moins sous-tendues par des logiques de survie qui visent leur maintien dans un espace de soins où les logiques hégémoniques de la bureaucratie hospitalière leur confèrent le monopole du contrôle du financement des projets d'ETP inspirés à la base.

3.8.4 Légitimation du discours biomédical comme seule rationalité étiologique du diabète de type 2

Le séjour sur le terrain a été l'occasion d'observer que l'ensemble des pratiques des acteurs institutionnels intervenant dans le champ de l'ETP au Cameroun est sous-tendu par une volonté d'être le seul cadre de référence pour l'interprétation du vécu corporel de la maladie par les PVD2. L'ETP n'étant dispensée que par des acteurs institutionnels qui incarnent à divers degrés la médecine conventionnelle, il est néanmoins un champ d'affrontements permanents de deux types au moins de rationalités : une rationalité biomédicale du diabète d'une part, et les

[169]Entretien réalisé en mai 2015

rationalités *émiques*[170] dont sont porteuses les PVD2 elles-mêmes d'autre part. L'intérêt de la prise en considération de cette opposition réside dans le fait qu'elle permet de comprendre les conduites d'abandon à mi-parcours de l'ETP, ou les comportements de doubles consultations, qui traduisent à leur tour une rupture avec cette vision biomédicale du diabète et de sa prise en charge. Qu'on parle du CNO, du CNHD ou simplement des associations des diabétiques, l'invalidation des compétences du malade à expliquer, à rationaliser lui-même son vécu corporel est une pratique courante. Si l'on revient sur l'exemple des pratiques des associations, nous avons déjà dit que l'acceptation de la maladie et l'apprentissage du rôle de PVD2 constituent l'entame de l'ETP dans ces institutions. Mais à observer de près, cette acceptation de la maladie ne se fait le plus souvent qu'en invalidant les rationalisations des malades, et en leur imputant la responsabilité des complications, notamment le pied diabétique. Cette déconstruction du sens pratique que les PVD2 donnent au diabète est exprimée par une informatrice au cours d'un entretien :

> « Les diabétiques camerounais ont plus de mythes que d'autres pays. Au Cameroun, on va vous raconter des choses telles que : il faut boire des urines, il faut boire l'eau du Ndolé, prendre les écorces de je ne sais quoi, il faut prendre le cola (…) d'après moi, quand le malade est éduqué et qu'il a accepté sa maladie, ça devient léger pour le malade en question. Donc il faut que le patient accepte la maladie et dès qu'il a accepté la maladie, il accepte aussi d'apprendre comment vivre avec la maladie »[171].

Il convient cependant de remarquer que les mythes dont il est question ici, ainsi que d'autres formes de rationalisations du diabète, les représentations collectives et les attitudes vis-à-vis de l'insuline que nous avons retrouvées chez certaines PVD2, se traduisent en fait non seulement par leur appartenance à deux systèmes d'interprétation de la maladie, mais également par l'influence de leur réseau de sociabilité,

[170]Rationalités *Emiques*

[171]Entretien réalisé en mai 2015

notamment la famille et d'autres proches. Face à la difficulté de maîtriser leur glycémie, ou devant la persistance des complications, certaines d'entre elles ont pourtant affirmé qu'elles devaient la stabilisation de leur glycémie à un abandon, du moins temporaire, de la vision institutionnelle du diabète, pour se situer dans l'espace plus large des modèles culturels faisant intervenir la double dimension ontologique et sociologique de la maladie et de la guérison. Au sein de cette perception dite profane, la guérison dépend surtout de la restauration d'une harmonie verticale et horizontale, c'est-à-dire la quête d'une cohésion dans la relation du malade avec l'invisible d'une part, et avec la société, notamment le cadre familial d'autre part ; ici le diabète est souvent perçu comme une sanction du groupe familial de la PVD2 à une déviance individualiste ayant entraîné par exemple une défaillance de cette dernière dans l'exercice de ses obligations de solidarité avec sa parentèle élargie.

Voici le témoignage d'une PVD2 chez qui l'organisation d'un conseil de famille a amélioré la glycémie : *« J'ai dû demander pardon à la famille pour tout ce que j'ai pu faire consciemment ou inconsciemment, pour recouvrer ma santé. Depuis lors, mon pied s'améliore. Tous ces soucis ont fait lâcher* mon cœur, la vue aussi. Comment ne pas consulter des Marabouts pour cela »[172].

La logique de déconstruction du savoir profane semble néanmoins être la seule voie d'admission des PVD2 au processus d'ETP ; il s'agit en réalité du rejet de l'intégration de toute autre forme de rationalité non biomédicale dans le champ de l'ETP et donc d'un pluralisme thérapeutique. Pourtant, force est de constater que les PVD2 restent porteuses de perceptions étiologiques du diabète et des trajectoires de soins assez variées, comme nous a confié cette informatrice :

> « C'est quand j'ai eu une première complication, le coma hypoglycémique que j'ai pris conscience. Je me faisais suivre par un diabétologue. Seulement, j'ai eu l'impression que l'instabilité de la glycémie persistait. J'ai été obligé de consulter des médecins traditionnels qui ont réussi à

[172]Entretien réalisé en mai 2015

> stabiliser cette glycémie. Ce n'est que 9 ans après que j'ai eu une plaie au pied. Heureusement pour moi, cette plaie s'est cicatrisée. Je pense que celle-ci provient de ma belle-famille qui ne m'a jamais acceptée »[173].

L'invalidation des cadres interprétatifs profanes du diabète et d'une façon plus générale, l'évacuation du champ de l'ETP des recours aux soins non sous-tendus par une étiologie biomédicale suivant l'argument selon lequel ces derniers sont responsables des complications observées chez les PVD2 qui tardent à accepter leur maladie sous l'angle de la biomédecine, conduisent en fait à une légitimation du discours biomédical comme unique référence pour la PVD2 en matière de compréhension, d'explication, et d'attitudes dans la gestion de sa carrière morbide. Néanmoins, il faut le relever, l'une des raisons du comportement de l'abandon des séances d'ETP évoquées par les PVD2 est la persistance des complications en dépit de l'observance thérapeutique. Les acteurs institutionnels se positionnent ainsi comme des *institutions totalitaires* (Goffman, 1968) dans le processus d'ETP. Sous cet angle, la délégation des compétences des PVD2 au profit des institutions d'ETP signifie le plus souvent pour la personne vivant avec le diabète de se contenter du rôle passif d'observance thérapeutique et diététique dans la relation soignant/soigné. Car dans la réalité, ses expériences personnelles, ses modèles culturels, ses savoirs profanes sur le diabète, la maîtrise des éléments de son cadre de vie, des adaptations et des compromis possibles que le malade peut consentir pour suivre l'ETP, sa vision même de la vie ou de la mort, sont autant d'éléments qui constituent la compétence du malade dans la quête de guérison, mais que précisément la logique de légitimation du savoir biomédical contribue à estomper. À titre d'illustration, l'ETP est le plus souvent confondue avec l'activité de consultation ; les rapports avec le patient sont très brefs : prise des paramètres notamment la glycémie et une prescription nouvelle constituent l'essentiel de cet échange. L'apparition des complications dans ce contexte est en général imputée à une mauvaise observance thérapeutique, pourtant, comme nous l'ont confié certains informateurs, les prescriptions, notamment diététiques, posent souvent aux PVD2 des

[173]Entretien réalisé en mai 2014

problèmes d'acceptabilité culturelle, nécessitant ainsi une réadaptation, une personnalisation dirions-nous, au format de chaque PVD2, prise individuellement. Voici à cet effet un extrait d'une PVD2 :

> « La plupart des temps l'on nous impute la responsabilité des complications, à travers le comportement non observant. L'écoute attentive est un pari. Dans ce cas, nous sommes obligés d'avoir de multiples itinéraires thérapeutiques. Et je voudrais vous assurer que cela ne nous donne pas envie de revenir ».[174]

De toute évidence, les logiques de déconstruction de la compétence du malade et de *totalitarisation*[175] (Goffman, 1968) du diabète et de sa prise en charge à travers l'Éducation Thérapeutique telle que pratiquée par les acteurs institutionnels, limite la participation de la PVD2 dans le processus qui vise à lui conférer une autonomie dans la gestion de la chronicité du diabète. En effet, comment dans ces conditions de refus et de stigmatisation des savoirs profanes, des rationalités de la maladie autres que celles de la biomédecine, les PVD2 peuvent-elles participer à enrichir l'ETP ? Il ressort des entretiens avec des personnes malades que leurs cadres de vie, les expériences qu'elles ont du diabète sont différentes d'une personne à l'autre, y compris les réseaux familiaux mobilisés autour d'elles. Ces éléments hétérogènes constituent souvent une importante source de motivation pour l'adhésion et l'observance thérapeutique. Nous en dirions autant des appartenances culturelles. La logique de la routine dans laquelle évoluent souvent les professionnels, conséquence du primat et de l'exclusion des compétences des PVD2 dans la rationalisation[176] et dans la prise en soins de leur vécu corporel, semble ne pas adresser le problème d'une ETP conduite selon le paradigme complexe, focalisé sur la santé et non sur le corps malade. L'ETP devrait pourtant prendre en compte ces particularités des PVD2. Des fiches diététiques ainsi que des consultations standards, comme on l'observe aujourd'hui, semblent ne pas concourir à ce but. Il nous semble que la logique totalitaire des

---

[174]Entretien réalisé en mai 2014

[175]Relation asymétrique entre soignant et soigné

[176]Interprétation que l'on fait de quelle que chose

acteurs institutionnels participe ainsi à aliéner la PVD2, c'est-à-dire à la rendre étrangère à l'interprétation de son vécu corporel.

3.8.5 Multidisciplinarité apparente ou voile des lacunes institutionnelles

La PVD2 est une personne à plusieurs dimensions, de même le diabète est une maladie dont la gestion mobilise une approche pluridisciplinaire. En effet, fondamentalement, l'ETP s'inscrit dans une approche de soins complexe ; à ce titre, sa réalisation exige la mobilisation d'une pluralité de spécialistes appartenant à des champs variés. La gestion même du diabète par la PVD2 en tant que maladie chronique déborde largement la sphère des contraintes thérapeutiques pour atteindre les sphères familiales et professionnelles, bref toutes les dimensions de son existence ; ce qui exige des réaménagements conséquents. La multidisciplinarité dans ces conditions, vise à offrir une vision holistique du diabète et du processus d'éducation thérapeutique. Cependant, l'on observe chez les acteurs institutionnels une multidisciplinarité apparente, dans la mesure où l'ETP se déroule le plus souvent avec improvisation, et les thématiques abordées se cristallisent autour des aspects biomédicaux, au détriment, comme nous venons de le voir des autres aspects de l'existence de la PVD2.

Pour les acteurs institutionnels, la pratique de la multidisciplinarité apparente est donc sous-tendue par la logique du voile des lacunes institutionnelles en matière d'ETP.

Dans la réalité, l'incapacité pour les associations à mobiliser et à rémunérer les expertises plurielles pouvant animer leurs séances d'ETP oblige les promoteurs, pour suppléer à ce manque d'expertises, à s'informer sur différents sujets qui exigent pourtant un grand niveau de technicité, et à les implémenter ensuite lors des séances.

D'un autre côté, la pratique de la multidisciplinarité apparente dans le cadre des institutions hospitalières telles que le CNO et CNHD, disposant de dotations financières importantes et d'une capacité d'attraction des expertises et de plaidoyer envers les autorités sanitaires, se traduit simplement par un manque d'engagement en faveur de la multidisciplinarité qui pourrait permettre à la PVD2 de disposer des compétences plurielles qu'exige une approche d'ETP complexe.

3.8.6 Le juste souffrant

La notion du juste souffrant nous a été inspirée par un mythe juif selon lequel le messie est venu souffrir et s'est fait torturer pour les fautes qu'il n'avait pas commises en tant qu'individu. Sa convocation dans le cadre de ce travail s'explique par l'attitude des acteurs du champ de l'ETP qui mettent en avant la marginalisation qu'ils subissent dans leurs volitions[177] de conception et d'implémentation des projets qui pourraient faire avancer la pratique d'ETP en contexte camerounais. Or, en dépassionnant le débat, en prenant du recul pour regarder d'une manière objective, il se constate que certains de ces acteurs présentent des lacunes formelles dans leurs formations, qui ne leur sont pas favorables dans les batailles de la jungle institutionnelle que constitue le champ de l'ETP.

Pour preuve, le capital culturel dans le cadre de l'ETP renvoie aux diplômes et aux expertises requis pour sa conduite. L'examen des profils socioprofessionnels des promoteurs des associations de diabétiques montre clairement qu'il s'agit souvent d'acteurs motivés par leur expérience de la maladie, ou ayant occupé une position inférieure dans la hiérarchie des corps des professions de santé et ayant un engagement personnel dans la cause des PVD2, ou encore ayant des qualifications sans aucun rapport avec les soins infirmiers ni avec l'ETP. En outre, la formation des pairs éducateurs sur le tas, dans le cadre informel des maisons de diabétiques ne concourt pas à renforcer ce capital culturel, pourtant indispensable non seulement pour l'ETP, mais également pour avoir la reconnaissance des autres acteurs institutionnels situés dans les lieux où se décide et où se finance l'ETP. Cette faiblesse structurelle, aggravée par le manque de ressources économiques pour le financement de leurs initiatives, renforce davantage le fait que dans les associations des diabétiques les logiques de survie prennent le pas sur les logiques de soins en ETP.

La faiblesse de leur capital culturel constitue en outre un handicap quant à leur reconnaissance. En effet, même si elles ont une existence administrative, elles doivent encore conquérir leur reconnaissance par les pairs, dans la mesure où l'ETP réunit d'éminents experts, des

---

[177] Volonté

scientifiques dont la renommée est internationalement établie par leurs productions scientifiques ou leurs contributions à divers colloques par exemple. Toutes choses qui contrastent avec les associations dont la stratégie dans leur lutte pour la reconnaissance repose essentiellement sur la quête des partenaires (Mdis, leaders religieux, et d'opinion, etc.), ou sur la communication interpersonnelle entre PDV2. C'est donc dire que le positionnement de ces associations sur le champ de l'ETP s'appuie sur l'expérience de la qualité des soins qu'en ont eu d'anciennes PVD2, qui en parleront à leur tour à d'autres. Une informatrice le décrit en ces termes :

> « Quand je suis allée à Bafoussam, c'est les élites de Bafoussam qui m'ont demandé de venir. Au Nord, ils sont en train de se préparer. Je veux bien et j'accepte volontiers l'invitation. Donc il faut que ça soit programmé. C'est difficile de garder cette flamme allumée (…) Ce que je veux, c'est qu'il y ait beaucoup de personnes comme moi, au lieu que je sois seule. C'est-à-dire que l'État organise des séminaires de formation à ce sujet pour que j'encadre les gens. Par exemple, à l'HGD où j'ai formé des gens, une dame faisant l'ETP commence à dire des choses qui ne vont pas, et puis les malades la reprennent, cela devient un problème, donc je veux qu'il y ait, qu'on organise toujours des formations, les recyclages et autres, pour qu'il y ait d'autres personnes parce que justement je suis en train de me fatiguer »[178].

Une analyse du contenu sémantique de ce verbatim, considérant les termes comme *« les élites de Bafoussam m'ont invitée », « j'accepte l'invitation… Ce que je veux c'est qu'il y ait beaucoup de personnes comme moi, au lieu que je sois seule »*[179]démontre qu'il existe une « *self confidence* » très forte chez cette promotrice d'association. Cependant, la multiplication professionnelle à laquelle elle fait référence serait endiguée par

---

[178]Entretien réalisé en mai 2015

[179]Entretien réalisé en mai 2015

les écrasantes et phagocytantes actions des autres acteurs qui éclipsent son potentiel par leur dynamique d'accaparement des projets et par l'embargo symbolique dont ils font montre à l'endroit de son institution. Toutefois, il faut reconnaître en toute objectivité que ce *« juste souffrant »*, qui semble être maltraité par les autres ne dispose pas de sérieux capitaux bourdieusiens d'une part, et est en conflit avec des personnes dont elle reconnaît avoir contribué à leur constitution professionnelle d'autre part. Les raisons de cette rupture relationnelle restent inavouées. Cependant, il nous semble qu'un travail de collaboration en toute humilité et des démarches diplomatiques au sens simple du terme auraient peut-être conduit à une réalité toute autre. D'autant plus que dans un entretien avec un de ces mentors, il en ressort une dynamique de conflits ouverts sur un fond de manque de loyauté ou de contre-propagande. Ces propos semblent bien l'illustrer : « *Comment une responsable d'association ose-t-elle prescrire l'insuline et en modifier les doses qu'un médecin a prescrites? C'est incroyable !* »

En péroraison, la convocation de la logique du juste souffrant nous amène à relativiser la vue selon laquelle ce sont les autres qui sont des méchants. Car une objectivation des jugements émis par les acteurs sur le terrain permet à l'anthropologue de la saisir sans tomber dans le piège de l'arbitraire.

3.8.7 Fidélisation des membres des associations à l'ETP

La fidélisation, inspirée du marketing, est un ensemble de stratégies adoptées par les acteurs pour rendre les personnes fidèles à un produit. Dans le cadre de ce travail, nous entendons par fidélisation un ensemble de stratégies visant à susciter chez la PVD2 une nécessité à toujours consulter l'association en cas de problème. Cette logique de fidélisation concerne surtout les associations qui, comme nous l'avons mentionné, pratiquent une éducation thérapeutique plus proche des PVD2 que les acteurs hospitaliers. En réalité, elles se heurtent souvent au problème d'accessibilité économique du traitement à l'insuline par exemple, ou à celui du respect des contraintes diététiques tout au long de leur carrière de malade. D'ailleurs, les réadaptations qu'elles font des contraintes médicales pour tenter de les concilier à leur réalité socioéconomique sont souvent source de complications. Afin de maintenir leurs membres, et de fidéliser ainsi leur clientèle, l'action des associations déborde très souvent le strict cadre de la maison des diabétiques, pour s'exprimer dans le cadre du réseau familial de la PVD2, par une réorientation des budgets des ménages. En général, cette réorganisation de la dépense des ménages, surtout chez ceux dont les revenus sont faibles et au sein desquels l'interruption de l'ETP est plus probable, vise en général à inscrire les dépenses de santé et de nutrition afférentes à la chronicité du diabète, comme une des priorités dans l'ensemble des dépenses des ménages. À la base, c'est cette logique de fidélisation de leurs membres au moyen d'une implication de l'association dans le réseau familial de la PVD2 qui participe encore au maintien de la clientèle ainsi qu'à la survie de ces associations. Cette fidélisation des demandeurs d'ETP recouvre des enjeux économiques. En effet, l'adhésion aux associations est payante, et l'organisation des séances est souvent l'occasion de vendre des accessoires pour personnes vivant avec le diabète, ou simplement de recevoir des dons divers. Une informatrice nous a confié ce qui suit :

> « Moi, il m'arrive même d'aller donner des conseils dans la famille, de faire les conseils avec l'entourage des patients quand je vois que ça ne va pas. Il m'arrive d'aller souvent dans les familles faire le budget ensemble pour le malade. On finit de faire le budget ensemble, je leur donnais mon témoignage : lorsqu'une maman était malade, chaque enfant devait contribuer même en vendant le bois à 500F pour contribuer au traitement de la maman, et je leur demandais de répartir ce budget ensemble et faire comme ça chaque mois pour mon malade, car je ne veux pas que mon malade attrape les complications »[180].

S'il est admis pour les autres acteurs institutionnels que la demande d'ETP est acquise par le fait de leur statut d'institution publique ou la reconnaissance de l'expertise de leurs professionnels, il faut remarquer que concernant les associations, le maintien des

[180]Entretien réalisé en mai 2015

Personnes Vivant avec le Diabète de type 2 demanderesses d'ETP s'obtient au prix d'une approche plus globale de la santé prenant en compte les interactions entre les sphères familiale, économique et thérapeutique.

De plus, ces associations utilisent une combinaison de savoirs pour mettre en œuvre l'ETP. Il s'agit des ateliers de démonstration, des séances d'activités physiques, un discours écrit et l'oralité, des maquettes, des schémas, films/ photos, des formes réelles et des analogies pour rendre la communication accessible à la personne malade. Il apparaît une variabilité des formes de savoirs. La PVD2 appréhende une cohérence entre ces savoirs et ce qu'elle vit. Ceci la pousse à participer et à être active lors des séances d'ETP.

En dernière analyse, il convient de rappeler que le travail qui nous incombait dans ce chapitre avait pour objectif d'identifier les logiques issues des pratiques des acteurs dans le champ de l'ETP. Le constat que nous faisons est que de la kyrielle des logiques qui s'en dégagent ressort une divergence de calculs d'acteurs dans la pratique de l'ETP. Ce qui les prédispose à des luttes de protection d'intérêts et de positionnements une fois en interactions.

3.9 Logiques d'action

Parler des logiques d'action, c'est parler de logiques d'acteurs et du contexte de l'action (Amblard, Bernoux, Herreros et Livian, 2005). Nous pouvons donc poser cette équation : Logique d'action = acteur + situation de l'action. Les logiques d'action sont des structures dynamiques évoluant en fonction de l'acteur et du contexte de l'action. Elles induisent alors des interactions tributaires de la rencontre entre l'acteur et le contexte de l'action. Elles sont plus larges que les logiques d'acteurs, car ces dernières relèvent d'un processus microsociologique et individualisant, tandis que les secondes font référence à un processus macrosociologique, celui du champ technosocial par définition transactionnel qui dépasse la simple logique d'acteur.

Le contexte de l'action par contre renvoie à la situation de l'action. Les logiques d'acteurs sont ainsi sous-tendues par des logiques d'action, car l'acteur est mis en scène et contraint par le système d'activités dans lequel il est, et vis-à-vis duquel il se positionne et établit des stratégies. Ici, la stratégie n'est pas comprise comme un projet conscient et clair, mais comme une logique que l'on repère après coup (Amblard, Bernoux, Herreros et Livian, 2005). En d'autres termes, les acteurs sont influencés par les ressources à leur disposition et les contraintes avec lesquelles ils doivent composer.

3.10 Interactions entre acteurs dans le champ de l'éducation thérapeutique

Les logiques identifiées ont permis de reconstruire le système de rationalités qui sous-tend les pratiques des acteurs impliqués dans l'ETP. Ces rationalités, en plus de se rattacher aux systèmes de valeurs des cadres familiaux, professionnels, institutionnels et culturels d'appartenance des acteurs, émergent également des contraintes de divers ordres auxquelles font face les institutions de soins ainsi que les familles qui sont impliquées directement dans la prise en soins des PVD2. Néanmoins, parce que focalisée sur les acteurs pris individuellement, cette approche s'avère insuffisante pour rendre intelligible l'émergence d'un ensemble de pratiques informelles qui révèlent la difficile appropriation de l'approche de soins ETP par ces acteurs. Ayant envisagé l'ETP comme une forme d'interaction sociale, il convient, pour disposer d'une vision plus large de ce champ complexe de luttes, d'analyser d'une part les différentes configurations que prennent les interactions entre les acteurs, en outre les logiques qui sous-tendent ces interactions d'autre part. L'enjeu est d'avoir une meilleure compréhension du fonctionnement de cet espace social. Ce chapitre s'organise autour de deux grandes sections. En prime, nous traitons des formes d'interactions entre les acteurs. Pour la clarté de notre exposé, nous avons distingué des interactions conflictuelles, des interactions harmonisantes. En second, la dernière section est réservée à l'étude des logiques qui sous-tendent chacune des formes d'interactions identifiées.

Elles se déclinent souvent sous les configurations suivantes : le conflit, la négociation, l'instruction/adhésion, l'émulation, la collaboration, enfin la coopération.

3.10.1 Interactions conflictuelles

Il convient pour la clarté de cette analyse, d'entendre par ce concept des formes de relations sociales entre les acteurs impliqués dans l'ETP qui débouchent sur une opposition de perspectives, d'enjeux, de perceptions étiologiques et de recours aux soins, ainsi que sur la contestation du totalitarisme des institutions de soins, pour proposer des méthodes d'ETP innovantes. Nous développerons successivement les formes d'interactions sociales suivantes : le conflit, la négociation et l'instruction/adhésion.

3.10.2 Le conflit

Un conflit est une opposition ouverte entre des acteurs ou des groupes sociaux. Elle prend des formes diverses selon les répertoires d'action collective adoptés par ces acteurs ou groupes. À un pôle, le conflit peut prendre la forme d'une guerre (entre États, entre groupes armés, etc.), à l'autre il prend la forme d'une simple controverse (conflit cognitif ou intellectuel). Entre les deux se déploient diverses formes de conflits comme la grève, la manifestation, la pétition, mais aussi des formes plus personnalisées et spontanées (dispute, agression verbale, etc.).

Dans le champ de l'éducation thérapeutique des personnes vivant avec le diabète de type 2, le conflit est une des nombreuses configurations que peuvent prendre les interactions entre les professionnels de santé et entre acteurs institutionnels (CNO, CNHD, ACADIA). Ayant déjà développé la dimension institutionnelle de ce conflit (logique d'accaparement au chapitre 7), nous allons nous appesantir dans cette section sur les professionnels de santé.

Au-delà de l'apparente neutralité du rôle de soins d'une infirmière, ou du rôle de consultation du médecin, ou encore de la collaboration entre ces derniers autour de la maladie, il est une réalité que nous ne devons pas omettre, à savoir que les professionnels de santé qui interagissent dans le cadre de l'ETP le font dans un espace qui est loin d'être neutre, comme le paraissent leurs pratiques de soins. Quand on veut en effet comprendre les ostracismes[181] et les rivalités entre ces

[181]Exclusions, rejets

acteurs et qui nuisent à la pratique d'une véritable ETP auprès des malades camerounais, il convient peut-être d'envisager l'hôpital comme un *espace politique*. En réalité, « *un hôpital ou une institution de santé comprend une dynamique de pouvoir vue comme un élément institutionnel de valeurs capable de transcender les acteurs* » (Nadot, Brusset et Gross, 2013, p. 40).

Pris comme espace traversé par les dynamiques de pouvoir, l'hôpital camerounais nous apparaît comme un espace de catégorisation et de hiérarchisation des différents corps de métiers intervenant dans la préservation et la réparation du capital santé des individus. Vu sous cet angle, il s'opère en son sein une répartition de l'autorité entre ces corps, de laquelle découle une division du travail de soins : les tâches du médecin sont par exemple distinctes et plus valorisées que celles de l'infirmière, qui le sont à leur tour de celles d'une aide-soignante. La gestion des profils de carrière, les règles pour passer d'une sphère d'autorité inférieure à une sphère d'autorité supérieure à l'intérieur d'un corps ou entre plusieurs corps des professions sont en général connues et acceptées par les acteurs.

Si nous avons fait cette lecture, c'était afin de montrer que le conflit entre professionnels de santé est le plus souvent inhérent au cadre normatif qui organise les rencontres entre les acteurs de ces corps autour de l'éducation thérapeutique. Il est apparu dans l'expérience de certains professionnels de santé que la contestation des mobilités des acteurs dans la hiérarchie de l'institution de soins était un facteur explicatif de ce conflit. En effet, l'Éducation Thérapeutique, partie intégrante du rôle autonome de l'infirmier, est une tâche assignée d'avance aux professionnels situés au bas de l'échelle des corps et de l'échelle des grades dans les institutions de soins et qui, faute d'un capital symbolique élevé ne peuvent connaître qu'une ascension limitée dans la hiérarchie de leur corps, et dans celle de l'hôpital. L'on peut donc voir que la promotion d'un tel professionnel à un poste de travail où il peut servir avec plus d'efficacité l'ETP aux personnes malades est une source de contestation, d'ostracisme, et de rivalités pouvant déboucher sur l'exclusion de l'acteur du champ de l'ETP. Voici à cet effet un témoignage d'une informatrice pionnière de l'ETP à Obala.

« *J'ai été écartée du service de diabétologie, car le médecin-chef pense que je n'ai pas de niveau pour assurer l'ETP aux diabétiques* »[182].

Le complexe d'infériorité nourri par les infirmières elles-mêmes est de nature à renforcer cette contestation. Ceci donne certainement à penser que les dynamiques de pouvoir, en l'occurrence, la promotion professionnelle constitue un obstacle sérieux pour l'éclosion de l'ETP en direction des personnes vivant avec le diabète, et qu'un réaménagement de cet espace politique hospitalier, allant dans le sens de plus de séparation des pouvoirs entre ces différents corps au lieu de leur hiérarchisation comme on le voit aujourd'hui, contribuerait sans aucun doute à une meilleure appropriation par des infirmières de l'ETP comme leur rôle fondamental de soins.

En effet, comment expliquer que les PVD2 se sentent davantage mieux prises en soins par les associations d'aide aux personnes vivant avec le diabète de type 2, et par les aides-soignantes plutôt que par des médecins dans les hôpitaux ? En réalité, la formation de ces acteurs semble obéir à deux modèles de santé aux antipodes l'un de l'autre : la formation infirmière est davantage tournée vers un modèle dit biopsychosocial ou global, mettant l'emphase sur la santé ; tandis que celle du médecin est davantage portée vers le modèle biomédical qui se focalise sur la maladie et sur le corps malade. Cependant, comme on le sait déjà, l'ETP exige une approche complexe, dans laquelle ne s'inscrivent ni l'infirmier ni le médecin. Il convient tout de même de relever qu'un retour de l'infirmier dans l'interaction-négociation avec la PVD2, dans un contexte où le médecin s'est accaparé de l'éducation thérapeutique et la dispense mal.

Au regard des analyses qui précèdent, la séparation des pouvoirs des corps des professions de santé dont nous parlons en faisant usage de la métaphore du régime politique de type démocratique, nous semble constituer une voie pour ces modèles (biomédical et global) d'exprimer leur complémentarité tout en se donnant les possibilités d'intégrer le modèle complexe.

[182]Entretien réalisé en mai 2015

3.10.3 La négociation

La négociation est un processus de communication et d'échanges entre au moins deux parties dont l'objet concerne l'organisation d'une relation ou le règlement d'une problématique entre celles-ci (Bourque et Thuderoz, 2002). Le processus de négociation peut s'inscrire dans un rapport de coopération entre les parties ou dans un rapport de compétition. Il est fréquent que lors d'une négociation il y ait alternance entre ces deux types de rapports. Opposée à la relation hiérarchique traditionnelle entre professionnels de santé et personnes vivant avec le diabète, la négociation est une des modalités par lesquelles la participation du patient au processus décisionnel concernant sa santé s'exprime, les autres modalités étant par exemple l'information, la consultation, ou le droit de veto[183] (Gottlieb et Feely, 2007). Sous cet angle, elle est donc une approche de soins infirmiers de prédilection pour l'ETP. L'analyse des interactions entre soignants et soignés dans le cadre de l'ETP fait cependant ressortir des disparités géographiques dans l'appropriation de cette approche participative de l'éducation thérapeutique. En effet, alors que dans les petites villes où les soins sont organisés dans le cadre d'hôpitaux de districts, nous avons observé qu'en matière d'ETP les négociations des contenus, des visées et des modalités de la pratique sont fixées conjointement entre professionnels et personnes vivant avec le diabète, dans les grandes villes les malades n'ont pas de choix que de se rendre dans les grands hôpitaux, il y a permanence des logiques totalitaires dans la relation soignant-soigné.

En réalité, le caractère négocié de l'ETP dans ces conditions n'achève pas l'asymétrie qui existe pourtant entre les acteurs en présence : professionnels et experts ayant des compétences médicales solidement établies par la biomédecine et la routine de la pratique, en face desquels se trouve une personne malade désireuse de guérir, et dont le comportement face aux soins du diabète est le plus souvent sous-tendu par une logique du déni de la maladie, du moins dans une première phase de sa carrière morbide. Les Personnes Vivant avec le Diabète de type 2, réputées pour être « *des gens difficiles* »[184],

[183]Modalité de la négociation
[184]Entretien réalisé en mai 2015

appartiennent également, comme nous l'avons déjà dit, à plusieurs systèmes étiologiques qui sont déterminants dans leur comportement observant. Comme on peut le constater, l'éducation thérapeutique dans ces conditions met souvent en relation des acteurs ayant parfois des vues et des intérêts opposés. Il arrive en effet que la PVD2 ne souhaite guère renoncer à certaines habitudes alimentaires ayant un ancrage culturel très prégnant, mais qui se posent comme obstacle à l'atteinte des objectifs de la relation de soins que le professionnel a mis de longs mois parfois à établir avec la PVD2. De plus, Il ressort de l'étude que chacune d'elle ayant son expérience singulière de la maladie, il est logique de comprendre que sa demande en thématique d'ETP sera différente de celle du groupe, alors que, souvent pour des contraintes de temps, les professionnels préfèrent mener des expériences de groupes au cours desquels toutes les PVD2 ne trouvent pas forcément leur compte. Nous en dirions autant pour ce qui est des jours et des heures, de la langue dans laquelle se fait l'éducation. Il est constant que la conciliation des intérêts des professionnels avec ceux des PVD2 soit une nécessité.

Dans ces conditions, l'adhésion des PVD2 à l'ETP se fait au prix de compromis, impliquant le fait de prendre en considération leur capacité à contribuer à leur propre éducation thérapeutique, non comme bénéficiaires passives ou réceptacles d'injonctions, mais également comme actrices dans la définition des thématiques, dans la réorientation des objectifs de la relation de soins avec le professionnel, ou simplement dans les modalités pratiques de déroulement des séances d'éducation thérapeutique qui leur permettra par exemple de suivre l'ETP et de rester économiquement actives, ou de ne pas modifier radicalement leurs habitudes de consommation. Une telle opération passe nécessairement chez le professionnel par un système d'attitudes impliquant d'abord la reconstruction de la valeur existentielle de la personne, la gestion délicate de ses humeurs, voire l'implication de son groupe familial dans une relation de collaboration avec le professionnel de santé.

Dans un entretien avec un professionnel retraité de l'HDO, elle nous a introduit dans l'univers des négociations avec les PVD2 afin d'obtenir leur adhésion thérapeutique : « *Vous devez vivre avec chaque patient selon ses humeurs* »,[185] avait-elle affirmé pour décrire la philosophie inclusive et empathique qui sous-tend ses relations sociales avec les PVD2. S'agissant des habitudes alimentaires, elle s'adonne régulièrement à une innovation dans la manière de cuisiner les légumes tout en évitant la matière très grasse ; ce qui permet aux PVD2 de ne pas être prisonnières d'un régime alimentaire austère, tout en contrôlant leur glycémie.

Nous avons relevé que cette approche de l'ETP comme forme de négociation sociale entre acteurs ayant des capitaux symboliques asymétriques implique une forte empathie du professionnel de santé afin de parvenir à une conciliation entre ses intérêts dans la relation de soins et celles de la PVD2. Tout compte fait, lorsque nous quittions le terrain, cette aide-soignante nous faisait état de ce que l'ETP dans l'HDO était dans un état de délabrement, faute, selon elle, non seulement des changements structurels dans les formations sanitaires où le nombre de PVD2 a fortement diminué depuis la fin du projet Jura-suisse, et d'une absence de partenariat dans les relations de soins entre les professionnels et les malades ; les observations directes lui donneront raison.

3.10.4 Interaction de type instruction/adhésion

Dans le champ de la santé, elle désigne une relation de soins hiérarchique, asymétrique, entre un professionnel de santé expert, doté de compétences et du pouvoir nécessaires pour traiter et guérir, et un patient ignorant, réduit au rôle d'observance thérapeutique. Une autre façon de le désigner est la relation autoritaire ou paternaliste (Gottlieb, et Feeney, 2007, p.4). Nous emploierons donc indistinctement ces termes.

À l'opposé de la situation de négociation entre professionnels de santé et PVD2, les relations entre les PVD2 et les dispensateurs de soins dans les grands hôpitaux de Yaoundé s'illustrent quant à elles par une leur caractère strictement fonctionnel et hiérarchique. L'éducation thérapeutique y est constamment confondue avec la consultation pendant laquelle quelques conseils sont donnés aux PVD2 sur le vif, ou bien des blâmes en cas d'apparition des symptômes de complication.

[185]Entretien réalisé en mai 2015

Avant de nous lancer dans l'analyse de cette forme d'interaction, il convient de préciser qu'il existe dans l'espace des représentations collectives des personnes malades en général, une préférence pour le corps des médecins, comparativement à celui des infirmiers.

La consultation d'une PVD2 par un médecin, même dans le cadre de cette relation de soins asymétrique qui dissout totalement l'expertise et les compétences du malade sur sa propre maladie, lui procure plus d'assurance, tandis que le fait d'être reçu par un autre professionnel non médecin s'apparente chez les PVD2 à être soigné « *au rabais* », observe le diététicien du CNHD. Bâtir une relation de confiance avec une PVD2 dans ces conditions n'est donc possible qu'à condition que cette dernière ait été explicitement confiée aux soins d'un infirmier par le médecin. Le diététicien du CNHD poursuit en déclarant :

> « Le malade qui vient à l'hôpital veut voir le médecin pour se sentir bien pris en charge. Voir une infirmière signifie se soigner au rabais. On l'oriente vers le médecin, même si celui-ci n'a rien à lui dire. Psychologiquement, il est à l'aise et ne va voir l'infirmière que si l'ordre vient du médecin »[186].

La conséquence de cette prédilection de la personne malade pour les médecins et de leur dédain pour les autres corps non médicaux, à l'instar des infirmiers, pour qui l'ETP est pourtant une tâche fondamentale, est avant tout une faible appropriation de l'éducation thérapeutique comme partie intégrante du rôle des soins des infirmiers qui entretiennent pourtant un rapport de proximité avec la personne malade plus que tout autre corps des professions de santé présents dans le système de soins, sans mentionner que du fait de la logique de délégation dans laquelle fonctionnent les institutions comme le CNO ou le CNHD, l'ETP est souvent confiée à la responsabilité d'un médecin.

Par voie de conséquence, la PVD2 dans la relation de soins trouve en permanence l'interlocuteur-médecin à la formation duquel seul le paradigme biomédical préside, et ne prédispose pas à la

[186]Entretien réalisé en mai 2014

négociation des modalités de la relation de soins avec la personne malade.

Au demeurant, il en ressort que la relation du médecin avec la PVD2 est avant tout fonctionnelle, vu qu'elle consiste le plus souvent en une simple prise de paramètres et en de nouvelles prescriptions. Aussi, la faible appropriation de l'ETP par les infirmières fait en sorte que cette dernière inscrive a priori toutes les personnes malades dans un registre standardisé de l'ETP au détriment de l'expérience personnelle de la PVD2 qui devrait pourtant conduire à ce qu'il convient de nommer une personnalisation de l'ETP. L'obligation d'observance thérapeutique est la seule attente du professionnel de santé vis-à-vis de la PVD2. Dans ces conditions, il est pratiquement impossible pour elle d'opérer une réadaptation des contraintes thérapeutiques par rapport aux réalités de son univers encore moins de trouver des compromis sur le contenu et les modalités de la relation de soins. Dans ce modèle dit paternaliste, le médecin ou l'infirmière sont les seuls détenteurs du pouvoir de décision et en échange des soins qu'elles reçoivent, le rôle des PVD2 se limite à la soumission aux prescriptions de l'expert (Gottlieb et Feely, 2007)[187]. C'est en ces termes qu'une PVD2 décrit ses interactions avec son médecin :

> « (…) à l'hôpital les choses sont différentes. Les infirmières vous reçoivent pour la prise des paramètres afin de vous référer aux spécialistes. Ces derniers nous posent des questions en rapport avec l'évolution de la maladie et les éventuels problèmes que nous pouvons rencontrer. Cela est vite passé. Quelques conseils et l'on prend congé de vous avec une ordonnance, et des examens de suivi »[188].

Une autre PVD2 ajoute :

> « Les médecins n'écoutent pas toujours assez et n'ont pas de temps pour nous écouter. Les médecins, c'est d'abord honorer les rendez-vous.

[187]Op. cit. p. 227

[188]Entretien réalisé en mai 2015

> Ils demandent si j'ai une plainte, ils posent des questions sur les bilans de santé, les problèmes d'hypo et hyperglycémie, ils réajustent les doses du traitement, car je prends et les comprimés et l'insuline »[189].

3.10.5. Interactions harmonieuses

Elles désigneront par opposition aux premières, des relations sociales entre acteurs débouchant sur leur engagement et leur adhésion. Dans ce registre, nous regroupons l'émulation, la collaboration et la coopération.

3.10.5.1 L'émulation

Cette forme d'interaction est caractéristique des relations interpersonnelles que l'on retrouve lors des rencontres observées entre les pairs éducateurs et les PVD2 dans les associations de diabétiques. Les séances d'ETP mettent en contact ces deux acteurs que seule l'expérience dans la connaissance des astuces pour une gestion autonome du diabète oppose. Car en réalité, les pairs éducateurs sont en général imprégnés du vécu corporel des personnes vivant avec le diabète qu'ils souhaitent accompagner. Leur intention est donc volontiers de produire, chez les PVD2 arrivantes, novices, une perception idéalisée et héroïque d'elles-mêmes dans le but de susciter admiration et émulation qui leur font repousser le cadre des craintes de la maladie et de ses complications et de s'engager dans l'ETP.

Au cours de cet échange, la maîtrise de cette impression sur les PVD2 se fait par un processus qui se situe tout à fait à l'opposé de ce que Goffman (1974) observait dans la gestion du stigmate, quand il affirmait que les individus qui en sont porteurs cherchaient toujours à le dissimuler au cours d'un rite d'interaction. Chez les pairs éducateurs en revanche, il s'agit davantage d'une ostentation des stigmates corporels. Le dévoilement par le pair éducateur lui-même de ce qui peut apparaître tant dans la société qu'au sein de l'institution hospitalière comme une déviance corporelle même par le passé (obésité, pied diabétique, etc.) et qui est susceptible de déclencher le processus de

[189]Entretien réalisé en mai 2014

stigmatisation, n'est pas dissimulé, mais au contraire présenté à la PVD2 dont le vécu somatique, les difficultés d'adaptation aux nouvelles contraintes thérapeutiques, ou celles occasionnées par la chronicité du diabète de type 2 dans les sphères familiales ou professionnelles sont sensiblement identiques. Dans cette relation soignant-soigné d'un type tout à fait particulier, où le soignant, contrairement à ce qui s'observe couramment dans les formations hospitalières, brise les barrières de la distance émotionnelle pour plonger le soigné dans son expérience personnelle de la maladie, perdant la face en quelque sorte, les PVD2 sont en général plus stimulées à adhérer à l'éducation thérapeutique.

À l'observation, les pairs éducateurs renvoient toujours en public l'image de personnes en parfaite santé. De fait, le dévoilement de leurs statuts de diabétique en lutte constante pour éviter de tomber en hypoglycémie, constitue une tension entre cette image sociale d'elles-mêmes projetée au PDV2 et cette réalité de la maladie qu'elles ont réussi à domestiquer. Il nous est apparu que c'est en réalité de cette forme de gestion publique de leur identité de malade, qui se manifeste à chaque rencontre avec les PVD2 qui, aboutissant à une héroïsation des pairs éducateurs dans l'espace des représentations qu'ont les PVD2 du diabète et de ses complications que naît l'émulation.

En effet, il est courant que lors des séances, les détails sur les facteurs favorisant le diabète, les symptômes d'hypoglycémie, la conduite à tenir, les conséquences sur des organes nobles, les réactions/attitudes comme pleurer trahissant la faiblesse, etc., soient le plus souvent mentionnés dans les témoignages des pairs éducateurs. C'est ce qui ressort de cet extrait d'un pair éducateur :

> « J'étais obèse, je pesais plus de 120kg. Je ne savais rien du diabète (…). Je ne pouvais pas m'accroupir, mon ventre tombait devant. J'ai pleuré quand j'ai été diagnostiquée diabétique. Mais me voici aujourd'hui(…) j'ai failli faire une hypoglycémie dans la nuit à 2h du matin, j'avais fini de faire pipi, le sommeil était si bon que je ne voulais même pas me lever même pour faire pipi. Mais, j'ai eu l'idée de contrôler ma glycémie

> (0,67g). Si je ne me réveillais pas, j'allais faire le coma »[190].

Comme on peut donc le constater, l'attitude des pairs éducateurs au cours de cette interaction consiste dans un premier temps en un engagement total de ce dernier dans la relation ; engagement que l'on peut voir à travers un partage d'informations personnelles de plus en plus sensibles, et ceci sans égard au fait que le système de valeurs de la PVD2 puisse conduire à déprécier le manque de censure et de réserve du pair éducateur. L'évocation des antécédents sanitaires familiaux, d'un passé récent d'obésité font en général partie des secrets inavouables[191] *(*Goffman, 1974)*;* les expressions en public de l'envie des besoins physiologiques comme le « pipi » ou la mention de la défécation font en général partie d'un système d'interdits dans la communication interpersonnelle, et peuvent sembler gênantes à certaines PVD2.

Dans un second temps enfin, vient le processus d'héroïsation du pair éducateur qui s'opère quant à lui à travers l'exhibition de la conformité aux contraintes thérapeutiques. Ce pair éducateur l'exprime en ces termes :

> « Je suis une patiente modèle qui sait gérer le diabète. Ils me baladent partout pour me montrer en exemple. Chaque fois qu'il y a manifestation, nous sommes appelés et parfois l'on déclare que la présidente de l'association prend des personnes en bonne santé ».

Le fait qu'aujourd'hui, ces structures qui entretiennent par ce type de mécanismes interactifs une plus grande proximité avec les personnes vivant avec le diabète soient, comme nous l'avons relevé, réduites aux stratégies de survie pour se maintenir dans l'espace de l'éducation thérapeutique, constitue donc en soi un défi majeur pour l'ETP au Cameroun.

---

[190]Entretien réalisé en mai 2015

[191]Donné une image un peu idéalisé de soi-même. Si on vient dévoiler ces vérités inavouables, l'identité sera bafouée

3.10.5.2 La collaboration

La collaboration est conditionnée par la coopération, mais à l'opposé, elle exige une participation et un engagement actifs des acteurs. Dans ce sens, Gottlieb et Feeney (2007, p.10) affirment que des actes de coopération ne sont pas forcément des actes de collaboration, alors que tout acte de collaboration exige au préalable une coopération.

Ce concept tout comme celui de négociation utilisé plus haut est souvent employé pour désigner un modèle de soins infirmiers né au tournant des années 1970, en réaction au modèle autoritaire. Il est fondé sur le partage du pouvoir entre la personne qui demande les soins et le professionnel qui les lui administre. Ce partage de pouvoir est fondé comme nous l'avons déjà mentionné sur une reconnaissance par le professionnel du fait que le patient possède une expertise de la maladie qui lui permet d'être partie prenante du processus de décision concernant ses soins. Alors même que cette approche est restée jusqu'aujourd'hui appliquée uniquement dans l'analyse des interactions entre le soignant et le soigné, il convient de relever qu'en rapport à l'ETP, elle déborde largement ce cadre pour atteindre celui de la relation entre le professionnel de santé et le proche aidant. Nous voulons dire qu'un troisième acteur, en général issu du réseau familial, entre dans le jeu de l'interaction et prend part au processus de partage du pouvoir décisionnel en matière de soins et d'ETP pour le malade. Le recours à cette forme de relations de soins qui sollicite l'expérience et les compétences du réseau familial du malade dans la négociation, dans la définition d'un objectif commun de la relation de soins, intervient surtout lorsque la PVD2 est réticente.

Le professionnel de santé dans cette situation sollicitera la collaboration des membres du groupe familial de la PDV2 dans la mesure où ces derniers, non seulement représentent souvent un soutien affectif et économique pour la PVD2 durant sa carrière morbide, mais en outre parce qu'elles partagent un système de valeurs identique à celui du malade. Elles sont souvent porteuses de représentations collectives en rapport aux contraintes thérapeutiques ou même aux corps des professionnels de santé, capables d'influer sur les attitudes du malade face à l'ETP. Il arrive aussi des situations où ces proches aidants ont une longue expérience d'accompagnement des malades dans le cadre familial, expérience souvent indispensable pour l'accompagnement thérapeutique de la PVD2, tel qu'il en ressort des propos d'une aide-soignante : « *Pour les malades têtus, il est nécessaire de recourir à un membre de la famille qui peut leur parler*»[192].

Il faut mentionner que, comme pour le cas de la négociation, cette collaboration entre le professionnel et les proches aidants ne s'observe pas dans les formations sanitaires des grandes villes où ces derniers, sont en général réduits au rôle d'aider la PVD2 à l'observance du régime d'interdits médicaux et alimentaires.

Les proches aidants interrogés à cet effet reconnaissent en général n'être entrés en interaction qu'à de très rares occasions avec le professionnel de santé. Cette absence de collaboration entre ces deux acteurs renforce son confinement de proche aux tâches d'aide dans sa relation avec son proche malade, et prive par voie de conséquence le professionnel de santé d'une expertise qui lui aurait permis de mieux définir les contours de l'ETP.

Voici un extrait de témoignage d'un proche aidant d'une PVD2, dans lequel il évoque les tâches d'accompagnement qui lui sont réservées:

> « Déjà, je me lève le matin, je m'occupe d'abord de son petit-déjeuner et son traitement ; puis je sors pour revenir avant-midi afin d'apprêter son traitement de midi et son déjeuner. Bref, je suis présent à chaque prise de son repas : matin, midi et soir. La dame de ménage est aussi là. Comme je suis la maman, je ne peux pas aller très loin malgré qu'elle ait son appareil à glycémie et son tensiomètre. Il est bien vrai c'est moi qui prend sa tension même son insuline c'est moi qui lui fait l'injection parce qu'elle n'a pas le courage de se faire elle-même l'injection. Je maîtrise les doses »[193].

---

[192]Entretien réalisé en mai 2015
[193] Entretien réalisé en mai 2015

3.10.5.3 La coopération

La coopération renvoie au fait que les acteurs planifient et travaillent ensemble à la réalisation d'un objectif commun. Elle peut se faire activement ou passivement (Gottlieb et Feeney, 2009, p.10)

En rapport à l'ETP, la coopération qui implique par définition que les acteurs œuvrent ensemble à l'atteinte de leurs objectifs se situe davantage au niveau des acteurs institutionnels ; notamment les associations et les formations hospitalières. Il est surtout question entre ces acteurs, d'une interdépendance[194] : les associations qui manquent en général d'expertise pointue sur des aspects très techniques du diabète pour l'animation de leurs programmes, la reçoivent en fait des structures telles que le CNHD ou le CNO ; en retour, le personnel infirmier de ces dernières bénéficie de formations et de partage d'expérience des associations. Cependant, au lieu d'une coopération bénéfique, les logiques de prédation et d'accaparement identifiées au chapitre précédent opèrent dans le sens de freiner cette dynamique. Mentionnons par ailleurs que les associations des diabétiques, réduites à faire de la survie, disposent de moins en moins de capitaux pour payer les prestations de ces professionnels qu'elles sollicitent pour l'animation de leurs séances d'ETP.

L'identification des interactions sociales révèle une complexité supplémentaire provenant de l'imbrication des parties prenantes de l'ETP. La négociation, la collaboration, le conflit, l'ostracisme, la rivalité ou l'exclusion sont autant de configurations que revêtent ces relations sociales mettant en scène à la fois des institutions et des individus, au sein du champ de l'ETP lui-même complexifié par les dynamiques de pouvoir. Nous dirions même qu'en grande majorité, c'est l'institution de soins qui organise ces rencontres et donne forme à ces relations. Quels sens convient-il alors de donner à ces interactions, à ces compromis, à ces luttes et à ces équilibres fragiles qui traversent le champ de l'ETP au Cameroun ? Sont-ils révélateurs d'une crise des institutions de soins en charge d'organiser l'ETP pour les PVD2 ? L'analyse des logiques de ces interactions, à laquelle nous allons nous prêter à présent, offre quelques pistes de réponses à cette interrogation.

---

[194] Plus contraignante que la coopération

3.11 Logiques d'acteurs issues des interactions

Les logiques qui se dégagent des interactions entre acteurs peuvent être catégorisées en deux grands groupes principaux : les logiques d'harmonie et les logiques de conflit. Celles que nous appelons logiques d'harmonie ont pour objectif d'apporter la cohésion et la synchronie dans les interactions entre acteurs dans champ de l'ETP. Les autres que nous désignons par logiques de conflits contribuent plutôt à désintégrer leur dynamique d'interactions. À ces deux catégories, s'ajoute à une troisième catégorie qui est celles des logiques implicites. Celles-ci dérivent des inductions fondées sur des analyses et des interprétations des non-dits des acteurs.

3.11.1 Logiques harmonisantes

L'ensemble des logiques d'harmonie est composé des logiques d'intégration, d'interdépendance, de la normalisation, de la coordination, de la collaboration, de la cooptation, de la volonté de distinction et de négociation. Notre travail consiste dans cette partie à les présenter succinctement tout en les analysant.

3.11.2 Intégration des personnes vivant avec le diabète

L'intégration est considérée comme un « *processus permettant la participation active à la société nationale d'éléments variés et différents, dans une égalité de droits et d'obligations* » (Haut Conseil de l'Intégration, 1998). Transposer cette définition dans le champ de l'ETP nous donne de voir comment les PVD2 se prennent pour intégrer les institutions de prise en soins et les groupes d'acteurs impliqués d'une part et comment les institutions à leur tour s'organisent pour favoriser l'intégration des PVD2 d'autre part.

Par ailleurs, d'autres formes d'interactions entre acteurs dans le champ de l'ETP interpellent l'analyse de la logique d'interaction, mais celles-ci ne pourront être convoquées que de façon passagère. La raison et la pertinence de ce choix résident dans le fait que, sur la base de nos données empiriques, c'est surtout entre les PVD2 et les institutions de prise en soins que nous avons observé des interactions révélant de ce type de logiques.

3.11.3 Intégration des PVD2 dans les institutions de prise en soins

L'approche de Dubet (1994) de la logique d'intégration s'est beaucoup intéressée à cette perspective. Elle nous aide à comprendre les motifs de la fréquentation des institutions et des associations par les PVD2. Face à la réalité du diabète de type 2, ces dernières, pour certains cas, se rapprochent des associations telles que l'ACADIA, la JDC ou des centres comme le CNO, HDO ou le CNHD. Elles y retrouvent d'autres PVD2 ou des pairs éducateurs ayant une meilleure expérience d e cette pathologie. Ainsi, elles se socialisent plus facilement à l'univers du diabète de type 2 et aux méthodes indiquées pour une meilleure gestion de leur carrière de malade. Cette logique est plus perceptible au niveau des PVD2 qui sont véritablement engagées et motivées à surmonter la chronicité du diabète de type 2, contrairement à celles qui négligent leurs statuts pathologiques.

Il convient cependant de noter que cette intégration n'est pas toujours facile. Car, nous avons constaté que certaines PVD2 font face à un problème d'orientation ou de longue distance par rapport aux sites d'accueil des associations et des institutions de prise en soins éducative. Le problème d'orientation souvent naît des conflits que se livrent ces institutions au nom de la lutte pour la reconnaissance individuelle ou professionnelle. Celui de la longue distance vient du fait que dans certaines zones, nous ne retrouvons pas des centres de prise en soins des PVD2. Ce qui oblige ces dernières désireuses de s'intégrer à parcourir de très longues distances. C'est le cas du service de diabétologie de l'HDO, qui reçoit des PVD2 venant des villes et des villages situés à des centaines de kilomètres de l'hôpital. Ces facteurs ne favorisent pas leur intégration au sein des groupes engagés dans la gestion autonome du diabète de type 2.

3.11.3.1 Institutions et intégration des PVD2 à l'ETP

Si les PVD2 font l'effort d'intégrer les milieux d'ETP malgré les défis sus-présentés, nous avons constaté que certaines institutions de leur côté, essayent de leur rendre favorable l'environnement d'accueil et de les amener à surmonter le diabète de type 2. Nous avons principalement observé cet aspect de la logique d'intégration au sein des services de prise en charge du diabète de type 2 de l'HDO et des associations dans lesquelles nous avons travaillé. Les méthodes employées pour cette optique sont l'usage des outils structurels comme la langue, une approche avancée entre des rapports professionnels de santé et PVD2 ou la valorisation de l'expérience de la PVD2 dans le processus d'ETP.

La langue utilisée par l'institution de prise en soins apparaît comme un instrument important pour intégrer les PVD2 dans le processus d'ETP. Pour mieux nous faire comprendre, nous avons constaté que certains professionnels de santé au sein de l'HDO, ayant la charge de la pratique de l'ETP dans ces services pendant la période de notre enquête, utilisaient l'*Eton*[195], qui est la langue locale pour mieux communiquer pendant leurs séances d'ETP.

En plus de cela, ils faisaient des séances spécifiques pour la minorité de PVD2 qui ne comprenaient pas la langue locale. La particularisation de la relation avec les PVD2 s'est aussi révélée être une stratégie s'inscrivant dans la logique d'intégration. Car, le fait que certains professionnels de santé en charge de l'ETP au sein de l'HDO aient construit une ambiance intégrante au sein de l'institution favorise la démarginalisation et la sortie de l'effet de stigmatisation pouvant être causées par la non-détention des capitaux bourdieusiens d'action (économique, culturel, sociaux et symbolique). En effet, les PVD2 ressentent qu'une grande importance est accordée à la prise en charge éducative de leur pathologie. Par ailleurs, la valorisation de leur savoir expérientiel s'est constituée en un facteur d'intégration fortement considérable. Car, ces PVD2 se sentent importantes et sont actives au cours des séances d'ETP et sont plus intéressées. Elles sont conscientes qu'elles contribuent à l'amélioration de leur état de santé et à celui des autres. Cette approche de valorisation du savoir expérientiel contribue aussi à rendre les séances d'«ETP » interactives et moins soporifiques.

Un autre élément qui est utilisé par les professionnels de santé et les associations, et s'inscrit dans la logique d'intégration est la reconstruction de la valeur existentielle des PVD2. Plusieurs d'entre elles sont désespérées au moment de la prise en soins éducative et sont en train de céder à la logique de la démission. Nous avons constaté à ce niveau que le premier travail que les professionnels de santé des

[195]Langue local de la région du centre, département de la Lekié

services de prise en charge du diabète de type 2 de l'HDO ou des associations des diabétiques font est de les amener à comprendre qu'il leur est encore nécessaire de vivre. Pour ce faire, elles doivent s'engager à surmonter la chronicité du diabète de type 2 en s'intégrant au milieu des autres PVD2 et dans les institutions qui les aideront dans cette responsabilité.

Dans certains cas, il y a des PVD2 qui s'entêtent, le professionnel de santé ou les éducateurs au niveau des associations utilisent alors soit l'intégration par la correction, soit celle par le biais des proches aidants. Dans le premier cas, elles réprimandent la PVD2 sur ces négligences et résistances, puis repartent vers elles pour des causeries visant à les ramener sur la logique d'intégration. Dans le deuxième cas, elles se rapprochent des membres de la famille pour mieux accompagner la PVD2 en question. C'est à ce titre qu'une infirmière déclare : « *Lorsqu'un malade du diabète s'entête, je convoque son mari, un de ses enfants ou un membre de sa famille pour causer avec lui. Je passe par cette personne pour mieux suivre ce patient* »[196].

Par ailleurs, la pénétration dans l'univers culturel de la PVD2 par le professionnel de santé ou les responsables d'associations constitue une stratégie s'inscrivant dans la logique d'intégration. Contrairement aux diététiciens et d'autres professionnels de santé qui proposent aux PVD2 un régime alimentaire sur la base d'une liste préétablie, nous avons constaté au niveau de l'HDO que l'infirmière responsable de l'ETP constitue le régime alimentaire de la PVD2 à partir d'une prise en considération des éléments anthropologiques de son univers culinaire culturel. Cette façon de faire limite les plaintes des PVD2 qui estiment que des menus alimentaires insupportables leur sont proposés. Elle contribue alors à mieux les intégrer dans l'institution de prise en charge du diabète de type 2.

Par ailleurs, nous avons constaté que les membres de l'ACADIA, dans la logique de la négociation, vont dans les domiciles des PVD2 qui n'ont pas la possibilité financière de venir aux séances d'ETP organisées au sein de l'association ou qui n'ont pas l'information sur l'existence d'une institution d'accueil comme l'ACADIA, dans l'optique d'assurer la continuité de leur suivi éducatif et de les aider à

[196]Entretien réalisé en mai 2015

trouver des stratégies de suscitation des moyens financiers pour une autonomisation facile et rapide.

La négociation est aussi perceptible dans les rapports entre les acteurs travaillant au sein d'associations. Leurs moyens limités facilitent une dynamique de négociation et de substitution volontaire et consciente entre acteurs. Ainsi, la secrétaire de l'association des diabétiques accepte volontiers d'assumer les responsabilités de la présidente lorsque celle-ci est empêchée ou en déplacement. De même, les pairs éducateurs assurent un relais entre eux pour toujours être présents lors des séances d'ETP.

3.11.3.2 Interdépendance entre acteurs

Du latin « *inter* », qui veut dire « entre », « parmi », avec un sens de réciprocité et « *dependere* », « dépendre de », « reposer sur », l'interdépendance est la dépendance réciproque, mutuelle. C'est l'état de personnes ou de choses qui dépendent les unes des autres. La dépendance en elle-même désigne les rapports qui lient certaines personnes, êtres vivants ou choses et qui les rendent nécessaires les uns aux autres. C'est aussi un état de sujétion, de subordination. Pour Elias (1991), les relations sociales sont un grand jeu fait d'interdépendances pouvant s'appliquer à toute forme d'organisation, petite ou grande.

C'est une dépendance réciproque et dynamique qui repose sur des relations évolutives. Mais la maîtrise de ces relations par les individus n'est que relative ; puisqu'ils ne sont responsables que de la relation qu'ils ont à l'origine instaurée. Ainsi les réseaux se complexifient à mesure que l'organisation s'agrandit.

Nous constatons sur notre terrain d'étude que certaines interactions entre acteurs dans le champ de l'ETP reposent sur la logique d'interdépendance sur les plans socioprofessionnel et symbolique. Une rupture de cette logique a conduit à la décadence organisationnelle de certaines institutions de prise en charge éducative des PVD2.

La logique d'interdépendance peut s'observer dans la nature des interactions entre le diététicien du CNHD et les autres professionnels de santé, car il ressort de son discours une logique d'interdépendances au travers de la déclaration suivante :

> « Les professionnels qui discutent les malades, c'est pour autre chose. Qui peut se lever à 4h pour soigner un malade ? À 15h30, tout fonctionnaire est pressé de partir d'ici. Je pars au CNO quand je suis appelé, ou quand j'ai une difficulté. Je sollicite ma collègue diététicienne par moment pour échanges dans des cas spécifiques »[197]

Ce discours nous fait comprendre qu'il y a une interdépendance entre le CNHD et le CNO, malgré le caractère conflictuel de leurs rapports. Par ailleurs, des interactions fondées sur la logique de l'interdépendance se nouent entre différentes institutions et associations. Il existe parfois des affectations des PVD2 entre institutions de prise en soins en fonction de leurs spécialisations. Cela montre une reconnaissance de la complémentarité interinstitutionnelle. Le cas de l'interdépendance entre l'ACADIA et la JDC en est une illustration pertinente. Le président de la JDC apporte le capital culturel nécessaire à la présidente de l'ACADIA dans le cadre du montage des projets d'ETP. En retour, l'ACADIA lui apporte l'expertise et les moyens disponibles dans la prise en charge du diabète de type 2 chez les enfants. C'est dans cette optique que le président de la JDC nous confie : *« Je dois avouer que la présidente de l'ACACDIA me soutient psychologiquement et financièrement »*[198]. Ces propos ressortent une dynamique d'aide mutuelle entre les deux associations.

3.11.3.3 La distinction

Contrairement à l'adage populaire qui postule que *«des goûts et des couleurs, on ne discute pas»,* Bourdieu (2016) trouve une logique sociale aux pratiques jugées éminemment individuelles ; il s'agit de la logique de la distinction. La distinction est ce qui fait la différence entre un acteur social et les autres. Il peut s'agir d'une marque honorifique, de supériorité, d'élégance, de mérite ou de raffinement. Pour Bourdieu, dans l'espace social de luttes que constitue le champ, les acteurs

---

[197]Entretien réalisé en mai 2016

[198]Entretien réalisé en mai 2014

mobilisent des capitaux dont ils disposent pour créer une marque de distinction. Cependant, les travaux de Bourdieu positionnent davantage la logique de la distinction dans la dynamique de luttes existantes dans la classe dominante.

Pour ce qui est de notre terrain d'étude, nous avons constaté l'existence d'une lutte de mobilité professionnelle fondée sur la logique de la distinction. Face à l'imposition du capital culturel et symbolique (Bourdieu, 1980*)* des infirmiers et des médecins, les aides-soignantes mobilisent dans leur petit capital culturel, la dimension expérientielle pour accroître leur capital symbolique. En outre, elles instaurent et essayent de maintenir un réseau relationnel pouvant favoriser leur mobilité socio-professionnelle. C'est le cas de l'acteur institutionnel, actuellement responsable de l'association ACADIA, qui, pendant son séjour à l'HCY, a pu voyager partout dans le monde et s'est constitué une expertise en ETP, malgré son faible capital culturel. C'est également le cas de l'aide-soignante qui a réussi à se constituer en une autorité en matière d'ETP au service de diabétologie de l'HDO.

La démarche de la logique de la distinction consiste à se faire remarquer auprès d'une ou de plusieurs autorités institutionnelles, dotées de légitimité et pouvant influencer la mobilité socio-professionnelle de la personne distinguée. Ainsi, ces aides-soignantes mobilisent dans leur érudition expérientielle, des éléments de solution aux problèmes que rencontre l'institution ou encore des suggestions allant dans le sens de l'amélioration du système institutionnel.

Le défi de la logique de la distinction dans le cadre de ce travail de recherche est que, une fois que les acteurs qui reconnaissent la distinction de la personne distinguée cessent de l'apprécier à sa valeur initiale ou sont remplacés par d'autres qui ne reconnaissent pas cette distinction, la déchéance de la personne distinguée est imminente. C'est le cas de l'aide-soigante qui perd son poste de responsabilité et les avantages conséquents au profit d'une infirmière sans expérience à cause du changement du Directeur de l'HDO. De l'autre côté, la dépréciation de la présidente de l'ACADIA par ceux qui avant reconnaissaient son caractère distinctif a engendré des difficultés dans son projet d'association de prise en soins éducative des PVD2.

3.11.3.4 Cooptation des membres par les associations des diabétiques

La logique de la cooptation dans le champ de l'ETP est plus observable dans les interactions entre pairs éducateurs, ou entre ces derniers et professionnels de santé. Elle consiste en un recrutement de nouveaux pairs éducateurs parmi les PVD2 par les professionnels de santé ou par d'autres pairs éducateurs. Par ailleurs, la promotion des professionnels non qualifiés à des responsabilités plus grandes de par leur expérience et leur grande motivation est une autre forme de cooptation que nous avons identifiée. Elle trouve sa raison d'être dans un manque de personnel qualifié. Ainsi, des personnes sont prises de façon aléatoire pour combler le vide. Ceci dans l'espoir de les autonomiser dans la fonction à laquelle elles sont appelées.

Parler de la logique de la cooptation dans cette partie de notre travail est pertinent pour plus d'une raison. Premièrement, elle créé des conflits d'estime entre professionnels de santé. Ceci dans la mesure où le professionnel de santé qui est coopté fait désormais face à des rivalités provenant des autres qui s'estiment être plus méritants. C'est le cas d'un professionnel de santé qui malgré le fait qu'elle fût aide-soignante, se retrouva chef du service de diabétologie de HDO. Cependant, il y avait dans cet hôpital des infirmières qui estimaient être meilleures de par leurs grades professionnels. Cette réalité a causé des rivalités entre elle et ses collègues. Le cas de la présidente de l'ACADIA au sein de l'HCY est aussi intéressant en ce sens que, les autres infirmières pensaient qu'elle ne méritait pas toute la crédibilité qui lui était accordée, car elle était juste « *une infirmière qui bavardait trop* »[199]. Ce propos découle de son discours peut mieux l'attester : « *Au retour de la France, à l'HCY, l'on m'a traitée de cette infirmière qui bavarde beaucoup. Comment peut-on penser lui donner des quottes-parts ?* »[200].

Deuxièmement, les formations des personnes cooptées ne respectent pas trop les canons d'une formation ordinaire. Ce qui met en doute la crédibilité de la pratique qui est faite par des personnes cooptées. Nous avons constaté au sein de l'ACADIA que les pairs

[199]Entretien réalisé en mai 2014
[200]Entretien réalisé en mai 2014

éducateurs qui sont cooptés ne subissent véritablement pas de formation au sens propre du terme. Il s'agit d'entraînements à la pratique de l'ETP. Ils observent la façon de faire de la présidente de l'association et commencent aussi à le faire. Il s'agit de l'apprentissage par l'imitation qui nécessite un sens d'observation poussé et une perspicacité intellectuelle. Cette dynamique pédagogique remet en question la qualité des prestations de l'ETP qui est faite par les pairs éducateurs cooptés. Car, la question qui se pose est celle de savoir si le processus d'appropriation des concepts et de la pédagogie de la pratique de l'ETP atteint la complétion.

Cependant, il faut reconnaître que la logique de la cooptation remplit une fonction importante. Dans un premier temps, elle permet de combler le déficit en personnel capable de faire l'ETP. Si les professionnels de santé optent pour une cooptation du personnel, il faut reconnaître qu'ils veulent par-là trouver une solution mécanique au manque de personnel qualifié en ETP qui existe dans le système de santé camerounais. Le manque de formation universitaire spécialisée en ETP et le désintérêt du personnel éligible pour des formations de renforcement de capacités sont des facteurs justifiant la cooptation des aides-soignants.

La cooptation peut dans certains cas se transformer en une logique positive de productivité dans le champ de l'ETP. Le cas de l'actuel président de la JDC avec l'ACADIA en est un exemple. La présidente de l'ACADIA s'est juste occupé de lui pendant qu'il était PVD2 et avait besoin d'aide. Ces propos du jeune malade diabétique montrent dans quel contexte la cooptation est intervenue :

> « Lors d'une campagne de dépistage du diabète, je fais la connaissance d'un proche, président d'ASCAMDIA qui m'a fait rencontrer pour la première fois l'actuelle présidente de l'ACADIA. Mon témoignage l'a captivée, comme beaucoup d'autres spécialistes, en 2005. Mais, j'ai négligé de prendre contact et de les fréquenter. Compte tenu de mes moyens, j'ai repris avec le CNO où la présidente de l'ACADIA était infirmière

> éducatrice. C'est ainsi que je fais sa connaissance et directement elle va me coopter ».[201]

L'autonomisation, la formation et la responsabilisation de cette PVD2 ont fait qu'elle devienne utile dans la coopération entre son association et celle de son mentor. Ils évoluent ensemble et en tant que pair éducateur, cette PVD2 contribue de façon intéressante aux projets d'ETP que l'ACADIA a montés ainsi qu'à l'éducation des pairs.

3.11.3.5 La démystification

S'originant du préfixe privatif « *de* » et de la radicale mystère, qui dérive du latin *mysterium*, elle-même, dérivative du grec ancien, « *mustêrion* », de « *mústês* » qui veut dire « *initié* », dont le verbe « *muéô* » (« initier »), entretien des rapports substantifs étroits avec le verbe « *múô* » qui veut dire « *fermer* », la démystification renvoie au dévoilement de ce qu'une religion a de plus caché, qui n'est connu que des initiés.

Les maladies comme le diabète de type 2, qui ne se soignent pas directement par l'administration des soins de conventionalité biomédicale ou traditionnelle, trouvent très facilement une explication dans des garants méta sociaux (Bourdieu, 1968) dans un contexte africain et camerounais, où, à la base les hommes ne meurent pas de maladies biomédicales, mais des manipulations surnaturelles. Dans le cas de cette pathologie, où les détenteurs du *polype viscéral*[202] ou encore d'autres initiés à la manipulation des énergies surnaturelles n'ont pas encore trouvé une explication concrète, la nature ayant horreur du vide, la connaissance ordinaire, exaspérée de l'inertie discursive et actionnelle de la connaissance magico-religieuse, qui est la dépositaire légitime des savoirs mystérieux, lui trouve des suppléments d'explications dans son ordre du savoir.

C'est sur ce fond d'explication des fondements des savoirs mystérieux autour du diabète de type 2 que nous démontrions au niveau du chapitre 7 que cette pathologie fait l'objet d'une prolifération de savoirs multiples de la part des adeptes des connaissances ordinaires et

---

[201]Entretien réalisé en mai 2015

[202] Polype viscéral : Ivou en langue locale

magico- religieuses. Nous avons par ailleurs démontré que ces connaissances lui donnent une connotation effroyable, car, être PVD2 pour ces ordres du savoir est une calamité. C'est être en sursis ; parce que la mort peut survenir à tout moment. Or ces savoirs se posent en conflit avec les intérêts des centres et des associations de prise en soins des PVD2. Ce qui justifie alors sans aucun doute ni conteste la logique de la démystification dans laquelle s'inscrivent ces institutions et les pairs éducateurs qui y travaillent.

Nous avons donc constaté que les pairs éducateurs opèrent dans une logique de la démystification. Celle-ci consiste à élaguer la conscience selon laquelle il est impossible de gérer la chronicité du diabète de type 2 avec succès. Le témoignage des pairs éducateurs et leur engagement à accompagner les PVD2 dans leur carrière de malades visent a priori cette démystification. Le témoignage contribue à détruire le caractère stigmatisant du diabète de type 2, alors que l'accompagnement leur permet de coacher les PVD2 dans la gestion de la chronicité de leur pathologie. De façon précise, il est question pour eux au travers du témoignage de leur expérience, de montrer aux autres PVD2 que ce qui se dit sur la mysticité du diabète de type 2 relève d'un ordre de superstition stérile, car la solution réside dans la prise de conscience de son statut pathologique et l'engagement à gérer sa chronicité. C'est ce qui fait dire à un pair éducateur : « *Il faut juste prendre le diabète comme son ami et bien le gérer* »[203].

La solution ne réside donc pas dans la course pour la découverte du responsable de la maladie ou du rite spirituel qui pourra le mieux anéantir les effets du sortilège à l'origine de la maladie. La non-prise en compte de ce volet du diabète de type 2 démystifié conduit à la continuation des propensions hostiles qui caractérisent souvent l'environnement social de la PVD2 et donnent parfois lieu à des conflits multiples.

3.11.4 Logiques de conflits

Dans ce registre, l'analyse des configurations des interactions a permis de dégager six logiques : les logiques de la dépendance, de l'innovation, de l'exclusion, de lutte de positionnement, de

[203]Entretien réalisé en mai 2015

paternalisme, de l'information et la logique stratégique. Nous les présentons respectivement.

3.11.4.1 Dépendance des PVD2 par rapport aux professionnels de santé

Telle que définie plus haut, la dépendance désigne les rapports qui lient certaines personnes, êtres vivants ou choses, et qui les rendent nécessaires les uns aux autres. C'est aussi un état de sujétion, de subordination. La théorie de la dépendance qui a été développée en sociologie[204] montre comment les pays du Nord encore appelés « *Centre* » mobilisent les ressources diverses dont ils disposent pour maintenir les pays du sud encore appelés « *Périphérie* » dans un état de dépendance économique. Cette appréhension de la dépendance, transposée dans l'espace social de luttes que constitue l'ETP, nous inspire dans la caractérisation d'une logique de dépendance comme sous-tendant les interactions entre professionnels de santé et PVD2.

L'étude des interactions entre professionnels de santé et PVD2 montre que les premiers mobilisent leurs savoirs du domaine de la santé pour maintenir les seconds dans un état de dépendance en ce qui concerne la prise en soins. Car, l'approche de prise en soins qui est favorisée par les experts en santé s'inscrit dans le paradigme biomédical qui ne vise pas a priori l'autonomisation de la PVD2. L'ETP qui vise l'autonomisation des PVD2 n'est pas une priorité, car les informations données aux PVD2 sont superficielles et ne visent que la connaissance de la maladie et la reconnaissance des signes et symptômes de gravité du diabète par la PVD2. Des médecins que nous avons interviewés nous font clairement comprendre que l'ETP prend beaucoup de temps. Dans ce cas, il est nécessaire de réduire la consultation à l'essentiel et amener la PVD2 à respecter ses rendez-vous, donc à consulter régulièrement le médecin. La dépendance est matérialisée aussi par le fait que le professionnel de santé, expert, prescrit des ordonnances, sans prendre en compte les problèmes spécifiques et les besoins de la PVD2 qui est obligée de recourir à lui à tout moment, chaque fois que les symptômes persistent. Or, la chronicité du diabète de type 2 l'obligera à le solliciter

---

[204]Développer par des auteurs dépendantistes (André –Gunder Frank, 1972 ; Furtado Celso 1984, 1989, 1970, 1966 ; Samir Amin, 1973, 1980, 1970, 1989…

pendant toute sa vie, chaque fois qu'elle fera face à un problème de santé complexe.

Nous pouvons convoquer ici à titre d'illustration le fait que la responsable de l'ETP à l'HDO, pendant la période de notre enquête de terrain, a été exclue du service de diabétologie à cause de 300 FCFA. Car, le médecin-chef estimait qu'il était bon que les PVD2 payent ce montant à chaque consultation. Or, la responsable d'ETP pensait que dans un contexte rural, où les revenus des ménages sont relativement faibles, l'exigence de cette étape lors des séances d'ETP pouvait devenir un facteur de démotivation pour les PVD2. Les professionnels de santé en retour de la dépendance des PVD2, gagnent en accumulation du capital économique. En ce sens que les PVD2 deviennent une ressource fiable pour renflouer permanemment les caisses de l'hôpital.

3.11.4.2 L'innovation par l'approche avancée de l'ETP

La logique de l'innovation, que nous avons constatée sur la base des interactions entre acteurs dans le champ de l'ETP s'inscrit dans une approche avancée de l'ETP. Contrairement à l'approche hospitalo-centrée,qui privilégie la prise en soins éducative au sein des institutions hospitalières, l'approche avancée de l'ETP consiste à aller vers la PVD2 pour un meilleur accompagnement.

La pratique de l'ETP telle qu'elle est actuellement faite, s'inscrit dans une approche hospitalo-centrée. Car, les personnes malades se déplacent pour l'hôpital où elles rencontrent des professionnels de santé. Ces derniers choisissent des thèmes d'ETP de façon aléatoire et développent des exposés avec un groupe de PVD2. Cette façon de faire ne prend pas en compte des problèmes particuliers de ces PVD2. Par conséquent, celles qui rencontrent des séances d'ETP dans des hôpitaux par accident les suivent en dormant ou en écoutant la musique avec des *écouteurs*. La présentation du professionnel de santé est alors une formalité, ou une mise en scène dramaturgique au sens de Goffman (1973). Les autres trouvent qu'il est coûteux de venir à ces séances d'ETP et suggèrent alors que les médecins les suivent individuellement dans leurs domiciles.

Par ailleurs, il nous a été donné de constater que cette approche a été anticipée par certaines associations des malades. L'ACADIA par exemple va dans les domiciles pour suivre individuellement les PVD2. Elle établit un accompagnement de proximité basé sur la considération des problèmes particuliers de ces dernières. Elle les aide à élaborer leurs budgets en intégrant la gestion d'un proche vivant avec le diabète de type 2 et en les équipant de stratégies entrepreneuriales. Cet extrait de témoignage d'une PVD2 devenue pair éducateur l'illustre bien : « *Je suis les malades, même dans leur maison et je les accompagne dans la planification de leurs budgets* »[205].

3.11.4.3 L'exclusion

La logique de l'exclusion en fait se traduit par un manque d'intégration de la PVD2 dans l'espace social d'interactions que constitue l'ETP. Elle est perceptible par des rapports de conflits existant entre acteurs. Sa convocation dans le cadre de ce travail est importante, dans la mesure où elle constitue une limite à la collaboration institutionnelle et a des conséquences néfastes sur l'ETP que nous nous proposons de développer au chapitre 9 de ce travail. Néanmoins, dans cette partie, nous présentons ses différentes facettes ; celle de l'exclusion interinstitutionnelle et celle de l'exclusion interindividuelle. Il convient de noter que les deux passent par la non-reconnaissance et la stigmatisation de l'individu à exclure ou l'imposition d'éléments culturels exogènes à la personne exclue.

Au niveau interinstitutionnel, nous avons constaté une logique consciente de certaines institutions à dénier la légitimité des institutions rivales. Ces dernières sont systématiquement décommandées en cas de nécessité. C'est le cas de l'ACADIA que les autres centres de prise en soins considèrent comme illégale. En outre, la présidente de cette association est considérée comme une illettrée qui utilise son réseau social pour obtenir reconnaissance. Ces propos d'un professionnel de santé concernant cette institution l'illustrent bien :

> « L'ACADIA a été trop personnalisée par sa présidente. Ce qui n'a pas plu au responsable du CNO. Comment peut-elle parler d'association

[205]Entretien réalisé en mai 2015

> personnelle alors qu'il y a un chef de service ? L'association est au compte de qui ? Je ne peux pas intervenir dans une telle structure, qui fonctionne comme une boutique. Oui le ministre de la Santé est descendu l'inaugurer. C'était une affaire de réseau, est-ce que cette descente avait un caractère administratif ? Nous connaissons tous ces réseaux ? Combien de fois les ministres font-ils des descentes sur le terrain ? »[206].

À côté de l'exclusion de l'ACADIA, il ressort aussi que les deux centres de prise en charge du diabète de type 2 qui sont situés au sein de l'HCY, sont dans un conflit fondé sur la logique d'exclusion. Car, ils sont dans une rivalité permanente malgré les nuances dans leurs spécialisations dans la prise en soins des PVD2. Chaque institution estime qu'elle est la seule à fonctionner dans les normes et que les autres sont, soit dans l'illégalité, soit dans une focalisation erronée.

Au niveau interindividuel, la logique d'exclusion est la résultante d'une manifestation de pouvoir d'une part et d'un système d'interdictions caractérisant le régime diététique des PVD2 d'autre part. Pour le premier cas, nous avons constaté que les supérieurs hiérarchiques font usage de la logique d'exclusion pour sanctionner leurs subordonnés. Ces sanctions peuvent aller jusqu'aux démarches visant à anticiper leurs retraites ou des destitutions systématiques, lorsque leur pouvoir le leur permet. Ces exclusions le plus souvent sacrifient les intérêts de l'institution de prise en charge du diabète de type 2. C'est le cas d'un directeur de l'HDO qui a renvoyé l'aide-soignante en charge de l'ETP dans son institution, laissant les services sans un responsable formé en ETP.

Pour le deuxième cas, il s'agit de l'imposition du régime diététique qui ne prend pas en compte les particularités culturelles des PVD2. Cette pratique conduit à une auto-exclusion des PVD2 dans l'ETP. Car, elles estiment ne pas être à la hauteur du respect de ces exigences. C'est par exemple le cas de cette PVD2 qui déclare : *« De plus, comment faire avec le lot d'interdits quand l'on n'a pas assez de moyens et enfin, il est très difficile de respecter cette alimentation, car*

---

[206]Entretien réalisé en mai 2015

parfois l'on ne voit pas toujours la correspondance dans notre culture »[207]. Une autre PVD2, allant dans le même sens, situe le problème au niveau du manque d'efficacité de ce système d'interdits. Elle dit à ce propos :

> « Le traitement du diabète de type 2 repose surtout sur notre comportement alimentaire et l'hygiène de vie. Nous ne sommes plus autorisés à manger n'importe quel aliment. Seulement, il n'est pas toujours aisé de s'arrimer, car les moyens économiques sont limités. En plus, il peut arriver que des complications surviennent même si l'on fait des efforts pour respecter ces recommandations selon nos valeurs culturelles »[208].

Dans les deux cas, la PVD2 est amenée à s'exclure de l'ETP qui lui paraît alors contraignante. Pour résoudre ce problème, certains professionnels de santé, parmi lesquelles la chef du service de diabétologie de l'HDO au moment de notre enquête de terrain ont compris que les goûts sont aussi des dégoûts : ils fonctionnent à la fois comme facteurs d'intégration, attestant de l'appartenance à une classe, mais aussi comme facteurs d'exclusion. Ainsi, ils démontrent la nécessité d'entrer dans l'univers culturel de la PVD2 pour mieux lui enseigner un régime diététique adéquat à son état de santé. Nous l'avons mieux développé au niveau de la logique d'intégration. Ces dynamiques d'exclusion et bien d'autres facteurs créent chez des acteurs des tendances conflictogènes donnant naissance à des luttes de positionnement.

3.11.4.4 Luttes pour le positionnement

Par logique de lutte pour le positionnement, nous entendons le substrat rationnel qui sous-tend les conflits et les batailles qui s'observent dans la dynamique d'interactions entre acteurs autour de l'espace social que constitue l'ETP. Ces acteurs mobilisent les ressources dont ils disposent dans l'optique d'établir leur domination

---

[207]Entretien réalisé en mai 2014

[208]Entretien réalisé en mai 2014

sur les autres acteurs considérés comme des rivaux. Le cas de l'HDO nous a paru intéressant pour illustrer cette logique. Nous y avons rencontré une aide-soignante qui, dans une situation de rivalité avec les infirmières, mobilise son capital expérientiel et ses atouts diplomatiques pour trouver la faveur auprès du médecin principal et devenir responsable du service de diabétologie.

Par ailleurs, dans la bataille de positionnement institutionnel, nous avons observé que les associations mobilisent des moyens s'apparentant au lobbying pour résister à la domination des centres de prise en charge dirigés par de grands médecins en diabétologie. Ainsi, il nous a été donné de constater que les séances d'ETP à l'ACADIA sont pleines de monde, alors qu'elles sont clairsemées au CNO et au CNHD.

La raison en est que ces associations s'activent à recruter les PVD2 et font un travail d'ETP relativement mieux organisé que le CNO et le CNHD. Car, dans ces derniers centres, les médecins et leurs équipes n'accordent pas assez de temps au PVD2 et luttent plus pour l'obtention des *quottes -parts* que pour l'ETP des PVD2.

La logique de la lutte pour le positionnement prend une autre dimension dans les contre-campagnes institutionnelles par des méthodes de dénigrement ou d'autoglorification. Chaque responsable institutionnel considère les institutions «*rivales*» comme incompétentes et la sienne comme étant la seule parfaite.

Ainsi, dans la plupart des cas, les PVD2 ont des décommandes par rapport aux institutions « *rivales* ». Les rencontres de partenariat potentielles le plus souvent se transforment en campagnes de dénigrement et de sabotage des institutions rivales. C'est le cas de l'ACADIA que les autres décrivaient à la sortie d'une conférence comme étant dans une zone inaccessible, alors que le constat des partenaires qui y étaient allés était contraire.

La logique de la lutte pour le positionnement consiste aussi pour certains acteurs à empêcher l'apparition d'autres acteurs sur le plan international. Car les projets pouvant faire émerger d'autres acteurs sont systématiquement accaparés par des acteurs déjà actifs sur la scène internationale. C'est cette dynamique qui justifie ce propos de résignation d'un responsable d'association de PVD2 : *« L'intelligence ne peut jamais être volée. Même s'ils détournent le projet, mon souci c'est la santé des enfants »*[209].

3.11.4.5 Logique de l'information dans l'interaction entre professionnels de santé et des PVD2

Dans la relation éducative, le professionnel de santé détient le pouvoir par ses connaissances qu'il utilise et informe la personne en vue de la transformer. Cette logique de l'information est liée à la logique d'enseignement qui consiste en la transmission des connaissances sur lesquelles il s'appuie et instruit la personne ignorante. Le but est de la rendre responsable, ainsi favoriser sa promotion. Cette relation pédagogique trop formelle et unidirectionnelle du maître (professionnel de santé) à l'élève (la personne malade) (Strauss, 1982) a pour conséquence d'inscrire l'ETP dans une perspective d'objectifs à atteindre et d'évaluation, concernant les aspects médico-techniques de gestion de la maladie, occultant ainsi les dimensions psychologiques et les trajectoires de la maladie. Dans le cadre de notre recherche, nous avons constaté que les rapports entre professionnels de santé et PVD2 s'inscrivent encore fortement dans le modèle paternaliste qui intègre l'information. Car les professionnels de santé agissent envers les PVD2 comme si leur expérience de la maladie ne comptait pas dans le processus de leur autonomisation. Ces derniers viennent recevoir des instructions qu'ils sont supposés appliquer à la lettre. Déjà, dans la pratique, les séances d'ETP dans les institutions publiques se font en groupe. Ce qui ne donne pas la possibilité aux PVD2 de partager leur expérience du diabète de type 2 avec le professionnel de santé. En plus, les thèmes d'ETP sont choisis de façon aléatoire par les professionnels de santé, sans avis de la PVD2.

Dans les rencontres de consultations individuelles, il s'agit pour le professionnel de santé de voir l'évolution de la thérapie par insuline et de prescrire une ordonnance nouvelle à la PVD2. Dans tout ce processus, la PVD2 n'a aucun mot à dire sur sa pathologie. L'interaction est asymétrique. Le professionnel de santé considère qu'il possède le savoir requis sur le diabète de type 2 pour informer la PVD2

[209]Entretien réalisé en mai 2015

de ce qu'il y a lieu de faire. Cette dernière lui doit obéissance et soumission. Elle doit observer à la lettre ses recommandations. C'est la raison pour laquelle les PVD2 vont voir le professionnel de santé pour l'insulinothérapie et vont dans des associations pour des conseils. Car, elles se sentent compressées par les professionnels de santé.

3.11.4.6 Logiques stratégiques

La stratégie est la partie de la science militaire qui concerne la conduite générale de la guerre et l'organisation de la défense d'un pays. Au sens figuré, c'est l'ensemble des actions coordonnées, de manœuvres, en vue d'une victoire. En sociologie, Crozier et Friedberg (1977) ont utilisé ce terme pour désigner les actions performées[210] par des acteurs dans un système pour sortir des contraintes du système. Car, les exigences du système organisationnel ne sont pas toujours favorables pour l'acteur. Celui-ci, pour faire valoir ses intérêts individuels, développe des stratégies lui permettant de modifier le fonctionnement du système en sa faveur.

Dans cette perspective, les acteurs dans le champ de l'ETP développent des stratégies qui leur permettent de se défaire des contraintes du système. Les luttes diverses qui caractérisent la dynamique interactionnelle de ces acteurs, les dynamiques d'accaparement des projets d'ETP, la pratique négligente et les réclamations des *quottes-parts*, sont quelques exemples d'essai de modification de la pratique d'ETP par les professionnels de santé.

Ces dynamiques sont favorisées par le fait qu'il n'existe pas de textes propres à la pratique de l'ETP au Cameroun. En plus, l'ETP dans les normes est contraignante dans la mesure où elle nécessite une transmutation disciplinaire. Ce qui n'est pas facile pour les professionnels de santé formés pour l'exercice des activités relevant du paradigme biomédical. La logique stratégique consiste alors pour les professionnels de santé à esquiver la complexité de l'ETP avec les arguments stratégiques individuels qu'ils opposent au fonctionnement normatif du système.

---

[210]Performer verbe transitif utilisé pour signifier le rendement d'une action, action accomplie

3.12. Logiques implicites

L'implicite est ce qui n'est pas dit dans un énoncé en termes clairs et que l'interlocuteur doit comprendre par lui-même. Un locuteur peut souhaiter en effet passer sous silence certaines informations, parce qu'elles pourraient choquer ou nuire à sa propre image ou à celle d'autrui. Cette définition littérale nous aide dans l'analyse de l'inédit que nous nous proposons de développer dans cette partie. Il sera alors question pour nous de dégager la logique du voile et l'acception que nous lui prêtons et les logiques d'exploitation, d'instrumentalisation et d'accumulation.

3.12.1 Voile de la réalité

L'expression *voile de la réalité* nous a été inspirée des travaux de l'ethnologue français Balandier (1971), qui démontre que la lecture de la réalité sociale se fait au moins à deux niveaux. L'un, qui est celui des structures officielles et l'autre qui est celui de la réalité profonde. Le sociologue suisse Ziegler (1980), démontre que ce deuxième niveau est voilé par des mensonges. Pour lui, mentir c'est voiler la réalité sociale. Bourdieu (1994) pense que cette réalité est voilée par le discours officiel. Le travail du sociologue ou de l'anthropologue consiste alors à dévoiler la réalité sociale véridique dans le discours officiel qui selon la formule de Gurvitch (1950) se trouve dans les paliers en profondeur. Notre volonté de ressortir la logique du voile dans cette recherche trouve sa pertinence dans le fait qu'il est important pour un chercheur de ce niveau de transcender la dimension explicite de la réalité sociale pour relever la dimension implicite. Car, comme nous le dit Touraine (1981), s'il existe une science des sociétés, il faudrait bien qu'elle fasse des découvertes plus ou moins déconcertantes. Notre démarche pour exposer la logique du voile de la réalité est fondée sur une confrontation des discours d'acteurs à la réalité observée sur le terr ain lors de nos enquêtes d'une part et les antinomies discursives constatées d'autre part.

Nous avons constaté que les professionnels de santé parlent de leur volonté de rendre autonomes les PVD2. Pour le diététicien du CNHD, il s'agit d'une « *gestion de son alimentation par rapport au diabète. Quels sont les aliments à consommer à volonté, à limiter et interdits. C'est une éducation permanente»*[211]. Pour l'infirmier-major en service au CNHD :

> « L'éducation thérapeutique est conçue comme un processus continu, intégré dans les soins, et centré sur le patient. Elle vise à aider le patient et ses proches à comprendre la maladie et le traitement, à coopérer avec les soignants, à vivre le plus sainement possible, et maintenir ou améliorer la qualité de sa vie » [212].

Pour un infirmier généraliste que nous avons rencontré, *« L'éducation thérapeutique est une séance consacrée aux informations à donner aux patients en rapport avec leur pathologie ; dans le but de mieux la connaître afin d'assurer un bon suivi »*[213].

L'Organisation mondiale de la Santé (OMS) l'assimile aux « *programmes de formation continue pour les professionnels de soins dans le domaine de la prévention des maladies chroniques* ». Nous pouvons multiplier à l'infini ces définitions pour tous les professionnels de santé que nous avons rencontrés. Il en ressort l'idée de la continuité et de la permanence. Ce qui concorde avec la définition de l'OMS d'une part et l'idée fondamentale de l'autonomie dans la gestion de la chronicité du diabète de type 2 d'autre part. Il s'agit d'une construction à durée de vie.

Cette conception normative de l'ETP que les professionnels de santé ressortent bien dans leurs propos contraste avec la réalité pratique que nous avons observée sur le terrain. Contrairement à ce qui est dit, nous avons observé que les professionnels de santé n'accordent pas assez de temps aux séances d'ETP. Les enseignements ne sont pas préparés. De façon laconique, les professionnels de santé improvisent toutes les articulations des séances d'ETP. Comment peut-on bâtir l'autonomie de la PVD2 sans lui accorder suffisamment de temps pour qu'elle s'approprie le concept et les principes de cette autonomisation ?

---

[211]Entretien réalisé en mai 2015
[212]Entretien réalisé en mai 2016
[213]Entretien réalisé en mai 2016

Nous constatons par ailleurs que la volonté d'autonomisation de la PVD2 par le professionnel de santé se traduit plutôt dans la praxis en une concrétisation d'hétéronomie. Car les lieux et les contextes de l'ETP ne sont pas favorables à une expression des problèmes personnels des PVD2 en rapport avec le diabète de type 2. Par exemple, comment une PVD2 qui a perdu sa virilité peut-elle surmonter l'écueil psychologique, lié à la préservation de la face au sens de Goffman (1974), pour poser son problème dans une séance plénière d'ETP ? Pour surmonter cet écueil, la PVD2 se tourne vers d'autres acteurs comme des tradipraticiens et n'accorde plus assez de crédibilité à la pratique d'ETP. Elle reste alors dépendante pendant toute la durée de sa pathologie. Cette situation complique la gestion de sa carrière de malade (*Ibid.* 1969).

Pendant que le chef de service du CNO considère les séances d'ETP comme des conseils, le chef de service adjoint du CNO parle d'ETP pour désigner la même réalité. Ce qui traduit une discordance conceptuelle opératoire dans leurs approches d'ETP. Une autre antinomie ressort au niveau de la formation des infirmiers par des médecins sur l'ETP. Ces derniers qui forment les infirmiers en ETP sont des spécialistes en diabétologie, formés suivant le modèle préventif fondé sur le paradigme biomédical. Comment peuvent-ils alors de façon efficiente former les professionnels infirmiers sur une ETP dans laquelle ils ne sont pas spécialisés ? Les concepts et les outils utilisés ne relèvent-ils pas du paradigme qu'ils connaissent le mieux ?

L'ETP est centrée sur la PVD2. Elle doit être négociée entre le professionnel de santé et la PVD2. Le savoir de cette dernière doit être pris en compte dans le processus d'ETP. Cependant, nous avons constaté à partir de nos observations que la norme médicale est plutôt intransigeante. Les recommandations du professionnel de santé sont à respecter *ex cathedra*[214].

En définitive, sur la base de ces antinomies, nous induisons que le discours des professionnels de santé s'inscrit dans une logique qui vise à sublimer par le voile des apparences une réalité tout autre de l'ETP. Cette réalité est celle du mal fonctionnement des institutions de prise en soins des PVD2 et de la course vers l'acquisition des capitaux

---

[214] Absolu, pas de commentaire

visant à faire asseoir ou à perpétuer des hégémonies individuelles d'acteurs.

3.12.2 Prévalence institutionnelle

Dans *Capitalisme, nature et culture,* Péruisset-Faché (2003) démontre que le capitalisme a contribué fortement à détruire l'ordre, la cohésion, la collaboration et l'harmonie qui caractérisaient autrefois nos sociétés. Ce constat est encore plus prégnant dans notre société camerounaise en cours d'insertion dans la logique du capitalisme. En effet, la course vers l'accumulation fait en sorte que chaque acteur social puisse trouver un rival, même en ceux qui ne constituent pas des concurrents directs à son activité. Parler de la logique de la prévalence institutionnelle dans le champ de l'ETP relève donc d'une logique de la logique au vu de l'aggiornamento[215] socioéconomique qui prédomine.

En fait, la logique de la prévalence institutionnelle renvoie au fait que les acteurs s'activent à faire valoir prioritairement leurs institutions de prise en soins au détriment des autres, considérées comme rivales. C'est cette logique qui justifie le fait que le CNO et le CNHD soient dans les mêmes locaux de l'HCY, avec des missions nuancées, mais ne parviennent pas à collaborer.

C'est également elle qui justifie la non-reconnaissance, le rejet et la stigmatisation de l'ACADIA par les CNO et le CNHD. À titre d'illustration, lors du 2e Congrès Africain du Diabète tenu au Palais des Congrès de Yaoundé, du 26 au 28 février 2014, des visiteurs non nationaux avaient découvert l'ACADIA, mais les autres acteurs institutionnels avaient essayé de les décourager en donnant une description abracadabrante[216] de l'accès à cette institution.

Cette logique est sous-tendue par la lutte pour l'accumulation du capital économique et symbolique de l'institution en situation de prévalence. Car, comme nous l'avons montré au niveau des logiques instrumentales, la lutte pour la reconnaissance, l'autoglorification, les enjeux de la prise en soins des PVD2 vont largement au-delà de leur

---

[215] Ensemble des transformations sociales et économiques qui interviennent dans une société au fil du temps

[216] Bizard qui peut décourager

accompagnement. Cette dimension est peut-être même l'une des priorités secondaires. Le combat de chaque institution est alors a priori de se positionner en référence incontestable, même si les autres viennent maintenant dans des positions de valeurs secondaires. Le principe général consiste alors à les saboter, à défaut de les exploiter ou de les instrumentaliser.

3.12.3 Exploitation, instrumentalisation et accumulation

Parler de l'exploitation et de l'instrumentalisation comme logiques d'acteurs dans le champ de l'ETP est pertinent dans la mesure où ces logiques révèlent des dynamiques implicites défavorables à l'éclosion de l'ETP au Cameroun. Les professionnels de santé ménagent des moyens qui vont leur permettre d'accroître leur capital économique au détriment de l'ETP. Un cas d'illustration est la création de l'association JDC. Les médecins ont beaucoup contribué dans la création de ladite association ; car le financement du projet *Changing diabetis in Children* en dépendait. Dès lors que le projet est arrivé à terme, ces médecins ont perdu l'intérêt qu'ils avaient pour le fonctionnement de la JDC. Aujourd'hui, cette association bat de l'aile et le responsable n'a même plus des moyens pour faire des mobilisations d'enfants vivant avec le diabète de type 2. Cette logique est motivée par une autre, qui est celle de l'accumulation.

La logique de l'accumulation se justifie par les batailles qu'il y a autour de la gestion des projets de prise en charge du diabète de type 2. Les associations dans lesquelles nous avons travaillé montent des projets dans le but d'obtenir des fonds de roulement dans le cadre de leurs activités. Cependant, pour que ces projets soient crédibles sur le plan international, ils doivent être signés par un des médecins de renom sur le plan international. Ces derniers, pour signer ces projets, le plus souvent exigent leur appropriation. La raison est perceptible sous un prisme dual. Le premier volet consiste à protéger ses intérêts économiques dans le projet. Le deuxième consiste à préserver son hégémonie sur le plan international. Car il ne faut pas que les rivaux internes se constituent en rivaux sur le plan international. Il est donc question d'accumuler le capital économique et de préserver le capital symbolique sur le plan international.

3.12.4 L'anachronie perceptuelle

La logique de l'anachronie perceptuelle est caractérisée par un manque d'harmonisation des actions des différents acteurs du champ de l'ETP dans un espace temporel synchronisé d'une part, et un manque de synchronisation de la gestion du diabète de type 2 avec le caractère chronique de cette pathologie par les acteurs d'autre part.

Elle peut être mieux comprise si on l'appréhende avec les loupes éliassiennes, car pour Elias (1997), au regard des montres, agendas, horaires, le temps semble être une contrainte à laquelle nul ne peut échapper. Notre conscience du temps est si intériorisée qu'il est difficile d'imaginer que des groupes humains ont pu vivre sans calendrier. Le sentiment qui nous anime est que « *le temps passe* » alors qu'en réalité, ce sentiment de passage concerne notre vie elle-même ou les transformations de la nature ou celles de la société. Le temps n'existe pas en soi, affirme Norbert Elias, ce n'est ni une donnée objective comme le soutenait Newton, ni une structure a priori de l'esprit humain comme le soutenait Kant. Le temps est avant tout un symbole social, résultat d'un long processus d'apprentissage. Il a fallu des millénaires pour que cette notion en vienne à représenter une synthèse de très haut niveau (Elias, 1997).

C'est justement cette approche sociale de la construction du temps qui nous permet de déceler la logique de l'anachronie perceptuelle des acteurs impliqués dans le champ de l'ETP. Car nous constatons que chaque acteur construit son temps en fonction de l'expérience qu'il a de la maladie ou des objectifs qu'il veut atteindre. La PVD2 qui ressent subjectivement le mal-être causé par le diabète définit dans son imaginaire un temps de guérison plus court que le temps qu'exige la prise en charge. Au niveau des habitus sociaux, il est facile de se priver d'un repas ou de certaines habitudes pour une période de temps définie.

Au niveau du professionnel de santé, il y a une anachronie entre le temps théorique de la profession et le temps pratique à donner à la personne malade, le temps exigé pour une bonne ETP et un bon suivi thérapeutique de la PVD2 et la production matérielle du temps dans ce domaine de service. Il faut alors faire l'ETP comme une formalité afin de gagner en temps et aller investir son temps dans des activités plus productives. En plus, lors de l'apprentissage sur la gestion de la chronicité du diabète de type 2, il y a anachronie entre le temps que le professionnel de santé se donne pour que la PVD2 intériorise les leçons apprises et le temps de socialisation de la PVD2 à la nouvelle vie liée à son identité de malade. Il faut également un temps d'apprentissage pour une PVD2 qui n'avait pas l'habitude de faire l'exercice physique, d'avoir une discipline hygiénique rigoureuse, d'apprendre à le faire. Or ce temps d'apprentissage et le temps intériorisé par la PVD2 pour la disparition des symptômes de la maladie sont anachroniques. Ce qui la plonge dans une logique de pragmatisme thérapeutique et une diversification de ses itinéraires. Il apparaît une opposition entre la logique du vécu et la logique scientifique.

Le professionnel de santé lors d'une séance d'ETP ne fait pas un tour dans les comportements passés à l'origine de la maladie. Il aborde les symptômes présents pour expliquer à la PVD2 son implication dans ce qui lui arrive. Il a tendance également à présenter les marqueurs de l'évolution du diabète vers les complications dans l'avenir si rien n'est fait. Il rend ainsi l'avenir visible, lisible, car il espère qu'en améliorant les connaissances de la PVD2, il peut y avoir une prise de conscience et un changement de comportement. C'est ce qui justifie d'une part la logique prescriptive mise en œuvre, traduite par la rigidité des recommandations.

La mobilité du professionnel de santé dans le présent et l'avenir n'est pas toujours partagée par la PVD2. Pour cette dernière, le futur qui est un prolongement du présent peut avoir plusieurs alternatives et stratégies. Dans la plupart des cas, le présent et le futur s'articulent pour la PVD2, car la situation qu'elle vit au temps présent peut favoriser la maîtrise ou non de la pathologie dans l'avenir. Ainsi la certitude du présent (maîtrise des signes de la maladie) peut diminuer l'angoisse de l'incertitude (des complications). Il s'agit pour elle de réduire, voire d'éliminer les incertitudes et non de les définir simplement. Pour cette raison, elle ne partage pas toujours la logique d'évaluation des probabilités qui l'angoisse davantage, mais une certitude qui la rassure, malgré la chronicité de la maladie. L'incertitude du diabète est un espace de liberté où la PVD2 peut agir en prenant des décisions qui détermineront son avenir. La preuve est qu'elle ne suit pas toujours le rythme imposé par le professionnel. C'est pour cette raison qu'elles sont libres d'accepter ou de refuser de participer à l'ETP, d'intégrer les recommandations selon leur temps vécu par la maladie. Il se dégage alors une rupture épistémologique entre la temporalité scientifique et la temporalité vécue, fondamentale pour un anthropologue (Benoist, 2007).

La spécificité de chaque PVD2 et la complexité de l'ETP sont également à l'origine d'une anachronie dans la coordination des actions d'adaptation des enseignements reçus, de leur assimilation et de leur synchronisation. Cette dynamique engendre des frustrations qui sont à l'origine des défections dans le suivi éducatif et des perdus de vue qui ne reviennent à l'hôpital ou au centre de prise en soins qu'après des complications graves. Entre le temps de course vers la réalisation des ambitions des différents acteurs dans le champ de l'ETP et le temps de l'accomplissement des bénéfices intrinsèques à une bonne ETP, il y a un écart qui joue en défaveur d'une éclosion de l'ETP en contexte camerounais.

En ce qui concerne les proches aidants, il y a également un conflit entre le temps à consacrer à la personne malade et le temps à réaliser ses activités personnelles. Dans ce cas, le proche aidant construit un temps imaginaire de sacrifice à donner à l'accompagnement de la personne malade. Toute prolongation de cet espace rend la PVD2 encombrante du point de vue du proche aidant. Ici la logique de la dette morale oblige symboliquement celui-ci à continuer l'accompagnement, mais le rythme et l'intensité du suivi baissent au fil du temps. L'intérêt qu'il y a à rappeler le temps de consommation des médicaments, le respect de la diététique et le temps des rendez-vous d'ETP se dissipe progressivement.

Le personnel administratif quant à lui se construit un temps multiple en fragments. Il est partagé entre la gestion des tâches administratives, l'information à passer en matière d'ETP, l'accueil des PVD2 et parfois la prospecter au quartier pour la publicité des services rendus dans son institution. Pris dans cet étau, il se retrouve submergé par les travaux et éprouve naturellement de la peine à trouver du temps de concentration pour le perfectionnement de ses aptitudes dans son domaine de compétence.

Les acteurs institutionnels sont départagés entre le temps des luttes institutionnelles, le temps de monter des stratégies pour faire rayonner leurs institutions et le temps de coordonner la prise en soins des PVD2. Par ailleurs, au sein de ces institutions, il y a une anachronie située dans un mouvement de va-et-vient entre les manœuvres d'appropriation des biens institutionnels par des acteurs individuels et les actions de promotion du bien-être, d'intérêt général de l'institution. De plus, il s'observe une anachronie entre la durée d'hospitalisation et la chronicité de la maladie. La durée du séjour d'un malade est un indicateur d'efficacité et d'efficience de la qualité des soins. Or, le caractère chronique du diabète et ses complications sont moins rentables pour l'institution, d'autant plus qu'il est difficile d'évaluer le temps. Il se dégage alors une anachronie entre le temps de prise en charge de la PVD2 et le temps rentable pour l'institution. Il convient d'interpeller les acteurs à une considération du temps et de ses potentielles variances anachroniques et synchroniques dans le champ de l'ETP des PVD2.

Au regard de cette analyse, les logiques d'interactions dans le champ de l'ETP offrent une vision relativement plus complète et une compréhension plus structurée du fonctionnement du champ de l'ETP au Cameroun. L'étude a montré qu'il se caractérise par une dichotomie qui oppose ce qu'il convient de nommer les acteurs *d'en haut* et les acteurs d'*en-bas* (Ela, 1998). Par ces catégories, nous désignons respectivement une classe d'acteurs institutionnels et professionnels de santé dont la détention d'un capital symbolique et d'un capital économique assure la domination dans les rapports de luttes pour la reconnaissance institutionnelle, ainsi que dans le contrôle des enjeux financiers autour des projets d'ETP au niveau national. Les acteurs d'*en bas* représentent quant à eux le groupe formé par les associations des diabétiques, les PVD2 que l'adversité du champ d'ETP et les logiques de prédation et d'exclusion qui le caractérisent ont réduit aux stratégies de survie et à l'informalité pour les uns, et confiné au rôle d'observance thérapeutique pour les autres, du fait des logiques totalitaires qui caractérisent les relations de soins entres professionnels et PVD2 dans l'espace hospitalier. Une vue holistique des acteurs en interactions dans leur cadre logique nous autorise à résumer le fonctionnement du champ de l'ETP en six ensembles.

Dans le premier, l'ETP au Cameroun apparaît comme un champ d'interactions conflictuelles dominé par des logiques conflictualisantes.

Dans le deuxième, l'ETP se veut un espace *anthroposociomédical* de négociation du rapport de la PVD2 aux soins.

Dans le troisième, l'ETP s'avère être un espace de relations de soins asymétriques, renforcées par la logique autoritaire du modèle de santé biomédical, inadaptée pour la prise en soins des PVD2.

Le quatrième tableau présente quant à lui l'ETP comme un espace informel de soins gouverné par des logiques de résilience institutionnelle.

Le cinquième tableau découvre une ETP entrepreneuriale et champ d'accumulation économique gouverné par la logique instrumentale.

Le sixième tableau est l'anachronie perceptuelle dans le champ de l'ETP. Enfin, l'ETP au Cameroun fonctionne tel un espace routinier de reproduction des pratiques professionnelles, dans la logique de la professionnalité au détriment du professionnalisme. Disposant de cette carte des pratiques et de logiques, nous pouvons à présent envisager dans le chapitre suivant, leurs influences sur-le-champ de l'ETP d'une part et sur ses propres acteurs d'autre part.

CHAPITRE IV

INFLUENCES DES LOGIQUES D'ACTEURS ET D'ACTIONS SUR LE CHAMP DE L'ÉDUCATION THÉRAPEUTIQUE ET SUR LES ACTEURS

Les logiques des acteurs intervenant dans le champ de l'éducation thérapeutique et celles découlant de leurs interactions constituent sans doute des cadres interprétatifs des diverses configurations prises par le champ de l'ETP au Cameroun. Comprendre ces configurations présente des enjeux certains pour l'impératif actuel d'adaptation de l'ensemble du système de prise en charge des maladies chroniques aux approches de soins innovantes et centrées sur le malade chronique en général et sur les PVD2 en particulier. L'émergence des maladies chroniques comme le diabète dans le profil épidémiologique des pays d'Afrique subsaharienne en appelle non seulement à une redéfinition des approches de soins classiques basées sur le modèle biomédical de la santé, à un réaménagement des cadres de soins, mais surtout à une nouvelle dynamique des rapports entre acteurs dans le champ de l'ETP. Mais à l'évidence, les acteurs et les structures mobilisées autour du processus d'accompagnement de la PVD2 vers le processus d'autogestion du diabète semblent n'avoir pas intégré l'élan de cette dynamique des modèles de la santé, restant en arrière par rapport aux évolutions. Comment dès lors comprendre que le champ de l'ETP évolue quasiment aux antipodes de la philosophie de cette approche de soins et au détriment des personnes vivant avec le diabète de type 2 ? L'objectif de ce chapitre est donc de tenter de dégager les influences des rationalisations attachées aux pratiques des acteurs, ainsi que de leurs actions sur l'ETP. Il est donc organisé autour de trois sections : la première ressort les influences des logiques issues des pratiques des acteurs et celles issues de leurs interactions, la seconde engage une réflexion sur les défis des recompositions identitaires qui interpellent tous les acteurs, enfin la troisième met l'accent sur les apports de l'anthropologie de la santé sur la prise en soins des PVD2 en général et le champ de l'ETP au Cameroun.

4.1 Influence des logiques issues des pratiques d'acteurs sur l'ETP

Connaissant les logiques qui sous-tendent les pratiques des différents acteurs intervenant dans l'éducation thérapeutique au Cameroun, nous pouvons à présent mieux en apprécier les impacts. En effet, il apparaît clairement que chaque logique d'acteur se rattachant à son rôle est révélatrice d'un dysfonctionnement spécifique dans le champ de l'ETP. Que l'on évoque dans les formations hospitalières le manque d'une ressource humaine outillée pour l'ETP ou leurs difficultés dans l'organisation de la prise en charge du diabète de type2, ou encore la difficulté pour le professionnel soignant d'opérer le passage de simple thérapeute à celui d'éducateur, ou enfin les difficultés que rencontrent les PVD2 à éviter les complications du diabète de type2 dans le parcours de la maladie, toutes ces difficultés semblent trouver une réponse dans les rationalités que les acteurs de l'ETP apportent eux-mêmes à leurs pratiques quotidiennes. D'une façon générale, les logiques des acteurs centraux ont une influence sur l'adhésion et l'observance de la PVD2 à l'ETP, ses itinéraires thérapeutiques parallèles, le réseau de soutien qui se mobilise dans son environnement pour l'accompagner, la perception et les usages que les professionnels de santé font de l'ETP et enfin sur la visibilité institutionnelle de cette approche de soins au sein des formations hospitalières du Cameroun.

4.1.1 Engagement tardif de la Personne Vivant avec le Diabète de type 2 à l'ETP

La logique du déni, comme il est apparu dans les développements précédents, détermine l'adhésion de la PVD2 au processus d'éducation thérapeutique dans la mesure où c'est en fait elle qui fixe non seulement l'acceptation du statut de personne vivant avec le diabète, mais plus important encore, la durée d'exposition du malade aux complications éventuelles. Pour plusieurs PVD2 en effet, la carrière morbide débute en général par un rejet de leur statut de diabétique, entraînant chez elles le maintien des modes de nutrition propices à l'apparition de complications. Il semble donc que chez ces PVD2, sans l'apparition de complications, il n'y a pas d'adhésion à l'ETP. La plupart des malades vont donc démarrer l'ETP *in extremis*[217], quand le *silence des organes*

[217]Atteinte de l'extrémité supérieure, qui fait bascule dans les complications

(Leriche, 1936) est rompu, les complications ayant déjà atteint leur paroxysme ; tout ceci a pour conséquence l'augmentation des coûts de la prise en soins vu qu'il faudra désormais, en plus d'équilibrer la glycémie, soigner les complications. Dans une situation où la prise en charge économique de la maladie repose en général sur des ménages confrontés à la pauvreté, l'on voit que la logique du déni de son statut de diabétique accroît le coût d'opportunité de l'engagement tardif de la PVD2 au processus d'ETP. L'accessibilité économique de sa prise en soins dans ces conditions est donc souvent réduite.

4.1.2 Double consultation et abandon de l'ETP

Parmi les défis récurrents que l'ETP pose aux professionnels de santé ainsi qu'aux personnels des associations d'aide aux PVD2, il y a la démission ou l'abandon temporaire, voire définitif des séances d'éducation thérapeutique par la PVD2 à mi-parcours de sa maladie, ainsi que la double consultation. Cette attitude, souvent à l'origine d'une aggravation des complications, se comprend en convoquant la logique du recours au métasocial, révélatrice de l'appartenance de la PVD2 à une pluralité de systèmes étiologiques ainsi que de sa capacité d'autonormativité. Pour illustration, certaines PVD2 qui avaient déjà abandonné l'ETP ont affirmé qu'elles n'auraient pas pu développer un diabète, eu égard à leur hygiène de vie. Ces dernières le perçoivent davantage comme une possible sanction du groupe familial à une conduite individualiste qui va à l'encontre des exigences de solidarité vis-à-vis de la parentèle. Face à cette représentation, quelle influence peut avoir l'ETP ? Il semble que pour ces PVD2, le soulagement est à rechercher non dans l'observance des contraintes, mais dans ce qui est susceptible de ramener la cohésion au sein du groupe familial à travers les rituels de réparation, de *sanation*[218]ou de conjuration chez les tradipraticiens.

Cette double consultation, pour gênante qu'elle apparaisse à l'activité du professionnel de santé qui désire faire suivre l'ETP à la personne malade, soulève néanmoins un débat sous-jacent autour de la *culturalité*[219]de l'ETP telle que pratiquée dans les diverses institutions

---

[218]Rites de purification spirituelle

[219]La culturalité est la considération des valeurs culturelles propre à une communauté comme faisant partie d'un patrimoine d'une communauté quelconque (Taylor)

de soins qui s'en revendiquent. L'on ne peut en effet vouloir éluder le fait qu'en dépit de ce que l'ETP se veuille être une approche de soins fondée sur le modèle complexe de la santé, elle ne conçoit pas la santé comme un phénomène total (Goffman, 1968) c'est-à-dire aux prises avec toutes les dimensions de l'être. En effet, il semble que la double consultation sous-tendue par la logique du pragmatisme thérapeutique traduise dans ce cas précis, un vide de l'ETP quant à la considération de la dimension *ontologique*[220] de la santé et de la maladie, vu qu'elles dépendent aussi, dans l'imaginaire social des acteurs, de leur *relation avec l'invisible* (Bernault ; Tonda, 2000). Dans la pensée sociale négro-africaine, en effet, la société n'est pas vécue uniquement dans sa simple dimension matérielle dans la mesure où elle trouve son prolongement dans un vaste univers invisible où les défunts, les génies et divers esprits participent à la production de la réalité sociale, et plus encore disposent du pouvoir de réguler les comportements collectifs et individuels à travers un pouvoir de sanctions surnaturelles, qui s'expriment entre autres par les manifestations corporelles morbides que la transgression des normes socio-familiales provoque. Pour certaines PVD2, la maladie s'inscrit dans ce système de sanctions et le recouvrement de la santé dépend alors de la restauration de la cohésion aussi bien dans leurs relations horizontales (avec la société visible) que dans leurs relations verticales (monde invisible).

4.1.3 Contestation muette du monopole du professionnel de santé

La logique de la normativité qui est également une forme de rationalisation des comportements de soins des PVD2 face à l'ETP met en lumière l'existence d'une compétence de ces dernières à participer au processus de prise de décisions concernant la gestion de leur parcours morbide, mais très souvent ignorée, sinon rejetée par le professionnel. La perte de ce potentiel participatif de la PVD2 dans la relation de soins est souvent source de son *aliénation* (Goffman, 1968). Autrement dit, cette dernière se retrouve très souvent étrangère à une éducation thérapeutique qui ne se décline qu'en un ensemble de contraintes thérapeutiques, diététiques et sur le réaménagement de son hygiène de vie. Il n'est pas surprenant dès lors que les PVD2 ne

---

[220]L'ontologie est un concept de l'anthropologie culturelle qui renvoie à la dimension spirituelle de l'être

reconnaissent pas l'empreinte de leurs systèmes de valeurs, leurs modèles culturels, les réalités concrètes de leur environnement de vie ou plus simplement les réalités de leurs expériences de la maladie dans les recettes standardisées d'ETP que les professionnels leur proposent comme l'attestent les réadaptations qu'elles font de ces contraintes. Ces réadaptations sont en fait une sorte de contestation muette du monopole du pouvoir du professionnel de santé par les PVD2. Tout comme les logiques précédentes, cette logique de l'auto-normativité aboutit très souvent à la démission du malade du champ de l'ETP.

4.1.4 Priorisation différenciée de l'ETP

Être PVD2 implique des attentes comportementales de la part de la personne ; lesquelles ont souvent des répercussions bien au-delà de la sphère médicale. La chronicité du diabète implique en effet chez certaines PVD2 un réaménagement de tous leurs cadres sociaux d'existence, la vie familiale et la vie professionnelle notamment, de même qu'elle exige une préparation et des adaptations de la part de son entourage immédiat surtout quand elle a connu une complication. Contrairement à l'approche fonctionnaliste parsonienne (1951) de la maladie selon laquelle l'état morbide est un facteur qui exempte l'individu de remplir les rôles sociaux attendus de lui, dans notre contexte où les ménages doivent lutter pour la survie quotidienne de leurs membres, la PVD2 du fait souvent de sa position stratégique au sein de la famille, doit le plus souvent continuer de prendre part au processus de production des moyens familiaux d'existence, voire de continuer d'exercer les obligations de solidarité avec la parentèle élargie.

L'urgence est alors dans ce cas de tenter des compromis entre ses divers rôles familiaux et professionnels pour ne citer qu'eux ; la conséquence est une priorisation différenciée de l'ETP parmi les PVD2, car pour certaines, la pression des sollicitations familiales est suffisamment importante pour que la PVD2 relègue les séances d'éducation thérapeutique au second plan.

4.1.5 Hétéronomie de la PVD2 comme effet pervers du modèle biomédical de l'ETP

Par hétéronomie, nous désignons la situation de dépendance de la PVD2 vis-à-vis du professionnel de santé ; elle s'oppose à l'autonomisation prônée par l'ETP normative. La définition que l'OMS (1998) donne de l'ETP, même si elle présente le défaut de ne pas délimiter clairement les contours de cette autonomie de la personne, a néanmoins le mérite de faire ressortir des ressources pertinentes et nécessaires à la PVD2 dans son processus d'autonomisation. Il s'agit de la mise à la disposition du malade ainsi qu'à leurs proches, d'informations concernant sa maladie, son traitement, le cadre hospitalier et de soins et ses comportements de santé et de maladie. A cela s'ajoute la formation de cette dernière à l'autogestion de sa pathologie et enfin un soutien psychologique. Ces activités impliquent naturellement et tout au long du parcours morbide de la PVD2, une *coopération* du malade ainsi que de sa famille avec les soignants.

Cependant, l'observation des pratiques des professionnels dans les formations hospitalières et les logiques d'autonomisation apparentes qui les sous-tendent montrent bien qu'au lieu d'une autogestion de la maladie, la dépendance de la PVD2 vis-à-vis du soignant est plutôt renforcée. En effet, nous ne voyons pas comment en quelques minutes d'entretien avec la PVD2, cette dernière peut davantage être formée à l'autogestion du diabète ou disposer de toutes les ressources informationnelles concernant sa santé et sa maladie, non seulement elle, mais également ses proches. Ayant assisté aux séances d'ETP au CNO, nous avons été frappée par le caractère hétéroclite des conseils donnés aux PVD2 : ce qui y tient lieu d'ETP est relégué au second plan vu qu'il n'y a pas de *quottes-parts* ; les soins et la consultation retiennent par contre toute l'attention des professionnels. Le plus souvent les programmes des séances rapides d'ETP sont inadaptés aux besoins d'informations spécifiques des PVD2 dans la mesure où ces dernières sont préconçues et concernent en priorité le traitement, l'alimentation, l'activité physique et les risques podologiques ; rien n'est dit en ce qui concerne par exemple son soutien psychologique. Pourtant la PVD2 a un besoin, bien au-delà de son autonomisation. En effet, elle voudrait avoir un contrôle de sa santé et gérer les incertitudes y afférentes. Le professionnel de santé devrait ainsi œuvrer pour amener la PVD2 vers une autorégulation de sa santé.

En outre, la formation à la « *carte* » des infirmières du même centre souffre des mêmes carences : elle se positionne davantage comme le prolongement de l'activité médicale et le contenu se limite à des aspects biomédicaux à savoir la lecture de la glycémie, et ses interprétations, la reconnaissance des symptômes de gravité et leur gestion, ainsi que la prévention des complications. Dans ces conditions, l'appropriation par la PVD2 de sa maladie est difficile ; elle doit en permanence se rendre auprès du médecin en cas d'hypoglycémie, ou de début d'apparition d'un signe de complication. Cette dernière nécessite beaucoup de temps. Les professionnels attendent des PVD2 non seulement qu'elles adoptent les comportements escomptés, mais qu'elles le fassent dans des temps très brefs. Réduire la PVD2 à ses comportements en lui livrant des codes à respecter, c'est oublier que l'être humain est à la fois conscience et inconscience (Lacroix, 2007). De plus, de nombreuses études (ASAVED, UKPDS) ont montré qu'il faut du temps pour voir apparaître des résultats dans le contrôle glycémique et évaluer l'état de santé des personnes malades et leur qualité de vie. L'hypothèse d'une réduction des recours aux soins dans le diabète de type 2, que ce soit à un terme plus ou moins long, n'est pas démontrée. Notons que dans les centres de prise en soins, l'ETP est ponctuelle et se fait dans un contexte spécifique (chapitre1). Il sera difficile pour la PVD2 de faire un transfert du retour dans son environnement habituel et plus complexe, des résultats positifs à la sortie du programme peuvent se dégrader rapidement après dans la «*vraie vie* » (Morel, 2007). Le temps, paramètre important pour l'autonomisation de la PVD2, est difficilement intégré dans la pratique des professionnels de santé. Ensuite, ceux-ci estiment que les PVD2 ne prennent pas au sérieux l'ETP sans chercher à comprendre les mobiles de cette attitude.

4.1.6 De la pratique de l'ETP à l'entrepreneuriat

Nous avons démontré, en analysant les luttes entre acteurs institutionnels pour le contrôle de la maîtrise d'ouvrage des projets d'ETP ou encore avec l'exemple de l'HDO que les pratiques de ces acteurs sont sous-tendues par une logique instrumentale dont la principale conséquence est que l'ETP devient une stratégie d'accumulation pour les professionnels de santé qui, du fait de leurs positions dans la hiérarchie de l'hôpital, peuvent avoir le contrôle de cette ressource, et peuvent par ce fait imposer aux PVD2 des contraintes financières et/ou matérielles qui débordent largement le cadre de la simple consultation. Au défi de disposer d'un personnel de santé bien outillé pour effectuer le saut qualitatif vers l'approche de soins d'ETP au sein de l'hôpital camerounais, s'ajoute le problème de la mentalité entrepreneuriale du personnel soignant. La logique instrumentale opère dans le sens d'une transformation du champ de l'ETP en un espace de production économique. Pour preuve, mentionnons les théâtralisations (Goffman, 1974) de la prise en soins des PVD2 lors des journées mondiales du diabète, auxquelles se livrent les formations hospitalières publiques. En effet, il est de coutume, comme nous a confié le président de la JDC, que lors de ces journées, les PVD2 d'ordinaire abandonnées à elles-mêmes et n'ayant pas l'opportunité de rencontrer un médecin, viennent faire bonne figure devant les officiels et les bailleurs de fonds des différents projets en faveur des personnes vivant avec le diabète. C'est d'ailleurs par ce moyen que ce jeune, racontant son parcours morbide, sera coopté par l'ACADIA et les quelques médecins de l'HCY afin de participer au projet *« changing Diabetics in children »* destiné aux enfants vivant avec le diabète. Ce type d'exploitation économique du statut de diabétique des PVD2, pour rentable qu'elle soit au profit des détenteurs du pouvoir institutionnel sur le champ de l'ETP ne dure souvent que le temps d'un projet. La preuve en est le constat que les jeunes vivant avec le diabète ne bénéficient plus de la même attention depuis la fin de ce projet.

4.1.7 Faible visibilité institutionnelle et l'ETP figurative

En posant un regard critique sur les logiques qui gouvernent le déploiement des acteurs institutionnels sur le champ de l'ETP, l'on parvient à la conclusion selon laquelle elles ont pour effet la pratique d'une ETP figurative et très éloignée de la philosophie fondamentale de cette approche de soins. Elles concourent par ailleurs à renforcer l'inadaptation du système de prise en charge de la maladie chronique au niveau national. La logique du *ponce-pilatisme*, que nous avons mise en exergue chez les acteurs institutionnels tels que le CNO, ou le CNHD en rapport avec l'échec de leurs projets d'institutionnaliser de l'ETP en dotant cette dernière de structures spécifiques au sein de l'hôpital, a été somme toute défavorable pour la visibilité institutionnelle de cette approche de soins. Le fait par exemple que le plaidoyer en faveur de l'inscription de l'ETP comme une spécialisation au sein de la faculté de médecine a été un facteur de frein pour la formation de la ressource humaine outillée dont nous avons parlé plus haut. Les écarts qui existent donc entre les discours et les pratiques réelles restent grands ; pour preuve, même si l'on reconnaît unanimement la place centrale de l'infirmière dans l'ETP, sa pratique et sa gestion continuent d'être l'apanage de médecins, surchargés par des consultations comme nous l'a confié un responsable du CNO. La figuration de l'ETP s'inscrit davantage dans une logique visant à faire bonne figure auprès des bailleurs de fonds des projets de santé, ou alors à penser que le médecin a des compétences sur tous les aspects de la prise en soins des PVD2, tandis que le contenu ne rencontre pas totalement les attentes de la PVD2 et se limite à une simple information.

4.1.8 Difficile transition paradigmatique vers l'approche complexe

Selon la vision de l'OMS (1998), l'ETP devrait faire partie intégrante des soins classiques. Cette façon de la voir pose néanmoins d'importantes difficultés d'appropriation de cette nouvelle approche de soins : comment peut-on en effet penser mettre dans une seule et même nomenclature deux approches de soins totalement opposées ? La pratique d'une ETP approximative, faite sur le vif, en quelques minutes de conversation entre le professionnel de santé et la PVD2, résulte selon nous de la difficile, autant mieux dire de l'impossible intégration de l'ETP dans l'approche biomédicale de soins classiques. En outre, l'ETP suppose un système de prédispositions et d'attitudes de la part du professionnel de santé qui implique un passage de sa simple dimension de dispensateur de soins à celle d'éducateur et d'accompagnateur de la PVD2 dans la prise en main de sa maladie voire de sa santé. L'on peut résumer cette attitude dans ce qu'il convient de nommer le professionnalisme, qui contraste avec la logique de la professionnalité qui valorise la reproduction routinière par les soignants des pratiques professionnelles apprises au cours de leur formation dans la relation avec la PVD2. Or, au regard des défis que l'émergence des maladies chroniques lance aux systèmes de santé modernes dans la prise en charge des maladies chroniques en Afrique subsaharienne en général et au Cameroun en particulier, habitués à la prédominance des maladies infectieuses dans son profil épidémiologique, la logique de la professionnalité qui continue d'orienter la prise en soins des PVD2 s'avère aujourd'hui inopérante. Vue ainsi, la transmutation vers des logiques adaptatives comme celle du professionnalisme est un impératif. Car aussi longtemps que les relations entre les PVD2 et les professionnels demeurent sous le prisme de la logique de la professionnalité et non celle du professionnalisme, les séances d'ETP continueront d'être centrées sur le professionnel et non sur la personne malade, pour la simple raison que la logique de la professionnalité, attitude mentale de l'approche biomédicale de soins, n'est pas propice à la participation de la PVD2 dans le processus de soins qui la concerne pourtant. Le professionnalisme permet de gérer la tension axiologique qui s'opère entre les valeurs qui fondent les soins (logique de réparation) et les valeurs à base de l'ETP (logique de développement). Notons en plus la remise en cause de l'organisation du travail dans les espaces de prise en soins.

Le diabète exige une vision globale qui induit une pensée globale et une action globale (Baeza, Tourette-Turgis et Wittorski, 2013). Il s'agit de revoir et comprendre la manière dont est attribuée la légitimité de concevoir et de mettre en œuvre une action d'ETP en direction des personnes exposées à une « *vulnérabilité biologique* » (Goldstein, 2011).

Notons par ailleurs que la chronicité :

> « modifie le travail médical en ce sens qu'elle marque la transformation, dans la durée, de l'évènement maladie, et cela pour tous ses acteurs immédiats ou non : malades, professionnels de la maladie-médecin et non-médecin, familles et entreprises (…).Elle entraîne les acteurs de la maladie au-delà du monde médical » (Baszanger, 1986, p. 4).

Dans cette optique, l'ETP en tant que rôle propre de l'infirmier est diversifiée dans ses approches. Les informateurs sont unanimes sur l'absence de coordination des contenus. À ce propos, un informateur déclare : « *L'ETP n'est pas coordonnée dans son organisation et son contenu»*[221]. Par ailleurs, un informateur relève le conflit avec l'environnement de soins en ces termes :

> « Notre rôle est difficile à mettre en œuvre dans un contexte où la culture médicale est prégnante. Mettre en œuvre ce rôle exige la prise en compte de toutes les dimensions de la personne malade à savoir son environnement, ses projets de vie, ses expériences et son histoire de vie des PVD sont à prendre en compte »[222].

La complexité des espaces de soins au Cameroun est une réalité indéniable. Car les paradigmes maternant, religieux, libéral, scientifique et humaniste se chevauchent permanemment et créent des logiques conflictualisantes chez les acteurs dans le champ de l'ETP (Ambomo, 2015). Elle inaugure l'entrée dans le paradigme de la complexité ou de la transformation qui invite l'infirmier à la gestion de l'incertitude. Cette nouvelle donne, à l'instar d'une nouvelle civilisation, comme la Renaissance, peut être nommée la postmodernité paradigmatique en ETP. En effet, il ne s'agit pas d'une négation de la modernité (Boisvert, 2002), mais plutôt d'un dépassement de la logique humaniste pour l'intégration de la logique de la complexité qui prend en compte l'historicité, l'historialité (Nkoum, 2005) de la PVD2. Il s'agit aussi d'un dépassement de l'instantanéité, de l'immédiateté pour une logique lointaine (*Ibid*).

4.1.9 Dynamisation de l'ETP

Les logiques de bénévolat et de la subjectivation contribuent à rendre dynamique le champ de l'ETP au Cameroun. Elles l'approvisionnent en ressources humaines moins coûteuses et contribuent à sa dynamique de survie. Dans ce champ, les institutions de prise en soins font face à un grand problème de déficit en ressources humaines et en expertise. Ce déficit est lié au fait qu'il n'existe pas de formation spécialisée en ETP dans nos écoles de formation (facultés de médecine, écoles infirmières) d'une part et la pratique de l'ETP de par l'exigence de la transmutation du domaine des sciences de la santé vers

[221]Entretien réalisé en mai 2014 avec l'informateur 4

[222]Entretien réalisé en mai 2014 avec l'informateur 2

celui des sciences de l'éducation est peu motivante pour plusieurs acteurs professionnels de santé d'autre part. La mobilisation de ces derniers est difficile à cause de la charge de leur emploi de temps, de leurs responsabilités ou des conflits interindividuels ou interinstitutionnels. Ensuite, l'organisation des programmes de formation ou de renforcement par les institutions de prise en charge du diabète de type 2 est coûteuse. Le cas des associations est spécifiquement plus complexe dans la mesure où elles n'ont pas de soutien. Au vu de cette dynamique, le bénévolat se présente comme l'ultime recours, car le recrutement des bénévoles comme pairs éducateurs n'exige pas trop de moyens sur le plan financier. Ensuite, leur motivation est loin de reposer sur une logique instrumentale. Leurs préoccupations consistent à voir leur expérience aider d'autres PVD2 à sortir de la maladie. Les pairs éducateurs se rendent alors disponibles à toute interpellation d'aide. Leur rôle consiste en plus du recrutement de nouvelles PVD2, d'assurer aussi une ETP de relais dans les quartiers et dans les domiciles des PVD2.

La logique de la subjectivation contribue aussi fortement à cette dynamisation du champ de l'ETP. Ceci dans la mesure où elle est à l'origine d'une passion inextinguible chez les personnes concernées. Le diabète de type 2 pour ces dernières est comme un ennemi familial, étant donné qu'il en a fait mourir des membres. Si la passion s'estompe, il y a comme un sentiment d'être la prochaine cible. Il faut donc le combattre à pleine énergie. Les acteurs, fruits de la logique de la subjectivation se sont révélés être très actifs et même souvent activistes dans la prise en charge éducative du diabète de type 2.

Ces logiques influencent fortement le champ de l'ETP dans la mesure où elles créent des déterminations constantes, car celles-ci sont fondées non sur une volonté d'accumulation, mais sur une hargne de la guerre contre le diabète de type 2. Cependant, ce combat le plus souvent s'inscrit à l'aune de l'informalité.

4.1.10 Informalisation de l'ETP

L'informalisation est un processus qui consiste à entrer dans l'informel. Le fait de rendre informel quelque chose la situe dans le non réglementaire. L'informalisation de l'ETP est la conséquence d'un certain nombre de logiques, parmi lesquelles la prédation des projets et la résilience institutionnelle ou la cooptation. La logique de la prédation des projets et celle de la résilience institutionnelle frustrent l'esprit d'initiative des acteurs et les amènent à abdiquer face au recours aux méthodes conventionnelles de recherche de fonds pour le fonctionnement des institutions qu'ils dirigent. C'est ce qui justifie le fait que la présidente de l'ACADIA se retourne vers la pratique de l'agriculture pour soutenir le fonctionnement de son institution. Or, ces activités extra ETP occupent un espace de temps qui aurait pu être utilisé pour peaufiner les méthodes de conduite des séances d'ETP et des projets qui y sont liés. En plus, ces logiques s'accompagnent le plus souvent de dénigrements et d'obstructions institutionnelles qui contribuent à ternir l'image d'une manière générale des institutions rivales et influencent négativement les PVD2 qui ne bénéficient guère de la prise en soins spécialisée des professionnels et autres acteurs. Souvent, ces institutions font l'objet d'une contestation de légitimité de la part des institutions rivales qui les ternissent systématiquement aux yeux des partenaires et autres bailleurs de fonds. Ce qui fragilise davantage le domaine de l'ETP, car les besoins d'aide et d'interdépendance restent prégnants dans un environnement comme le nôtre où l'ETP est à sa phase embryonnaire.

La logique de cooptation, quant à elle, résout le problème du déficit de ressources humaines dans le champ de l'ETP. Cependant, cette ressource est essentiellement informelle, car les dynamiques d'enrôlement ne sont pas officiellement standardisées. Les formations et parchemins reçus ne font pas l'objet d'une reconnaissance unanime. Il n'existe pas une définition des rôles clairement préétablis au niveau des institutions. Il se pose alors le problème de leur mandat puisqu'ils ne sont reconnus que par les associations qui les forment. Par ailleurs, il n'existe aucune harmonisation tant au sein des institutions de prise en soins des PVD2 qu'au niveau du système de santé national. Chaque institution de prise en soins définit son mode opératoire. Dans le cas de l'HDO, nous avons constaté que le médecin-chef, après le départ de l'aide-soignante qui était chargée du service de diabétologie, désigne de façon aléatoire les professionnels qui vont s'occuper des PVD2. Ce choix change chaque jour.

Par ailleurs, la logique de la cooptation est reliée à celle du bénévolat. Il s'agit des acteurs qui entrent dans le champ de bataille de l'ETP dans un esprit de volontariat. Or, leur activité substantielle a besoin d'un fonds de roulement. L'absence de ce fonds est un frein à l'avancement de l'ETP. À titre d'illustration, le président de la JDC après le projet CDic, pour lequel il avait été coopté, éprouve de véritables difficultés sur le plan financier à faire fonctionner l'association. Les mobilisations d'enfants sont coûteuses et le soutien escompté lors de la cooptation n'existe plus. Il est alors tenu à un activisme dans lequel la paperasse constitue le seul élément concret. Tous ces éléments pénalisent l'ETP car, elle est de plus en plus une réalité figurative, vide.

4.1.11 Création d'un espace de disponibilité par les proches aidants

La disponibilité de la PVD2 est très importante dans sa prise en soins éducative. Cependant, il faut noter qu'elle dépend de plusieurs facteurs, dont le soutien de l'environnement social. Dans certains cas que nous avons étudiés pendant notre enquête de terrain, nous avons constaté que les PVD2 ont une multitude de rôles sociaux qui entrent en conflit avec leur identité de malade. D'une manière plus précise, la gestion de ces rôles est antinomique à la gestion de la carrière de malade. Il ressort de nos travaux empiriques que l'indisponibilité des PVD2 est également un élément incitateur à une ETP informelle.

Il est difficile de suivre des PVD2 qui ne sont pas constantes et assidues aux séances d'ETP. Certaines peuvent avoir la volonté de suivre assidument les étapes du processus d'ETP. Cependant, le soutien de l'environnement social que nous avons mentionné plus haut est nécessaire. Il est favorisé par des logiques d'aide à la conciliation des rôles sociaux à la carrière de la Personne Vivant avec le Diabète de type 2. Ce qui lui permet de se créer un espace de disponibilité à l'ETP.

Au regard des logiques sous-tendant les pratiques des acteurs associés, il se dégage une influence globale ; celle de la facilitation de la participation des PVD2 à l'ETP par l'aménagement d'un espace de disponibilité. Par le terme espace de disponibilité, nous entendons les rôles sociaux dont la gestion peut s'avérer encombrante dans l'espace de temps qui devrait être alloué à l'ETP d'une part et la mise à disposition des moyens matériels et financiers nécessaires d'autre part afin de permettre à la PVD2 de s'impliquer de plain-pied dans le processus d'éducation thérapeutique.

La difficile conciliation des rôles sociaux à la gestion de la carrière de malade est un obstacle à l'éclosion de l'ETP, car les PVD2 ayant la difficulté de gérer leur temps, sacrifient le plus souvent l'ETP au profit des responsabilités familiales et sociales, en dépit de leur bonne volonté. La raison en est que certaines doivent pourvoir aux besoins de leurs familles. C'est ce qui est exprimé dans les plaintes des PVD2 liées à l'âge des enfants. D'autres ont la volonté de suivre l'ETP, mais n'ont pas soit l'énergie physique nécessaire, soit la bonne information. D'autres oublient les rendez-vous d'ETP ou n'ont pas les moyens matériels pour les honorer. D'autres par contre trouvent l'ETP ennuyeuse ou n'accordent pas assez de crédibilité aux professionnels de santé. Tous ces facteurs contribuent à une négligence ou un abandon de la pratique d'ETP par la PVD2. C'est pour cette raison que les professionnels infirmiers accusent les PVD2 de fuir le traitement et de ne revenir qu'en urgence. À ces facteurs s'ajoute le découragement causé par le sentiment d'être soit une peste pour celles qui pensent être victimes des sortilèges mystiques, soit un fardeau social pour celles qui sont entourées de personnes ayant peu de moyens financiers pour assurer le traitement.

La logique affectuelle qui sous-tend l'action du proche-aidant lui fait comprendre qu'elle est aimée par son environnement social et dispose de bonnes raisons pour se battre à surmonter la pathologie. Nous avons constaté sur le terrain que l'aide-soignante en charge de l'ETP au moment de notre enquête de terrain, passait souvent par les proches-aidants pour reconstruire la valeur de l'existence chez la PVD2, car la présence affective de ces proches-aidants encourage la PVD2 et la sort du chaos psychologique qui mène à la démission.

Or, cette affection demande du temps matériel de la part du proche aidant. Cette dernière doit alors laisser ses activités personnelles pour bien jouer son rôle de garde-malade.

La logique sacrificielle se présente alors comme l'ultime *leitmotiv* de la création d'un espace de disponibilité chez le proche-aidant. Celui-ci se met au service de la PVD2 en y investissant de son temps matériel propre, son énergie ou ses moyens financiers. Ce soutien aide la PVD2 à son tour à se créer un espace de disponibilité consacré à l'ETP. L'influence directe de ces logiques sur la pratique de l'ETP réside au niveau de l'assiduité de la PVD2 et de la bonne mise en œuvre des enseignements reçus lors des séances d'ETP.

4.1.12 Figuration stérile

Par figuration stérile, nous désignons une présentation de soi abstraite et idéalisée qui ne reflète pas la réalité observée sur le terrain et ne produit pas de résultats utiles. Pour mieux comprendre la notion de figuration, il est important de se référer aux travaux de Goffman (1974) sur la face. Pour lui, la face est définie comme l'image de soi déclinée selon certains attributs sociaux. Il s'agit de l'identité que chaque personne doit revendiquer dans une situation donnée, de manière à se comporter conformément aux attentes des gens, qui sont des attentes normatives sociales, exprimant ce que c'est que se comporter normalement dans telle ou telle situation. La figuration désigne l'image qui permet à l'acteur d'établir et de sauver la face (Goffman, 1974).

Nous réalisons que les acteurs dans le champ de l'ETP, en particulier les acteurs institutionnels, s'efforcent de présenter un visage idéalisé des centres de prise en soins qu'ils dirigent. Cependant, comme nous l'avons vu aux niveaux de la logique d'idéalisation et d'autoglorification, la réalité de terrain ne représente pas exactement la figure institutionnelle présagée. Cette figuration n'est pas favorable au système de l'ETP de façon globale, dans la mesure où la PVD2 qui est supposée être l'actrice principale de l'ETP semble ne pas être la priorité. Sa place est excentralisée et la poursuite de l'accumulation des capitaux sociaux, économiques et symbolique est rendue prioritaire.

La conséquence directe en est que les PVD2, ne trouvant pas leur compte, perdent tout intérêt pour le processus d'ETP. Les associations qui semblent être plus soucieuses de la bonne pratique de l'ETP sont systématiquement vilipendées. En outre elles ne disposent pas de moyens nécessaires pour mener à bien leurs missions. Il y a alors la une sorte de désubstantialisation de cette approche de soins, car les failles de sa dimension substantielle sont éclipsées par une apparence de bien-être sous-tendue par un fonds de mal-être.

4.2 Influence des logiques issues des interactions sur l'ETP

À la suite des influences découlant des logiques issues des pratiques d'acteurs autour de l'ETP, il y a une deuxième catégorie d'influences qui dérivent des logiques issues des interactions entre acteurs autour de l'ETP. Ces influences ont été classées en trois grandes catégories correspondant aux logiques que nous avons exposées au niveau du huitième chapitre. Il s'agit alors des influences issues des logiques harmonisantes, conflictualisantes et implicites. Il convient de noter ici que la diversité d'acteurs créé une confrontation des logiques sur la base de la perception particulariste que nous avons évoquée dans leur caractérisation.

4.2.1 Influence des logiques harmonisantes sur l'ETP

Les logiques pacifiques, à titre de rappel, sont celles qui conduisent à l'établissement des interactions harmonieuses entre différents acteurs.

Elles ont une influence que nous caractérisons de positive dans le fonctionnement de l'ETP, car elles contribuent à mobiliser les acteurs pour une meilleure appréhension et une bonne pratique de l'ETP ; bien que le caractère de cette approche de soins soit encore quasi informel dans notre contexte.

Parmi ces influences, nous avons la communautarisation des PVD2 dans le champ de l'ETP, la complémentarité et l'efficacité de la pratique de l'ETP, la participation des PVD2 dans le processus de l'ETP, l'approvisionnement de l'ETP en ressources informelles et enfin la conscientisation et la responsabilisation des acteurs autour de l'ETP. Leurs présentations succinctes constituent notre préoccupation majeure dans cette partie de notre travail de recherche.

4.2.1.1 Communautarisation des PVD2

La logique d'intégration conduit principalement à la communautarisation des PVD2 dans le champ de l'ETP. Le terme communautarisation ici n'est pas pris dans les acceptions péjoratives que pourraient lui accorder certains savants. Il est à considérer suivant une déduction de la définition que Tönnies (1922) donne à la notion de communauté. Pour cet auteur, à la base de toute communauté, on retrouve toujours le lien du sang : la famille. À la communauté du sang s'ajoute la communauté de localité qui s'exprime dans les relations de voisinage et d'amitié.

L'union résultant naturellement de toutes ces relations est la compréhension qui devient dans une expression générale : la concorde. Ainsi naît entre les individus vivant ensemble une communauté d'esprit qui se traduit par une même foi animant toutes les branches d'une tribu.

La communauté des PVD2 a en commun un ennemi, qu'est le diabète de type 2. La communautarisation que nous lui appliquons renvoie alors au fait qu'il se développe entre ces PVD2 une communauté d'esprit, visant à combattre cette pathologie par une bonne gestion de sa chronicité. Or, toutes les PVD2 ne font pas partie de cette communauté. Seules en font partie celles qui choisissent de s'engager dans la prise en charge de leur diabète de type 2. Ce processus est alors facilité par la logique d'intégration.

La logique d'intégration, lorsqu'elle a réussi, donne à la PVD2 une appréhension nouvelle de la réalité du diabète de type 2.

À l'encontre des divulgations des savoirs des ordres du sens commun et magico-religieux, une PVD2 intégrée comprend que le diabète type 2 est une maladie chronique et peut être gérée par une prise en soins clinique et un bon suivi de l'ETP. Cette phase conduit la PVD2 à un engagement à surmonter la chronicité du diabète de type 2. La logique de l'intégration contribue par ailleurs à socialiser la PVD2 dans l'univers des autres et à la pratique de l'ETP.

Les outils thérapeutiques pour une autonomisation facile et rapide lui sont donnés. En plus, il se construit un système de solidarité avec d'autres PVD2, en sus des connaissances qui lui sont données dans le cadre de l'ETP. La création d'un lien communautaire entre les PVD2 contribue à l'éclosion et à la vulgarisation de l'ETP comme approche intéressante de prise en soins des PVD2.

La dynamique de communautarisation des PVD2 dans le champ de l'ETP que nous ressortons au niveau des influences des logiques issues des interactions entre acteurs apparaît ici par anticipation sous la forme d'une création des conditions de filiation[223] entre PVD2 au sein de l'institution. Les associations et quelques services de prises en soins promeuvent une dynamique de filiation à travers la logique d'intégration. Les PVD2 mises en contact lors des séances d'ETP partagent leurs expériences. Cette logique est aussi observable au niveau des interactions entre professionnels de santé, pairs éducateurs et PVD2. Nous avons constaté dans le cas de l'HDO que les PVD2 vont chercher l'aide-soignante retraitée à domicile pour des conseils et le suivi, alors que les services de diabétologie à l'HDO se vident au fil du temps. Cette dynamique de filiation est aussi à l'origine de l'anticipation de la stratégie avancée dans le domaine de l'ETP observée à l'ACADIA.

La maladie étant une déviance, un fait stigmatisant, la mouvance de familiarisation dans la communauté de PVD2 que l'on retrouve au sein des associations permet à celle-ci de sortir du chaos psychologique dans lequel elle est confinée par les stigmates du diabète de type 2, car elle parvient à comprendre que si ses pairs PVD2 ont pu surmonter la chronicité de leur pathologie, elle peut aussi le faire. Elle bénéficie aussi de leurs expériences et est plus motivée à participer à l'ETP.

En plus, la communautarisation de l'univers des PVD2 permet de « *sortir de soi* ». *Il s'agit* non seulement de sortir de son espace privé, de sortir de ses pensées sur la maladie, mais aussi de faire revenir le sujet dans un tissu social et symbolique. Et contrairement au stéréotype qui voit dans le malade engagé dans des activités associatives une des modalités de l'enfermement dans le monde de la maladie, un face-à-face avec lui-même, ces activités permettent bien un travail sur soi tout en sortant de soi. L'investissement de la PVD2 dans des activités au sein de l'association, la valeur accordée à l'ETP ne sont pas seulement une condition de la normalité, le seul moyen d'acquérir des connaissances sur le diabète de type 2 et donc de mieux gérer sa chronicité, mais aussi de se sentir important en apportant par le biais des échanges des connaissances utiles pour la gestion de sa pathologie propre et celles des autres PVD2.

[223]Parentalisation des acteurs à l'association non fondée sur le lien de sang (*jus sanguini*) ni sur le lien de sol (*jus solis :* partage d'expériences)

4.2.1.2 Complémentarité et efficacité dans la pratique de l'ETP

La complémentarité et l'efficacité dans la pratique de l'ETP se déduisent des logiques d'interdépendance et de distinction que nous avons induites[224] des rapports entre différents acteurs dans le champ l'ETP. L'interdépendance entre ces groupes d'acteurs conduit à une complémentarité dans les compétences. Chacun a un domaine de compétences spécifiques. Celles-ci ne peuvent être rendues efficaces que par l'apport fécond des compétences des autres acteurs. Les formations que les professionnels dispensent par exemple dans d'autres institutions de prise en charge du diabète de type 2 ou dans les associations contribuent à renforcer les capacités et l'esprit de professionnalisme chez les autres en service dans lesdites institutions et associations. La valorisation du savoir expérientiel des PVD2, comme nous l'avons constaté dans le cas de l'HDO au moment de notre enquête de terrain, aide le professionnel de santé à mieux les prendre en soins dans le cadre de l'ETP. L'apport des proches-aidants est aussi une condition *sine qua non* pour une intégration de certaines PVD2 dans le processus d'ETP. Ces quelques exemples illustrent le rôle important de la complémentarité dans la mise en pratique de l'ETP.

La combinaison des compétences, la reconnaissance des spécialités des acteurs dans la prise en soins des PVD2, leurs transferts chez des professionnels de santé en fonction de leurs spécialisations dans le champ de l'ETP contribuent à rendre cette approche thérapeutique plus efficace et par conséquent plus crédible aux yeux des PVD2. Ce qui contribue à la rendre plus sollicitée de leur part.

L'interdépendance contribue par ailleurs à vulgariser les connaissances sur l'ETP. Cette approche de soins, ne faisant pas l'objet d'une formation universitaire au Cameroun pour l'instant, se transfert plus dans les programmes de formation et des séminaires que dans les institutions de prise en charge éducative du diabète de type 2 que les associations organisent dans le cadre du renforcement de leurs capacités professionnelles internes. Le programme de formation du personnel infirmier par des professeurs spécialisés en diabétologie a contribué à vulgariser l'ETP dans les hôpitaux du Cameroun.

[224] De l'empirique vers la théorie

La logique de la distinction quant à elle promeut la méritocratie au lieu de la titrocratie dans le champ de l'ETP. Par le terme titrocratie, nous désignons la responsabilité par le titre. Dans cette logique, la satisfaction par les acquis est remplacée par la satisfaction par la preuve. Cette approche contribue à combattre l'inertie au sein de l'institution de prise en soins. À titre d'illustration, la distinction d'une aide-soignante à l'HDO a poussé le médecin-chef à la responsabiliser. Ce qui a été d'un apport fécond pour le service de diabétologie dans lequel elle était nommée. Pourtant, de par son statut professionnel, elle n'était pas éligible à une telle responsabilité.

En définitive, la complémentarité et l'efficacité dans la prise en soins éducative contribuent à rendre plus crédible et consistante cette pratique dans son contenu et sa pratique. Il s'agit de la qualité de l'ETP qui est une préoccupation de l'heure et demeure influencée par l'amélioration de la performance des techniques d'investigation en santé (Ambomo, 2014. L'agir de tout professionnel de santé doit s'inscrire dans une complexité qui conduit à la satisfaction de la PVD2 (Ambomo, 2014.). Sous cet angle, « *les attitudes et comportements font partie d'un système de représentation de la qualité et d'agir qui devrait caractériser toute personne ayant une appartenance à une profession* » (Phaneuf, 2005, p. 10). Le professionnel dans le champ de l'ETP doit intégrer le respect de la PVD2, son unicité et ses droits à savoir : droit à l'altérité, droit à l'inviolabilité, droit à l'intimité, pour rendre cette approche plus humaniste.

4.2.1.3 Participation des PVD2 dans le processus d'ETP

Nous définissons la participation comme le fait d'avoir accès à des instances formelles permettant l'expression des membres au sein d'une organisation. Ceci suppose qu'il existe des structures de participation, prévues dans l'organigramme de l'institution. Ce qui entraîne également que la mise en place de la participation dépende toujours de l'autorité formelle (Tilman, 2007).

De par nos observations, la participation n'est pas d'une très grande actualité dans la plupart des institutions de prise en soins des PVD2 dans lesquelles nous avons travaillé, car les rapports asymétriques entre professionnels de santé et PVD2 sont prédominants. Cependant, nous constatons que les institutions qui font l'effort de rendre participatives les PVD2 lors des séances d'ETP par le biais de la négociation ont des résultats plus probants que celles qui les informent sur la conduite à tenir, sans consentement aucun. Cette fécondité est remarquable sur la base de l'assistance des PVD2 aux séances d'ETP. La négociation équilibre les rapports de pouvoir entre les professionnels de santé et les PVD2. Ces dernières comprennent qu'elles peuvent contribuer à la gestion de leur pathologie et que leur expérience est utile pour les autres. Elles se sentent alors valorisées et motivées à participer aux séances d'ETP. Nous avons constaté que cette dynamique de participation de la PVD2 aux séances d'ETP facilite son autonomisation et une réduction considérable des cas de complications.

4.2.1.4 Approvisionnement du champ l'ETP en ressources informelles

Par approvisionnement de l'ETP en ressources informelles, nous entendons un recrutement informel de ressources humaines sans grande qualification dans le champ de l'ETP; lequel, dans le contexte camerounais, souffre d'un déficit criard de personnel. Car ne faisant pas l'objet d'une formation universitaire ou professionnelle spécifique, le seul moyen de les pouvoir en personnels est la formation des infirmières dans des ateliers, séminaires ou autres programmes de formation organisés par des institutions. Ceux des infirmiers qui y sont formés le plus souvent font montre de démotivation à cause du fait que l'ETP n'a pas de quottes-parts. Ils préfèrent alors assumer des tâches biomédicales qui sont plus motivantes.

La logique de la cooptation donne alors la possibilité aux acteurs institutionnels de s'approvisionner en ressources humaines de façon informelle. La PVD2 qui est aujourd'hui responsable de la JDC est un fruit de la logique de la cooptation. La plupart des pairs éducateurs que nous avons rencontrés au sein des associations ont aussi été cooptés par les responsables desdites associations. Cette cooptation allège la tâche des personnes officiellement formées dans le domaine de l'ETP dans la mesure où elle est peu coûteuse, sinon pas coûteuse du tout. Elle est fondée sur la logique de la solidarisation pour combattre l'ennemi commun qu'est le diabète de type 2. La ressource humaine cooptée ne boude pas le service d'ETP pour des raisons d'ordre instrumental. Elle est disposée à travailler de façon sacerdotale. Contrairement aux institutions où la cooptation n'est pas pratiquée comme le CNO et le CNHD, nous avons constaté que l'ETP est plus vivante dans les associations où les PVD2 sont amenées à devenir des pairs éducateurs.

4.2.1.5 Conscientisation et responsabilisation des acteurs

La conscientisation et la responsabilisation sont deux conséquences issues de l'influence de la logique de démystification du diabète de type 2 chez les PVD2. Le diabète de type 2, faisant l'objet d'explications par le métasocial, la logique de la démystification contribue à déconstruire ces appréhensions et à recentrer la prise en soins dans une approche valorisant l'ETP.

Par ailleurs, la perception mystique que certaines PVD2 ont du diabète de type 2 les amène à se déresponsabiliser de la gestion de sa chronicité.

La prise de conscience conséquente à la sensibilisation des PVD2 les amène à se responsabiliser davantage, car elles comprennent qu'il est possible de vivre longtemps avec le diabète de type 2 sans avoir des complications. Cet extrait d'interview de la secrétaire de l'ACADIA illustre ce propos :

> « J'ai les voisins et voisines diabétiques. Je leur donne l'éducation, même comme ils pensent toujours que c'est un sort lancé. Ils nous écoutent malgré qu'ils restent dans leur façon de penser, mais nous ne les laissons pas dans leurs pensées, on les éduque, mais ils ne veulent pas s'en sortir. J'envoie presque tous mes voisins et voisines comme mes frères musulmans ici à la maison des diabétiques. C'est ici qu'ils me trouvent. Je leur explique que c'est un état, et non un sort, retrouvez-moi là où je suis à mon lieu de service. Et ils trouvent leur compte »[225].

La conséquence principale de la logique de la démystification sur l'ETP réside en fin de compte au niveau du gain de sa crédibilité par le

[225] Entretien réalisé en mai 2015 avec la secrétaire de l'ACADIA

moyen de la conscientisation et de l'augmentation de la fréquentation des associations des diabétiques grâce à leur responsabilisation.

4.2.1.6 Anticipation par une stratégie avancée en ETP

Le concept de stratégie avancée a plus été employé au Cameroun dans le cadre des campagnes élargies de vaccination. Il désigne une approche de proximité dans laquelle, pour une couverture totale et plus efficace des campagnes de vaccination, les professionnels de santé se rapprochent des populations pour une administration des vaccins. L'ETP fait face à une instabilité et à une fluctuation des fréquentations des PVD2, car celles-ci souvent font face à des difficultés financières ou à d'autres contraintes, les empêchant de mieux s'impliquer. En rupture avec les logiques qui sous-tendent les approches hospitalo-centrées, la logique de l'innovation permet une anticipation de l'approche avancée en ETP. C'est principalement l'ACADIA qui l'a mise en œuvre dans le cadre de notre recherche. Sa conséquence est qu'elle créée une atmosphère de confiance et d'attention entre l'accompagnateur éducatif et la PVD2. Elle contribue aussi à limiter les plaintes selon lesquelles ce sont les PVD2 qui ne sont pas sérieuses, car l'accompagnateur éducatif est au courant des problèmes et difficultés que rencontre celle-ci et peut mieux déployer des stratégies efficaces d'accompagnement. La logique de l'innovation en fin de compte permet d'adapter l'ETP au contexte local par des méthodes innovantes et contextualisées.

4.2.2 Influence des logiques conflictualisantes sur l'ETP

Les logiques issues des interactions entre acteurs autour de l'ETP ne sont pas qu'harmonisantes. Il y en a qui sont conflictualisantes et qui ont une influence plutôt négative sur l'ETP. Notre étude cèderait à l'hémistichisme intellectuel[226] si nous n'accordions pas une attention particulière à cette deuxième catégorie d'influences, car nous avons tout d'abord constaté qu'il existe une dynamique de périphérisation de la PVD2 par les professionnels de santé dans le processus de leur prise en soins, alors que l'ETP devrait être centrée sur cette dernière. Cette périphérisation est causée par la logique de la dépendance que nous avons développée au niveau du huitième chapitre. Ensuite, les logiques

---

[226]Partialité, arbitraire

d'exclusion et de paternalisme conduisent respectivement à une privation de l'ETP de ses ressources utiles et à une déviation fondamentale de sa vision.

4.2.2.1 Périphérisation de la PVD2 dans le processus d'ETP

Le concept de périphérisation renvoie à une ex-centralisation de la PVD2 dans le processus de prise en charge éducative du diabète de type 2. Il nous a été inspiré par la théorie de la dépendance développée par une vague d'auteurs appelés dépendantistes[227]. Pour ces auteurs, la périphérie, qui est composée des pays du Sud, se fait exploiter par le centre constitué des pays du Nord. Ces derniers développent entre autres stratégies, le transfert de compétences et de technologies, le contrôle du marché pour maintenir les pays du tiers monde sous leur dépendance.

Transposer cette théorie dans la dynamique des rapports entre professionnels de santé et PVD2, nous permet de voir que la logique de la dépendance qui sous-tend leurs rapports est le côté visible d'une dynamique d'interactions confinant à la PVD2 et sa pathologie à la périphérie de la pratique d'ETP. Pour étayer ce propos, certains arguments nous semblent d'une forte pertinence. Il s'agit de l'argument utilitaire, de la dynamique d'observance des informations du professionnel de santé par la PVD2 et du contraste entre le discours d'autonomie et la réalité pratique d'hétéronomie. L'argument utilitaire est celui selon lequel les professionnels de santé utilisent les PVD2 et l'ETP comme des outils d'embourgeoisement. Leur priorité n'est pas l'autonomisation de la PVD2 qui est pourtant au centre de leurs discours.

Ces dernières sont abandonnées à elles-mêmes et n'ont recours qu'aux associations de PVD2 qui fonctionnent sans véritables fonds. Les projets montés par certains professionnels de santé ne visent guère l'amélioration de la condition sanitaire des PVD2, mais la gestion des fonds. Dans le cadre du projet *Changing Diabetics in Children*, il nous a été donné de constater que beaucoup de PVD2 avaient été recrutées juste pour donner l'impression aux bailleurs de fonds qu'il y avait effectivement une prise en soins, alors que ce n'était pas le cas.

[227]Confère chapitre 8, p. 285

Cependant, ces PVD2 ont disparu de la scène après le financement du projet. L'association JDC qui avait été créée à cette occasion est aujourd'hui agonisante, car les professionnels de santé qui la parrainaient au moment du projet ne s'en occupent plus assez.

Dans la pratique de l'ETP, les médecins d'une manière générale n'ont pas assez de temps pour s'occuper des PVD2. Ils délèguent cette responsabilité aux infirmières qui à leur tour la trouvent ennuyeuse. Ensuite, la question de la motivation de cette délégation est pertinente. L'impression que nous avons eue de par nos observations et les discours des différents acteurs est que cette délégation de la responsabilité est un débarras. Les infirmières à leur tour boudent la prise en soins éducative des PVD2. Elles privilégient plutôt l'administration des soins techniques. Toute cette dynamique conduit à l'hétéronomie de la PVD2 qui a pour conséquence la perpétuation des problèmes liés au diabète de type 2 et contribue à décrédibiliser l'ETP.

4.2.2.2 Privation des ressources utiles pour l'ETP

Les logiques d'exclusion et de luttes pour le pouvoir détériorent *progressivement l'ETP* dans un contexte où la ressource humaine est déficitaire. Nous avons vu au niveau du huitième chapitre que les ressources humaines disponibles en ETP dans la plupart des cas proviennent de la cooptation car il s'agit du seul recours, dans un contexte de non-valorisation de l'ETP par des formations académiques ou professionnelles spéciales. Les ressources cooptées dans la plupart des cas font du bénévolat et leurs prouesses reposent sur une passion personnelle qu'elles ont de la pratique de l'ETP. Les infirmières font montre d'un manque d'intérêt pour les formations. Sur cette base, il est alors important que le peu de ressources disponibles soit valorisées. Par ailleurs, la collaboration entre professionnels et les institutions de prise en soins des PVD2 peut contribuer à rendre plus efficace la pratique de l'ETP. Cependant, les conflits entre ces dernières, la différence d'approches qu'elles ont de l'ETP et les dynamiques d'ostracisme qui priment dans leur rapport déboussolent la PVD2 et conduisent à la logique de la double consultation. Celle-ci apparaît alors défavorable à l'ETP.

La logique de l'exclusion des professionnels de santé vide l'ETP des ressources importantes. Les cas de l'HDO et du CNO sont des exemples patents pour justifier ce propos, car les départs des responsables d'ETP de ces services à cause des raisons que nous inscrivons dans la logique d'exclusion ont conduit à leur déclin institutionnel notamment dans l'exécution de leurs missions fondamentales. La prise en compte déficitaire des facteurs socioculturels dans les prescriptions thérapeutiques rend l'ETP rebutante aux yeux des PVD2 et les amène à s'en éloigner.

Pour ce qui est de la lutte pour le pouvoir, son influence sur l'ETP peut se lire à partir de ce dicton africain : « *Lorsque les éléphants bagarrent, ce sont les arbustes qui en payent le prix* ». Les batailles de positionnement institutionnelles ou interprofessionnelles privent les PVD2 de l'attention dont elles ont besoin de la part des professionnels de santé. La dynamique d'accaparement des projets amène à un abandon de la logique de montage de projets pour développer l'ETP. Ainsi, tout esprit d'initiative est frustré chez les acteurs dont les projets sont détournés. Ils sont alors obligés de s'investir dans d'autres activités qui ne bénéficient pas directement à l'ETP, réduisant ainsi le temps de prise en soins des PVD2.

4.2.2.3 Dévoiement fondamental de la pratique d'ETP

Parler du dévoiement comme conséquence de la logique stratégique sur l'ETP voudrait simplement dire que cette logique éloigne l'ETP de son but principal qui consiste en l'autonomisation de la PVD2 dans la gestion de son parcours de malade. La logique stratégique donne les armes aux acteurs impliqués dans le champ de l'ETP de dévoyer la norme du système d'ETP en une norme de quête du gain personnel. La rationalité instrumentale prend donc ainsi le primat sur la normativité. Cette dynamique est favorisée par le vide normatif qui existe encore au Cameroun. Il ressort par ailleurs que les autres logiques conflictualisantes, dont les influences sur le champ de l'ETP ont été étudiées dans cette partie concourent à un dévoiement du but principal de l'ETP, car la PVD2 de toute évidence, n'est pas la priorité des actions menées dans le champ de l'ETP, mais elle est juste un instrument servant à la poursuite d'autres objectifs.

En plus, il se crée un désordre dans les rôles des professionnels au sujet de l'ETP. Entre le médecin et l'infirmier, il est difficile de savoir la répartition exacte des rôles, car le professionnel infirmier auquel la pratique de l'ETP devrait naturellement incomber se retrouve au second rang, recevant les cas délégués par le médecin. Les secrétaires d'associations se retrouvent en train de faire des prescriptions et injecter l'insuline, en plus du recrutement des PVD2 dans des quartiers par le moyen de la prospection.

Par ailleurs, le redéploiement inefficace des professionnels formés à l'ETP vient renforcer ce dévoiement. En effet, les professionnels formés à la carte peuvent alimenter positivement le champ de l'ETP. En somme, nous pouvons retenir trois dévoiements : l'un de l'autonomie à l'hétéronomie et l'autre liée à la gestion capharnaümique des rôles, des fonctions des professionnels de santé et des ressources en ETP.

4.3 Altérité, osmose et dynamique identitaire chez les acteurs dans le champ de l'ETP

La notion d'identité est fondamentale dans cette partie de notre travail, car c'est autour d'elle que gravitent les autres notions d'altérité et d'osmose que nous convoquons dans la dynamique des interactions entre acteurs autour de l'ETP. Une question se pose, celle de savoir s'il existe une permanence du sujet à travers la multiplicité de ses expériences. C'est la raison pour laquelle nous estimons qu'il est nécessaire que nous la clarifiions avant d'aborder la question de la dynamique identitaire sous l'angle des défis qu'elle soulève dans le domaine des professions de santé.

4.3.1 Notion d'identité

Le mot « identité » vient du latin « *idem* », qui signifie « *le même*». Nous pouvons, partant de cela, définir l'identité comme « *ce par quoi l'on différencie une communauté d'une autre ou un individu d'un autre. La différence, qui constitue l'identité, repose toujours sur ce qui est propre et exclusif à un être* » (Fray et Picouleau, 2010). Pour Dorais (2006), l'identité est infiniment prégnante parce qu'omniprésente. Chaque individu possède sa propre conscience identitaire qui le rend différent de tous les autres. Cela signifie que l'identité est d'abord appréhendée comme un phénomène individuel. On peut fondamentalement la définir comme la façon dont l'être humain construit son rapport personnel avec l'environnement. Cette définition contient trois mots-clés.

L'identité est un rapport, ce n'est pas une qualité intrinsèque qui existerait en soi, en l'absence de tout contact avec les autres. Les acteurs doivent s'identifier en fonction du fait qu'ils ne sont pas seuls dans le champ de l'ETP, car ce dernier comprend d'autres acteurs qu'il convient de prendre en considération pour opérer de façon productive. Le rapport identitaire relève très largement du subconscient. Cependant, il n'en demeure pas moins qu'il façonne la perception que chaque acteur a de sa place dans le champ de l'ETP.

Parce que l'identité est avant tout relationnelle, elle est sujette à changement quand les circonstances modifient le rapport aux autres. Cela signifie qu'elle n'est pas donnée une fois pour toutes ; elle est plutôt construite.

Ce processus de construction se poursuit tout au long de la carrière de chaque acteur, quoique certains éléments de l'identité personnelle soient plus permanents que d'autres. La construction identitaire reflète l'histoire personnelle de chacun.

L'identité des acteurs équivaut à la relation qu'il construit avec leur environnement dans le champ de l'ETP. Le terme environnement ici comprend tout élément signifiant faisant partie de l'entourage des autres acteurs d'abord, mais aussi leurs paroles et les actes de ces acteurs, ainsi que leurs idées et leurs représentations transmises par ces paroles et actes.

De même que les produits matériels qui découlent de l'activité dans le champ de l'ETP. Cette perspective place l'identité de l'acteur dans une dynamique en constante transformation, car elle est constamment redéfinie, reconstruite et en tentative de confirmation.

Les sections antérieures à cette partie réservée à l'altérité, l'osmose et la dynamique identitaire révèlent ces mutations identitaires chez les acteurs dans le champ de l'ETP au Cameroun. Nous nous appuierons sur ces différentes formes identitaires sous l'angle des défis qu'elles posent.

4.3.2 Défi de la redéfinition[228] identitaire des acteurs

Il nous semble utile de rappeler que l'intégration d'un acteur dans l'approche complexe de l'ETP dans le contexte de notre étude exige une approche interdisciplinaire des savoirs relevant des domaines des sciences de la santé, des sciences de l'éducation, des sciences sociales et des savoirs profanes. Or, les logiques qui se dégagent des interactions entre acteurs confinent l'acteur dans le carcan disciplinaire des sciences de la santé ou des savoirs profanes. S'inscrivant sur la toile de fond des mutations structurelles et culturelles que l'ETP engendre chez les acteurs, la redéfinition des rôles et des missions de chaque acteur s'impose. La naissance d'un nouvel esprit de prise en soins de la PVD2 est nécessaire pour favoriser la convergence des acteurs vers un idéal commun. Le champ de l'ETP invite ces derniers à revoir leurs normes, leurs valeurs collectives, leurs modèles culturels qui légitiment leurs pratiques dans le champ de l'ETP (2005), car, les attentes des PVD2 et leurs besoins se transforment perpétuellement ainsi que leur environnement. Les modèles de prise en charge du diabète de type 2, les modes d'interventions et les pratiques d'ETP sur le terrain encore calqués sur le modèle biomédical doivent se transformer, se fondre dans des approches pluridisciplinaires. Dans cette optique, il se pose le défi d'une redéfinition identitaire de tous les acteurs impliqués dans le champ de l'ETP.

De façon concrète, au regard de cet environnement complexe, il est question pour l'acteur de pouvoir gérer deux aspects difficilement conciliables. Pour le professionnel de santé, par exemple, il devra adopter deux postures simultanément comme soignant et éducateur, et passer de l'objectivation de la PVD2 à la subjectivation. Par ailleurs, il pourrait élargir le spectre de sa collaboration dans la relation de soins en incluant les autres acteurs. Pour la PVD2, elle devra exprimer son autonomie à travers la maîtrise des autosoins et rester à la disposition des professionnels de santé ; de plus, elle devra se maintenir dans la régulation de sa santé et éduquer les autres en tant que pair éducateur. Le proche-aidant devra pouvoir accompagner sans imposer et intégrer la chronicité dans son agir. Le personnel administratif devra assurer son rôle et s'impliquer dans le champ de l'ETP ; enfin l'acteur institutionnel

---

[228] Abstraite

devra revoir sa philosophie de prise en soins des PVD2 et réaménager son espace de soins pour accueillir les PVD2 et leur famille en général et celles souffrant de complications. Par ailleurs, il faudrait bien que le système de santé national redéfinisse et revalorise le champ de l'ETP en l'institutionnalisant et en trouvant des stratégies efficaces pour sa mise en œuvre effective dans les institutions de prise en charge du diabète de type 2. Le défi de la redéfinition identitaire ainsi posé induit celui de la reconstruction identitaire.

4.3.3 Défi de la reconstruction[229] identitaire des acteurs

La définition du concept de la construction identitaire formulée par l'ACELF se formule comme suit : « *La construction identitaire est un processus hautement dynamique au cours duquel la personne se définit et se reconnaît par sa façon de réfléchir, d'agir et de vouloir dans les contextes sociaux et l'environnement naturel où elle évolue*»[230]. La reconstruction identitaire constitue alors une réédification partant d'un construit antérieur infirmé et redéfini. Elle implique des éléments d'une reconsidération de son rapport à l'environnement social ; celui de l'acteur impliqué dans l'ETP. Cette tâche dans le champ de l'ETP est difficile, car elle est sacrificielle, cependant utile, condition *sine qua none* pour une éclosion du champ de l'ETP au Cameroun. C'est en ce sens qu'elle constitue un défi.

La professionnalisation des Professionnels de santé dans le champ de l'ETP devrait les amener à reconsidérer leur rapport à cette pratique. Ce rapport devrait connaître un passage de la priorisation de la dimension instrumentale à une priorité donnée à la dimension axiologique. Il devrait par ailleurs faciliter la recentralisation de la PVD2 dans le champ de l'ETP et favoriser la dynamique d'autonomisation prônée par les textes de l'ETP.

Par ailleurs, la dynamique d'interaction avec la PVD2 devrait être reconstruite. Nous avons ressorti dans les parties précédentes que les interactions entre professionnels de santé et PVD2 étaient

---

229 Construction matérielle

230 Association Canadienne d'éducation de langue française (ACELF), « Cadre d'orientation en construction identitaire », 2006 [en ligne] (consulté le 9 avril

essentiellement caractérisées par des postures paternalistes, car le professionnel de santé de par sa grande érudition, se voit en position de donner des informations à la PVD2 sur la gestion de la chronicité du diabète de type 2 et cette dernière doit les appliquer à la lettre. Cela implique une horizontalisation du pouvoir dans la relation soignant-soigné. Cette dynamique méconnaît le savoir expérientiel de la PVD2 et ne sied pas par conséquent pas à la logique de l'ETP qui s'inscrit dans une prise en soins sur une longue durée.

Il est aussi important pour le professionnel de santé de reconstruire son rapport avec les autres acteurs du champ de l'ETP. En particulier les acteurs institutionnels, les pairs éducateurs et les proches-aidants. L'inclusion des pairs et des proches est d'autant plus nécessaire qu'ils sont dépositaires d'une expertise dans l'accompagnement et la gestion autonome du diabète de type 2 que les professionnels de santé peuvent capitaliser pour améliorer leur relation de soins avec les PVD2. Pour ce qui concerne les acteurs institutionnels, il y a un grand besoin de complémentarité et d'interdépendance entre les professionnels et ces autres acteurs. Il y a lieu de surmonter la dynamique rivale d'interactions si courante dans le champ de l'ETP. L'intégration de la perception d'autrui sur l'identité du professionnel de santé et l'axiologisation[231] de ses logiques doivent aussi être prises en compte dans cette dynamique de reconstruction identitaire car ceux-ci conduisent alors à une confirmation identitaire.

4.3.4 Défi de la confirmation identitaire des acteurs

La confirmation des identités des acteurs passe de fait par leur socialisation et le regard d'autrui. C'est par la reconnaissance intersubjective de singularités que les individus entendent obtenir les gratifications qui leur manquent pour asseoir ou confirmer leur identité et ainsi accéder à un rapport positif à soi.

La confirmation identitaire se pose en défi dans le champ de l'ETP dans la mesure où la combinaison des sciences de la santé, de l'éducation et des sciences sociales qui se pose en exigence obligatoire pour une prise en soins efficace des PVD2 situe les professionnels de

[231]Consister à intégrer les valeurs des PVD2 et sortir de la logique instrumentale

santé sur une plateforme qui transcende la simple prise en charge clinique, en portant un accent sur sa spécificité anthropologique.

Au niveau des PVD2, il y a besoin de se considérer comme un acteur expérimenté, capable d'intervenir de façon pertinente dans la prise en soins de sa propre pathologie. Les autres acteurs institutionnels doivent confirmer leurs identités par une substantialisation réelle du contenu apparent de leurs institutions.

Au regard des développements qui précèdent, il apparaît qu'il y a peu de cadres logiques qui opèrent dans le sens d'un rapprochement des pratiques des acteurs vers la philosophie fondamentale de l'ETP. De ce fait, que l'on considère les logiques des acteurs sous-tendues par leurs systèmes de valeurs ou par les cadres normatifs de leurs pratiques professionnelles, ou bien celles qui découlent de leurs interactions sociales, toutes ces logiques semblent avoir une influence négative sur l'ETP. Les logiques de conflit qui émaillent ce champ rendent en effet difficile la transition des institutions de soins et de l'ensemble des acteurs vers le modèle global de soins, plus adapté à l'éducation thérapeutique. Elles contribuent à une marginalisation de l'ETP et en renforce l'informalité. En outre, l'espace d'incertitudes crée par l'absence d'un référentiel de pratiques en matière d'ETP ou des PVD2 au niveau national, est propice à la prolifération de pratiques informelles sous-tendues par un réseau complexe de logiques, comme en témoigne l'irruption des pratiques entrepreneuriales et d'accumulation dans cet espace de soins.

La question du diabète de type 2 convie tous les acteurs impliqués dans l'ETP à effectuer un saut qualitatif vers une philosophie participative de cette approche de soins. En ce début de 21e siècle où l'amorce de la transition épidémiologique africaine ne fait plus l'ombre d'un doute, vouloir soigner uniquement le corps malade ne suffit plus, au regard de la multidimensionnalité des mutations du diabète dans la vie de la PVD2. Le passage du modèle biomédical de prise en soins inappropriés dans le cas de la PVD2, vers un modèle global de prise en soins est dès lors une nécessité pour tous les acteurs, mais plus encore pour le système de prise en charge des maladies chroniques incluant les professionnels de santé.

4.4 Apports de l'anthropologie de la santé dans le champ de l'ETP

L'anthropologie de la santé, une des sciences humaines dont les traditions de recherche portent à la fois sur le biologique, le psychologique et le culturel, apporte une contribution d'importance sur le rajeunissement des perspectives conceptuelles sur la santé et dans la conception des pratiques professionnelles (Trembley et Marc-Adelard, 1982). Cette remarque de Trembley et Marc-Adelard est réelle dans le cadre de la prise en soins des PVD2 au Cameroun, notre objet principal de recherche dans le cadre de la rédaction de cette recherche. La question à laquelle nous voulons répondre dans cette section est de savoir comment la perspective anthropologique contribue-t-elle à faciliter la transmutation paradigmatique de l'approche biomédicale vers l'approche complexe de prise en soins des PVD2 au Cameroun. La réponse à cette question s'articule autour de deux points principaux : la contextualisation par le moyen d'un ancrage socioculturel qui peut rendre possible la prise en compte des spécificités locales dans la pratique de l'ETP, et l'altérité qui permettrait de prendre en considération les potentiels savants de la pluralité d'acteurs autour de l'ETP.

4.4.1 Contextualisation par le moyen d'un ancrage socioculturel

Dans un article intitulé « *peut-il avoir développement sans culture ?* », Arfwedson (1995) démontre qu'il est important de prendre en compte la dimension culturelle si nous voulons apporter un projet de développement dans une communauté donnée, car les peuples qui ont l'habitude de traiter les maladies par des moyens traditionnels et qui ont une représentation métasociale de la maladie auront de la peine à intégrer une nouvelle façon de traiter celle-ci. Il convient alors de trouver un contournement à cette mentalité traditionaliste en l'adjoignant à la méthode de traitement moderne que l'on estime être plus adéquate dans le traitement de ladite pathologie.

Cette remarque est encore plus pertinente lorsqu'il s'agit de la prise en soins par l'Education Thérapeutique des Personnes Vivant avec le Diabète de Type 2, car cette manière de traiter la pathologie est encore plus complexe dans la mesure où il s'agit d'un traitement mettant en œuvre des pratiques autres que la prise de médicaments ou la gestion des informations métasociales par une sanation traditionnelle. Pour l'Africain en général et pour le Camerounais en particulier, la maladie est dans un premier temps considérée comme un sort mystique. Dans la partie où nous avons ressorti les logiques d'acteurs autour de l'ETP des PVD2, il en ressort que cette logique du métasocial influençait fortement les PVD2 et leur environnement social dans la prise en charge du diabète de type 2. C'est la raison pour laquelle plusieurs préfèrent faire confiance aux tradipraticiens qu'aux professionnels de la santé. Quand bien même ils vont dans des institutions de prise en soins, ils s'attendent à recevoir un traitement biomédical. Une approche de soins qui s'éloigne alors peu ou prou de ces manières de prise en soins est donc intégrée avec beaucoup de peine et de doutes. Or l'ETP implique une communication éducative entre les différents acteurs qui sont impliqués dans le processus de prise en soins. Cette communication éducative a la particularité d'influencer le mode de vie de la PVD2 et son environnement par le biais d'un réaménagement de son hygiène de vie et de ses habitudes alimentaires. Il est donc question de délocaliser symboliquement la PVD2 et son environnement culturel pour le relocaliser dans un univers culturel légèrement différent de son milieu naturel. Or ce mouvement de délocalisation et de relocalisation ne saurait être efficace s'il n'y a pas eu au préalable une insertion des professionnels de la prise en soins des PVD2 dans l'univers culturel de ces derniers. Une telle insertion peut aussi permettre aux différents acteurs de se rendre compte qu'il existe déjà dans l'univers culturel de la PVD2 des éléments pouvant faciliter cette mutation des habitudes alimentaires et du mode de vie.

L'anthropologie de la santé a donc la particularité de posséder des outils méthodologiques appropriés pour ce processus d'auscultation de l'univers culturel de la PVD2 et est alors susceptible de faciliter leur prise en soins. À titre d'illustration, le présent travail de recherche anthropologique sur les logiques d'acteurs autour de l'ETP des PVD2 offre aux différents acteurs une visibilité plus grande sur les écueils que rencontre la prise en charge du diabète de type 2 en contexte camerounais. Car une décalque du modèle occidental de prise en soins des PVD2 ne saurait porter dans le contexte camerounais les mêmes fruits que dans le contexte occidental. Ceci dans la mesure où les populations camerounaises ont des besoins différents de ceux des populations occidentales et développent des moyens appropriés pour les satisfaire. Cette dynamique implique des logiques différentes des acteurs dans la prise en soins des PVD2 en Occident. L'anthropologie de la santé contribue alors à réadapter et à recontextualiser l'ETP en fonction des réalités propres à la société camerounaise dans l'optique de la rendre plus efficiente. C'est dans ce sens que nous parlons de rajeunissement de la pratique de l'ETP.

4.4.2 Contextualisation par l'altérité

Sur un tout autre plan en rapport avec l'altérité, il convient de dire ici que l'apport de l'anthropologie de la santé dans la prise en soins des PVD2 est fondé sur le fait que cette discipline permet à travers son approche de la maladie de comprendre qu'il est important de prendre en compte le potentiel de l'autre dans la prise en charge du diabète de type 2. Ceci participe d'une déconstruction du mythe du professionnel de santé omniscient sur la gestion de la pathologie et de la PVD2 comme agent d'exécution des recommandations prescrites. Il est important de noter ici que cette dynamique relationnelle est un élément d'explication de la difficile transmutation paradigmatique que nous avons posée comme problème dans le cadre de cette étude. Or, une perspective anthropologique de prise en soins de la PVD2 nous permet de constater que cette dernière, et les autres acteurs autour d'elle, ont des savoirs si, valorisés, peuvent contribuer à une meilleure prise en charge du diabète de type 2 en contexte camerounais.

Bien plus, l'approche anthropologique centrée sur l'altérité, c'est-à-dire centrée sur ce qui fait la singularité des acteurs de l'ETP les uns par rapport aux autres, aura contribué à rendre plus intelligibles les systèmes de perceptions et d'attitudes des acteurs en rapport au diabète de type 2 et à l'ETP, leurs stratégies d'adaptation aux contraintes liées au statut de PVD2, à l'environnement professionnel ou au cadre familial d'une part, ainsi que le fonctionnement des cadres sociaux de production des logiques individuelles et collectives en rapport à l'ETP d'autre part. Dans cette optique, il est apparu par exemple que la singularité d'acteurs tels que les professionnels de santé, réside surtout dans le fait que leurs pratiques professionnelles en rapport à l'ETP procèdent d'un schème de raisonnement hyper médicalisé, forgé par le rationalisme du paradigme biomédical au sein duquel l'acquisition des aptitudes de la profession est organisée. La résistance de tels schèmes à l'heure où il y a un progrès qualitatif des paradigmes de l'éducation thérapeutique est comme nous l'avons déjà montré, une source de blocage pour l'intégration du professionnalisme comme attitude favorable au paradigme complexe de l'ETP. Dans cette optique, l'identité de l'autre, de la PVD2 ou du proche-aidant, ne sont que des assignations au rôle d'observance thérapeutique ou d'aide à l'observance thérapeutique. Or, il convient de remarquer que la mise en perspective anthropologique de l'ETP par une analyse de l'altérité exige une empathie, une capacité à comprendre autrui dans son propre système de valeurs, ce qui est une condition *sine qua non* de l'accompagnement de la PVD2 dans le paradigme complexe de l'ETP.

Également, envisager l'ETP sous le prisme de l'altérité, comporte également un enjeu de redéfinition des identités et des pratiques professionnelles de chaque acteur impliqué dans l'ETP. Lorsque nous parlons de pratiques professionnelles, notre intention bien comprise est de rompre avec la dichotomie expert/profane, afin de valoriser les connaissances de tous les acteurs non institutionnels et non professionnels de santé de l'ETP, dans la mesure où être PVD2, proche-aidant, ou pair éducateur, sont des rôles liés à ces différents statuts. Ceux-ci requièrent une expertise dans le vécu corporel du diabète acquise même dans la concrétude des expériences morbides, ou une expertise dans le partenariat ou dans la négociation avec la PVD2 des modalités de son accompagnement, en s'appuyant sur la trame des relations sociales. Vu sous cet angle, l'altérité nous permet d'envisager l'ETP comme une rencontre de professionnels qui ont tout à gagner dans la collaboration, dans le partage d'expériences. Ce qui fait d'ailleurs la particularité du paradigme complexe d'ETP, c'est de pouvoir quitter de la simple relation de soins à celle d'une collaboration complexe, souple et flexible entre tous les acteurs parties prenantes à l'ETP. Aller donc à la découverte de l'autre, de ses systèmes de valeurs, de perceptions ou de croyances, ses pratiques ou même des logiques qui sous-tendent ses attitudes vis-à-vis de l'éducation thérapeutique est par nature une expérience transformatrice des identités des acteurs de l'ETP, et constructrice de nouvelles pratiques d'ETP plus complexes (au sens de complexus, qui veut dire un mode de reliance).

4.4.3 Modélisation

Dans l'optique de rendre intelligible le contenu de cette recherche et son apport à l'anthropologie de la santé en général et à l'anthropologie des soins en particulier, il convient de réaliser un modèle des logiques dans le champ de l'ETP des PVD2.

Tableau : modélisation des logiques d'action autour de l'ETP

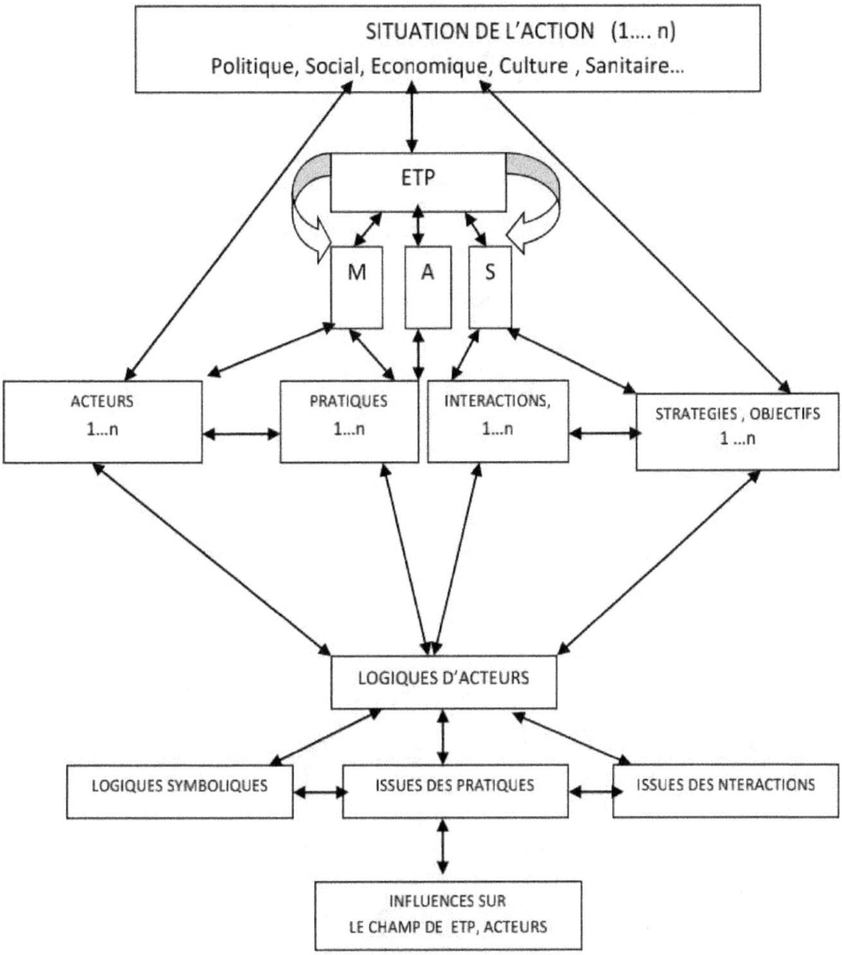

CONCLUSION

Réaliser un travail de recherche sur les logiques d'acteurs dans le champ de l'Éducation Thérapeutique (ETP) des Personnes Vivant avec le Diabète de type 2 (PVD2) reste un défi dans un environnement où le paradigme biomédical est prégnant depuis des siècles. Notre thème né du constat de la difficile transmutation paradigmatique actantielle, de l'approche biomédicale de soins à une approche de soins complexes,. appropriée, implique une pluridisciplinarité et une interdisciplinarité intégrant les sciences de la santé, les sciences de l'éducation et les sciences sociales. Or l'approche biomédicale de soins ne s'inscrit que dans les sciences de la santé. Ainsi, il s'est agi de comprendre les raisons pouvant justifier la difficile transmutation à travers une analyse des logiques d'acteurs. Pour une raison heuristique, nous avons en guise d'hypothèse principale, posé le postulat selon lequel la diversité et la divergence des logiques d'acteurs autour de l'ETP expliquent la difficile transmutation paradigmatique des acteurs dans le champ de l'ETP.

Au regard de la richesse que cette recherche présente, l'intérêt est dual sur les plans scientifique et social. Sur le plan scientifique, la contribution de l'anthropologie de la santé se situe au niveau microsociologique où les acteurs fonctionnent avec des logiques dans un champ de prise en soins qu'est l'ETP des PVD2. La particularité de cette contribution tient à la mise en relief des rationalités qui émaillent le champ de l'ETP. Par ailleurs, les acteurs devraient s'inscrire dans un espace anthroposociomédical qui pourrait enrichir les modèles classiques de prise en charge éducative et rendre intelligibles les rationalités cachées dans leurs actions.

Saisir la complexité du champ de l'ETP et l'intégrer dans la prise en charge des maladies chroniques comme le diabète de type 2 est un atout pour les scientifiques en général et pour les anthropologues de la santé en particulier. En effet, le champ de l'ETP est un lieu d'expression de nombreux acteurs capables de se construire individuellement et en interaction mutuelle, dans des situations et des contextes sociaux différents.

Sur le plan social, cette recherche favorise la compréhension des réalités qui existent et que vivent les acteurs autour de l'ETP. Chacun des acteurs a une lecture de l'ETP qui peut être contradictoire ou complémentaire à celle des autres. Comprendre les logiques, analyser leurs interactions permet d'offrir une nouvelle compréhension et théoriser le champ de l'ETP. Les acteurs pourraient ainsi se saisir des logiques qui se dégagent pour revoir leurs représentations, leurs identités, leurs rôles et leurs positionnements dans le champ de l'ETP afin d'améliorer la qualité de la prise en charge éducative du diabète de type 2. L'originalité et la spécificité de cette étude résident dans la compréhension de l'essence de la pratique de l'ETP dans ses dimensions observables et non observables, du « dit » et du « non-dit » dans l'ETP. Pour mener à bien cette étude, des outils conceptuels, théoriques et méthodologiques ont été mobilisés. Trois théories principales nous ont servi d'ancrage.

Il s'agit de la théorie des logiques d'action de Weber, du constructivisme structuraliste de Bourdieu et de l'interactionnisme symbolique de Goffman. La première nous a permis de saisir le sens que les acteurs donnent à leurs actions et à celles des autres, la deuxième situe la pratique de l'ETP dans un espace social de luttes où les acteurs mobilisent les capitaux divers dont ils disposent pour imposer leur domination et la troisième donne à saisir les logiques d'acteurs à partir des dynamiques interactionnelles qui se construisent dans leurs contacts quotidiens. Du point de vue empirique, la triangulation des techniques de recherche qualitative (recherches documentaires, observations directes, entretiens semi-structurés) ainsi que la technique d'analyse qualitative du contenu a permis de faire une interprétation approfondie des données.

Cette étude a été menée dans plusieurs institutions de prise en soins des PVD2 telles que le Centre National d'Obésité (CNO), Centre National d'Hypertension et du Diabète (CNHD), service de prise en charge du diabète de l'Hôpital de District d'Obala (HDO) et l'Association Camerounaise des Diabétiques (ACADIA) et l'Association des Jeunes Diabétiques du Cameroun nous ont servis d'unité d'analyse.

Les résultats de cette recherche se structurent autour de quatre points essentiels en rapport avec des logiques multiples et divergentes, issues tant des pratiques que des interactions d'acteurs autour de l'ETP.

Notons tout d'abord que les acteurs impliqués dans le champ de l'ETP le construisent et sont construits par et dans le champ. Cet espace anthroposociomédical est un construit qui met en jeu des intérêts et des capitaux différents à partir des stratégies, des rapports et des interactions entre les acteurs et leurs logiques.

- Logiques issues des pratiques d'acteurs

Les logiques issues des pratiques d'acteurs ont été dégagées en fonction de leurs catégories que nous avons identifiées. Les acteurs centraux sont constitués des professionnels de santé et des PVD2. Chez les professionnels de santé, les logiques dégagées sont médicales et symboliques. Il s'agit des logiques du paternalisme voilé par l'autonomisation apparente, l'instrumentalisme de l'éducation thérapeutique, l'auto-disculpation, le ponce-pilatisme et le *bouc-emmissairisme*, le court-circuit du génie professionnel et la sélection arbitraire des tâches professionnelles. Elles reposent sur un substrat de pouvoir qui engendre un manque de concrétude dans la réalisation de l'ETP, car les professionnels de santé en question présentent un visage normatif dans le discours officiel relatif à la prise en charge du diabète de type 2, mais qui contraste avec les actions pratiques dans le champ de l'ETP. Il y a là une conscience et une mouvance d'alter culpabilisation dans la pratique de l'ETP d'une part et une dynamique de luttes actantielles défavorable à une bonne pratique de l'ETP. En effet, les professionnels ont un pouvoir symbolique qui les met sur une position d'imposition de leurs rationalités. Par ailleurs, la prévalence des recours capitalistes et la négligence des activités sans quotte-part est un facteur défavorable au développement d'une ETP s'inscrivant dans l'approche complexe de soins. Les PVD2 ont à leur tour des logiques qui ne sont pas fondamentalement éloignées de celles des professionnels de santé. Chez les PVD2, les logiques sociales et de gestion du diabète sont plus prégnantes. Il s'agit de la trajectoire du *dissillement*, *disdiseament* à l'auto psychothérapie, la subversion déresponsabilisatrice, le recours au métasocial, le pragmatisme thérapeutique et la logique de conciliation des rôles sociaux à la carrière de malade. Au cours de l'analyse de ces dernières, elles s'inscrivent et se construisent dans le temps et influencent leurs itinéraires thérapeutiques, leurs représentations, leur identité de malade et leur pratique de l'ETP. Ces logiques sont portées par la PVD2 et construites dans et par leurs actions d'ETP. Elles évoluent en fonction de leurs propres normes de la maladie et des recours thérapeutiques. Cette réalité ne contribue pas positivement au rayonnement de l'ETP sur le plan des politiques publiques de santé et ne saurait faciliter la prise de décisions favorables à son développement. Toutefois, la construction d'une ETP inclusive, intégrant ces normes sociales de perceptions et de recours thérapeutiques contribuerait fortement à sa contextualisation et la rendrait plus effective, efficace et efficiente au Cameroun. Notons cependant que la valorisation et la capitalisation des savoirs expérientiels et profanes des PVD2 par les professionnels de santé est un atout supplémentaire dans la construction d'une ETP adaptée aux réalités locales.

En ce qui concerne les acteurs associés, les logiques identifiées chez les pairs éducateurs sont collectives. Elles sont liées au caritativisme du ras-du-sol, la démythification et la banalisation. Les pairs éducateurs, présentant les logiques affectuelles et de dette morale, partagent les mêmes réalités de personnes vivant avec le diabète. Par conséquent, ils n'agissent pas seulement en fonction de la situation, mais surtout selon leurs expériences du diabète et son historialité. Tandis que les logiques des proches-aidants et du personnel administratif s'inscrivent plus dans le registre social (logique de survie). D'une manière globale, les pratiques de ces trois catégories d'acteurs s'inscrivent dans une dynamique d'accompagnement. Toutefois, ils ont besoin d'être accompagnés dans leur activité d'accompagnement des PVD2 pour un impact plus grand dans la motivation de la PVD2 à suivre l'ETP. Car, certains de ces acteurs à l'instar des pairs n'ont pas une reconnaissance légitime de leur rôle, alors que d'autres comme les proches-aidants et le personnel administratif n'ont pas de ressources matérielles et cognitives nécessaires à un accompagnement adéquat.

Enfin, chez les acteurs institutionnels, il s'agit des logiques de domination et capitalistes. Toutes ces logiques entrent dans une ruse instrumentale doublée de tactiques stratégiques pouvant s'inscrire dans la dynamique d'un marketing capitaliste. Dans un contexte comme celui du Cameroun, où la population est majoritairement pauvre, une telle dynamique est orchestratrice de luttes institutionnelles défavorables à une concentration d'acteurs sur la prise charge effective du diabète de type 2. Par ailleurs, la mise en jeu d'une gouvernance implicite à prévalence titrocratique dans les rapports entre acteurs, favorise des humiliations et des règlements de compte autour des enjeux individuels de gain et ceci au détriment d'une intention générale d'amélioration de l'ETP.

- Logiques issues des interactions

Pour ce qui est des logiques issues des interactions entre acteurs autour de l'ETP, les analyses des données permettent de ressortir trois catégories à savoir : les logiques harmonisantes, les logiques conflictualisantes et les logiques implicites.

L'intégration, l'interdépendance, la distinction, la cooptation, la négociation, la collaboration et la démystification. Ces logiques ont la particularité d'accroître les capacités des acteurs profanes et constituent un objet de motivation pour les acteurs dans le champ de l'ETP. Elles participent à la déconstruction des garants métasociaux tant mystérieux (spirituel) que mythiques (construction imaginaire) autour de la représentation que les différents acteurs ont du diabète de type 2. Toutefois, il est regrettable de constater l'existence d'une dynamique des rapports contre iréniques (pas de visée de paix) entre certains acteurs, ne favorisant pas la capitalisation des avantages qu'offrent ces interactions. C'est ce qui justifie par ailleurs le grand nombre des logiques conflictualisantes. Ces dernières regroupent la dépendance, l'innovation, l'exclusion, la lutte pour le positionnement, le paternalisme, l'information dans l'interaction entre professionnels de santé et PVD2 et les logiques stratégiques. Les logiques implicites quant à elles traitent des questions ci-après : le voile de la réalité, la prévalence institutionnelle, l'exploitation, l'instrumentalisation et l'accumulation.

- Influences des logiques sur l'ETP

Ces logiques font de l'ETP en contexte camerounais un champ de guerre totale pour un positionnement symbolique et matériel. Cette réalité a des avantages et des inconvénients, car la guerre n'est pas une activité complètement négative. Ainsi, il en ressort que ces logiques influencent négativement le fonctionnement du champ de l'ETP pour la plupart et positivement pour certaines. Ces influences sont classées en fonction des catégories d'acteurs cités dans cette recherche. Il s'agit des logiques issues des pratiques d'acteurs d'une part et des logiques issues des interactions entre acteurs d'autre part.

Pour les premières, il s'agit d'un engagement tardif de la PVD2 à l'ETP. Ce dernier conduit généralement aux complications, à un manque de pragmatisme thérapeutique, à la double consultation et à l'abandon de l'approche éducative de soins. Ces influences contribuent à décrédibiliser l'ETP au profit des approches de prise en soins cliniques ou traditionnelles. Les influences en lien avec la contestation muette du monopole du professionnel de santé, la priorisation différenciée de l'ETP par les acteurs, l'hétéronomie du modèle biomédical, vont à l'encontre du but de l'ETP qu'est l'autonomisation de la PVD2. Enfin, les influences sur l'ETP relatives à l'entrepreunarisation, la faible visibilité institutionnelle, la figuration stérile, la dynamisation de l'informalisation, donnent une impression d'un bon fonctionnement des institutions de prise en soins des PVD2, mais rencontrent des difficultés quant à la prise en charge des malades, car elles dénaturent substantielle sa mission.

Toutefois, ces influences présentent des aspects positifs. Le soutien et la disponibilité de la PVD2 par les autres acteurs contribuent à rendre cette dernière assidue et participative à la pratique de l'ETP. La filiation des PVD2 à cette approche de soins facilite leur intégration au sein du groupe des pairs et rend aisé leur apprentissage des pratiques d'auto-soins.

Pour les secondes, la complémentarité et l'efficacité dans la pratique de l'ETP, la participation des PVD2 dans le processus et l'approvisionnement de l'ETP en ressources informelles, la conscientisation et la responsabilisation d'acteurs, l'anticipation d'une stratégie avancée en ETP, constituent des influences positives. Alors que la périphérisation de la PVD2 dans le processus d'ETP, la privation des ressources utiles à l'ETP et le dévoiement fondamental de sa pratique d'ETP ont des influences négatives.

Ces logiques multiples et divergentes découlent des représentations que les différents acteurs ont du diabète de type 2 d'une part, et de la pratique de l'Éducation Thérapeutique d'autre part. Si pour certains acteurs il s'agit d'une pathologie chronique normale, pour d'autres, le diabète est une cabale mystique (sort) ou une malédiction familiale. Les motivations des acteurs impliqués dans le champ de l'ETP jouent aussi un rôle important dans la construction des logiques d'acteurs. Si pour certains, il faut faire l'Éducation Thérapeutique avec amour et professionnalisme, pour d'autres, c'est un bavardage stérile et une surcharge de travail qui n'induit pas de quottes-parts.

- Influences des logiques sur les acteurs

La gestion des pathologies chroniques exige le déploiement des méthodes visant une autonomisation sur une longue durée. Cependant, il convient de noter que la considération de la dynamique identitaire des acteurs est un facteur important dans la compréhension des logiques d'acteurs dans le champ de l'ETP. Elle est fondamentale dans la transmutation que les acteurs doivent opérer dans la prise en charge du diabète de type 2. Au regard des trois défis identitaires qui émergent de cette recherche, à savoir, le défi de la redéfinition identitaire, le défi de la reconstruction identitaire et le défi de la confirmation identitaire, les acteurs dans le champ de l'ETP devraient comprendre et prendre en compte les enjeux de ces influences identitaires incontournables pour faciliter la transition paradigmatique. Enfin, la contextualisation de l'ETP par le moyen de l'ancrage culturel et l'altérité sont deux apports essentiels de l'anthropologie de la santé.

Au regard de ces résultats, il convient de dire que l'Éducation Thérapeutique des Personnes Vivant avec le Diabète de type 2, qui est une pratique incontournable dans la prise en charge de cette pathologie chronique, mérite une considération proche des réalités anthropologiques camerounaises et une coordination des expériences et des expertises des acteurs officiellement et officieusement impliquées dans la prise en charge du diabète de type 2 en particulier, et de toute pathologie chronique en général. L'ETP la mieux appropriée à ce contexte est une ETP anthroposociomédicale. Pour y parvenir, il serait intéressant que les politiques publiques au niveau de la prise de décision sur les questions de santé au Cameroun créent des formations en ETP, adaptées au contexte local. Les différents acteurs impliqués dans le champ de la prise en charge du diabète de type 2 devraient davantage être informés et sensibilisés pour une prise de conscience réelle, tant sur l'importance que sur la nécessité d'une bonne ETP dans la prise en soins. En outre, il serait souhaitable que les différents acteurs déjà impliqués dans le champ de l'ETP consacrent leur temps à la lutte pour la reconnaissance au profit du bien-être de la personne malade.

Le regard anthropologique des paradigmes conceptuels auxquels recourent les acteurs du champ de l'ETP interpelle l'anthropologie des soins. Il ouvre la voie à d'autres pistes de recherche en rapport avec différentes approches de soins à l'instar de l'accompagnement dans les soins palliatifs, la relation d'aide, le toucher relationnel, les soins invasifs. De même, des réflexions anthropologiques peuvent porter sur chacun des acteurs impliqués dans la prise en soins des PVD2. Une approche anthropologique du travail des proches-aidants dans le cadre d'une maladie chronique comme le diabète de type 2 sera une contribution supplémentaire dans le champ de l'ETP.

Comment combiner les sciences de la santé, les sciences de l'éducation et les sciences sociales pour que ces approches de soins s'adaptent dans le contexte spécifique du Cameroun ? La valorisation des cultures locales pour une meilleure prise en soins des personnes vivant avec des maladies chroniques reste un défi dans un système de santé fortement standardisé.

Quelles stratégies la société civile met-elle en place pour anticiper sur les pouvoirs publics en ce qui concerne la gestion des problèmes de santé au Cameroun ? Voilà une question susceptible de devenir un objet de recherche en anthropologie de la santé.

RÉFÉRENCES BIBLIOGRAPHIQUES

Abric, J. C. (2001). L'approche structurale des représentations sociales: développements récents. *Psychologie et société*, *4*(2), 81-104

Acker, F. (2005). Les reconfigurations du travail infirmier à l'hôpital. *Revue française des affaires sociales*, (1), 161-181.

Acker, F. (2006). Les compétences des malades. *Revue de l'ARSI*, *87*, 57-65

Acker, F. (2006). Les compétences des malades. *Recherche en soins infirmiers4*(87), 57-65. doi : 10.3917/rsi.087.0057

Ackerknecht, E. (1946). Natural Diseases and Rational Treatment in Primitive Medicine. *Bulletin of the History of Medicine,* 19, 467-497

Akrich, M., & Rabeharisoa, V. (2012). L'expertise profane dans les associations de Patients, Un Outil De Démocratie Sanitaire. *Santé Publique, 24*(1), 69-74.

Albano, M. G., Crozet, C., & D'ivernois, J-F. (2008). Analysis of the 2004–2007 literature on therapeutic patient education in Diabètes: results and tren*d. Acta Diabetologica, 45*, 211-219.

Alderfer, C.P. (1969). An empirical test of a new theory of human needs, *Organizational Behavior and Human Performance*, 4 (2), 142-175

Amblard, H., Bernoux, P., Herreros, G., & Livian, Y. F. (2005). *Les nouvelles approches sociologiques des organisations*. Paris : Le Seuil. 300 p.

Ambomo, S. M., & Nkoum, B. A. (2014). Agir infirmier et dignité humaine. *Tropique Santé*, *3*.

Arcand, M., & Brissette, L. (2012). *Accompagner sans s'épuiser.* Paris : Editions Ash. 154 p.

Arfwedson, A. (1996). Peut-il y avoir développement sans culture ? Dans Guichaoua & Y. Gousslot, *Questions de développement* (pp. 75-97). Paris : Harmattan.

Assal JP, Agostino A. (2003). Lorsque la pédagogie du malade contrôle la maladie. *Bérénice* XI (27) :96-107.

Assal, J. P. (2002). Et si une certaine pédagogie conduisait à une médecine plus globale. *Med Hyg*, *60* (2407), 1791-1800.

Aucoin-Gallant, G. (1990). The theory of caring by Watson. *The Canadian Nurse*, *86*(11), 32-35

Augé, M. (1986). L'anthropologie de la maladie. *L'Homme*, 81-90.

Aujoulat, I. (2007). *L'empowerment des patients atteints de maladie chronique. Des processus multiples : autodétermination, auto efficacité, sécurité et cohérence identitaire*. Thèse de doctorat, Université catholique de Louvain.

Bachelard, G. (2004). *La formation de l'esprit scientifique : Contribution à une psychanalyse de la connaissance*. Paris : Vrin. 306 p.

Baeza, C., Tourette-Turgis, C., &Wittorski, R. (2013). L'introduction d'une dimension éducative dans les pratiques de soin et nouveaux enjeux de professionnalisation. *Les dossiers des sciences de l'éducation, 30*, mis en ligne le 05 décembre 2013. doi : 10.4000/dse.266

Bailly, A. S., & Bernhardt, M. (2001). La" clause du besoin": un choix de société. *Médecine & Hygiène*, (59), 24-28.

Balcou-Debussche, M. (2006). *L'éducation des maladies chroniques : Une approche ethnosociologique.* Paris : Éditions des archives contemporaines. 280 p.

Balcou-Debussche, M. (*2010*). Une approche ethnosociologique de l'*éducation thérapeutique* du *patient* dans le diabète de type 2. In *J. Foucaud*, *J. Bury*, M. *Balcou-Debussche* & *C. Eymard* (Eds.), *Éducation thérapeutique* du *patient*. *Modèles*, *pratiques* et *évaluation* (pp. 75-89). St-Denis : INPES.

Balcou-Debussche, M. (2012). L'éducation thérapeutique : Entre savoirs complexes, formateurs, apprenants hétérogènes et contextes pluriels. *Recherche en soins infirmiers, 3*(110), 45-59.

Balcou–Debussche, M., & Debussche, X. (2009). Hospitalization for type 2 Diabètes: the effects of the suspension of reality on patients' subsequent management of their condition. *Qualitative Health Research, 19*(7), 1100-1115.

Balique, H. (2003). *Rapport d'étape de la consultation d'appui à la réforme hospitalière au Cameroun.*

Bandura, A. (2003). *Auto-Efficacité : Le sentiment d'efficacité personnelle*. Bruxelles : De Boeck. 800 p.

Barbier, P. (2009). *Éducation thérapeutique et auto normativité*. Consulté le 30 décembre 2015 de http://www.Ipcem.org

Bardin, L. (2007). *L'analyse de contenu.* Paris: Quadrige/ Presses universitaires de France. *291 p.*

Barrier, P. (2008). L'auto-normativité du patient chronique: un concept novateur pour la relation de soin et l'éducation thérapeutique. *ALTER, 2*(4), 271-291.

Baszanger, I. (1986). Les maladies chroniques et leur ordre négocié. *Revue française de sociologie, 27*(1), 3-27.

Beaud, S., & Weber, F. (2003). *Guide de l'enquête de terrain.* Paris : Harmattan.356 p.

Becker, G. S. (1975). *Human capital: a theoretical and empiricalanalysis, with special refence to education*. New York: National Bureau of Economic Research.306 p.
Bélanger, H. (2012). Les maladies chroniques : Un défi renouvelé ? Récupéré de http://extranet.santemonteregie.qc.ca/.../Huguette_Belanger....
Benoist, J. (2004). Rencontres de médecines : S'opposer ou s'ajuster. *L'autre, cliniques, cultures et sociétés, 5*(2), 277-286.
Benoist, J. (2007). Les deux versants du temps. A propos du savoir médical sur *l'avenir.* Dans Ilario Rossi, *Prévoir et prédire la maladie. De la divination au pronostic.* Paris. 352p. Récuperé le 25 décembre 2017 de http://classiques.uqac.ca
Bernard, M., & Lesne, M. (1979). Travail pédagogique et formation d'adultes : éléments d'analyse. *Revue française de pédagogie, 46*, 70-72.
Bertaux, D. (2016). *Les récits de vie*. Paris : Nathan. 128 p.
Beyeme Ondoua, J. P. (2002). Le système de santé camerounais. *ADSP*, *39.*

Bibeau, N. (1997). Adapter l'intervention de groupe aux besoins des adultes alcooliques ou toxicomanes, un défi. *Service social*, *46*(2-3), 261-273
Billon, J. (2000). Essai de théorisation des modèles explicatifs de l'éducation appliquée à la santé. *Revue de Recherches en Éducation*, 25, 17-30.
Blaevoet, J-P., & Maela, P. (2004). *L'accompagnement : une posture professionnelle spécifique*. *Recherche et formation, 52*. Récupéré le 25 décembre 2016 de http://rechercheformation.revues.org/1242
Boisvert, Y. (2002). Crise de confiance et crise de légitimité: de l'éthique gouvernementale à l'éthique publique. *Éthique publique. Revue internationale d'éthique sociétale et gouvernementale*, *4*(1).
Bonicco, C. (2007). Goffman et l'ordre de l'interaction: un exemple de sociologie compréhensive. *Philonsorbonne*, (1), 31-48.
Bonnewitz, P. (2002). *Pierre Bourdieu : Vie, œuvres, concepts.* Paris : Ellipses.94 p.
Bouchayer, F. (1984). Les logiques sociales des actions en éducation pour la santé. *Sciences Sociales et Santé, 2*(3-4), 77-103.
Boudon, R., & Bourricaud, F. (2000). *Dictionnaire critique de la sociologie*. Paris : Presses universitaires de France.714 p.

Bouhier-Roddier, M. (1999). *Le diabète, entre culture et santé publique : Approche anthropologique des représentations du diabète de type 2 à la Réunion.* Thèse de doctorat, Université de la Réunion.

Bourdieu, P. (1982). *Ce que parler veut dire : l'économie des échanges linguistiques*. Paris : Fayard. 248 p.
Bourdieu, P. (1963). *Sociologie de l'Algérie*. Paris : Presses universitaires de France. 126 p.

Bourdieu, P. (1979). *La distinction: Critique sociale du jugement*. Paris: Minuit. 686 p.
Bourdieu, P. (1980). *The Logic of Practice*. Stanford: Stanford University Press. 311 p.
Bourdieu, P. (1980a). *Le sens pratique*. Paris : Les Editions de Minuit. 754 p.
Bourdieu, P. (1980b). *Question de sociologie*. Paris : Les Editions de Minuit. 290 p.
Bourdieu, P. (1981). La représentation politique [Éléments pour une théorie du champ politique]. *Actes de la recherche en sciences sociales*, *36*(1), 3-24
Bourdieu, P. (1986). The forms of capital Handbook of theory and research for the sociology of education. In J. Richardson, *Handbook of Theory and Research for the Sociology of Education* (pp. 241–258). Westport, CT: Greenwood.
Bourdieu, P. (1987). *Choses dites*. Paris : Les Editions de Minuit. 239 p.
Bourdieu, P. (1993). *La misère du monde.* Paris : Seuil. 947 p.
Bourdieu, P. (1994). Notion de champ. *Lire les sciences sociales 1989-1992, 1, 326-329,*
Bourdieu, P. (1994). *Raisons pratiques. Sur la théorie de l'action.* Paris : Seuil. 256 p.
Bourdieu, P., & Wacquant, L. J. (1992). *Réponses : pour une anthropologie réflexive.* Paris : Seuil. 267 p.
Bourdieu, P., & Wacquant, L. J. (1992). *Réponses: pour une anthropologie réflexive*. Paris: Seuil. 267 p.
Bourdieu, P., Chamboredon, J.C., & Passeron, J. C. (1968). *Le métier de sociologue*. Berlin : Mouton de Gruyter. 359 p.
Bourdon, B. (2012). *Un patient, son diabète, ses représentations : Comment amener ce patient vers l'observance optimale du traitement* ? Mémoire, Institut de Formation en Soins Infirmiers, Val-de-Lys.
Bourdon, S. (2000). L'analyse qualitative informatisée : logique des puces et quête de sens. *Recherches qualitatives, 21*, 21-44.
Bras, P. L., Duhamel, G., & Grass, E. (2006). Améliorer la prise en charge des malades chroniques : Les enseignements des expériences étrangères de disease management. *Pratiques et organisation des soins, 37*(4), 341-356.

Brunner, Y. (2008). *Analyse protéomique des granules de sécrétion à insuline : identification de la ProSAAS*. Thèse de doctorat, Université de Genève.

Bureau, E. (2011). Anthropologie d'une norme globalisée. La participation profane dans les programmes de lutte contre le sida au Cambodge. *Bulletin Amades, 84.* Consulté le 10 juin 2016 de http://amades.revues.org/1315

Campeau, M. (2011). *L'évaluation cognitive, le coping et le sentiment d'auto-efficacité en tant que facteurs subjectifs reliés à la dépression chez les aidants naturels d conjoints atteints de démence*. Thèse de Doctorat, Université du Québec à Trois Rivières. Récupéré de http:// depot-e.uqtr.ca/2269/1/03275387.pdf.

Campeau, M. (2011). *L'évaluation cognitive, le coping et le sentiment d'auto-efficacité en tant que facteurs subjectifs reliés à la dépression chez les aidants naturels d conjoints atteints de démence*. Thèse de Doctorat, Université du Québec à Trois Rivières. Récupéré de http:// depot-e.uqtr.ca/2269/1/03275387.pdf.

Cara, C., & O'Reilly, L. (2008). S'approprier la théorie du Human Caring de Jean Watson par la pratique réflexive lors d'une situation clinique. *Recherche en soins infirmiers*, (4), 37-45.

Caro, R. A. (1974). *The Power Broker: Robert Moses and the Fall of New York.* New York, NY: Barnes & Nobles.

Cathebras, P. (1996). Le recours aux médecines parallèles observé depuis l'hôpital : banalisation et pragmatisme. Dans J. Benoist, *Soigner au pluriel : Essais sur le pluralisme médical* (Chapitre 12, pp. 315-330). Paris : Edition Karthala.

Champenier, R., Mocaer, P., Hoareau, C. V., Passicousset, J., Huard, X., Petitpas, I. et *al* (2004.). *Prise en charge de la maladie chronique : quels rôles pour les secteurs professionnels, familiaux et alternatifs ?* Module Interprofessionnel de Santé Publique.

Chauchard, P. (1971). *L'accueil : Psychophysiologie et éducation cérébral de la réceptivité.* Paris : Ed. Universitaires. 171 p.

Cherubini, B. (2004). L'apport de l'anthropologie à la mise en œuvre d'une politique de prévention : Du vécu de la maladie à l'analyse du raisonnement préventif. *Autre part, 1*(29), 99-115. doi : 10.3917/autr.029.0099

Chevandier, C. (2009). Vocation professionnelle : un concept efficient pour le XXe siècle ? *Annales de Bretagne et des Pays de l'Ouest*, 116, 3. Récupéré de http://abpo.revues.org/499; doi: 10.4000/abpo.499

Coenen-Huther, J. (2003). Le type idéal comme instrument de la recherche sociologique. *Revue française de sociologie*, *44*(3), 531-547.

Coenen-Huther, J. (2003). Le type idéal comme instrument de la recherche sociologique. *Revue française de sociologie, 44*, 531-547.

Coffey, A., & Atkinson, P. (1996). *Making sense of qualitative data: complementary research stratégies.* Thousand Oaks, CA: Sage.206 p.

Colliere, M.-F. (1996). *Soigner : Le premier art de la vie.* Paris : Inter Éditions. 456 p.

Constantin-Vuignier, N. & Anchini, A. (2010).Aider son conjoint atteint de démence. Reflets d'un « banal » quotidien. *Krankenpflege. Soins Infirmiers*, 3, 40-43

Contandriopoulos, A. P., & Souteyrand, Y. (1996). L'hôpital en mutation: d'un modèle à l'autre. *L'hôpital stratège. Dynamiques locales et offre de soins*, 3-18

Corbin, J. M., & Strauss, A. L. (1993). The articulation of work through interaction. *The sociological quarterly*, *34*(1), 71-83

Corcuff, P. (1999). Acteur pluriel contre habitus ? À propos d'un nouveau champ de recherches et de la possibilité du débat en sciences sociales. *Les savants et le politique, 12*(48), 157-173.

Corcuff, P. (2004). *Les nouvelles sociologies : constructions de la réalité sociale.* Paris: Armand Colin. 126 p.

Coutu, M. (1995) Max Weber et les rationalités du droit. *Droit et Société*. (15)

Coutu, M. (1995). *Max Weber et les rationalités du droit*. Laval, Québec : Presses de l'Université Laval. 227 p.

Crozet, C., Van Bockstael, V., Ivernois, J-F. d', Devos, J., Winock, A., & Bertrand, D. (2006). Éducation cardiovasculaire de patients âgés : évaluation d'un programme. *Concours Médical (Le), 128*(29-30), 1202-1205.

Crozier, M., & Friedberg, E. (1977). *L'acteur et le système : les contraintes de l'action collective*. Paris : Seuil. 500 p.

Cuin, C-H. (2001). Émotions et rationalité dans la sociologie classique : les cas de Weber et Durkheim. *Revue européenne des sciences sociales*. Mis en ligne le 14 décembre 2009. Consulté le 12 mai 2016 de http:// ress.revues.org/658.

D'Ivernois, J. F. (2008). Quelle éducation thérapeutique du patient ?.*Journées Médicales de la MSA*

D'Ivernois, J-F. (2004). *Apprendre à éduquer le patient : Approche pédagogique* (2e éd.). Paris : Maloine.168 p.

D'Ivernois, J-F., & Gagnayre, R. (2001). Mettre en œuvre une éducation thérapeutique. *Actualités et Dossier en Santé Publique*, *36,* 11-13.

D'Ivernois, J-F., & Gagnayre, R. (2002). Vers une démarche de qualité en éducation thérapeutique du patient. *Actualités et Dossier en Santé Publique*

D'Ivernois, J-F., & Gagnayre, R. (2011). *Apprendre à éduquer le patient : Approche pédagogique* (4e éd.). Paris : Maloine. 142 p

D'Ivernois, J-F., & Gagnayre, R. (2011). Compétences d'adaptation à la maladie du patient : une proposition. *Éducation Thérapeutique du Patient, 3*(2), S201-S205.http://dx.doi.org/10.1051/tpe/2011103.

D'Ivernois, J-F., & Gagnayre, R. (2013). Éducation thérapeutique chez les patients pluri-pathologiques : Propositions pour la conception de nouveaux programmes d'ETP. *Éducation Thérapeutique du Patient, 5*(1), 201-204.

D'Ivernois, J-F., & Gagnayre, R. (2016). *Apprendre à éduquer le patient : Approche pédagogique* (5e éd.). Paris : Maloine. 168 p.

Dal-Maso, S. (2002). L'« éducation » et l'observance thérapeutique du patient dans les affections chroniques. IPCEM : Questions à propos de l'éducation thérapeutique. Consulté en mai 2015 de http://www.ipcem.org

Dantier, B. (2004). Les « idéaltypes » de Marx Weber, leurs constructions et leurs usages dans la recherche sociologique. Dans M. Weber, *Économie et société. Tome I : les catégories de la sociologie* (pp. 28-29, 48-52, 55-57). Paris : Plon.

Dantier, B. (2004). Pierre Bourdieu : La situation d'enquête et ses effets. Dans P. Bourdieu (dir.), *La misère du monde.* Paris : Seuil. 1460 p.

Deccache, A. (1996). *Éducation pour la santé, éducation du patient : L'éducation à la santé en médecine générale.* Communication présentée à l'Université d'été Château de Mialaret du 04 au 07 juillet. Edition CFES .51-62.

Deccache, A. (2002). Quelles pratiques et compétences en éducation du patient? Recommandations de l'OMS. In *Colloque et Séminaires 22 et 23 mars 2001 Namur* (21)1, 23

Deccache, A. (2002). Quelles pratiques et compétences en éducation du patient ? Recommandations de l'OMS. *Éducation du Patient et Enjeux de Santé, 21*(1), 23-25.

Deccache, A. (2005). Éducation pour la santé : reconnaître les « nouveaux rôles » des médecins et pharmaciens. *La santé de l'homme ,37(6),* 9-13.

Deccache, A., & Lavendhomme, E. (1989). *Information et éducation du patient : des fondements aux méthodes.* Bruxelles : De Boeck-Université.239 p.

Deccache, A., & Meremans, P. (2000). L'éducation pour la santé des patients: Un carrefour de la médecine et des sciences humaines. Dans B. Sandrin-Berthon (Ed.), *L'éducation du patient au secours de la médecine* (pp. 147-167). Paris : PUF.

Décret n°2001/145 du 3 juillet 2001 portant statut particulier des fonctionnaires des corps de la Santé publique. (2001).

Demarque,C., Lo Monaco. G. , Apostolidis. T. & Guimelli, C. (2011). Socialisation, perspectives temporelles et implication personnelle : une étude dans le champ de l'environnement. Les Cahiers Internationaux de Psychologie Sociale. 4 (92), 351-369. doi : 10-3917/ cips. 092.9351.

Demeulemeester R. (2007). Promotion de l'activité physique: des stratégies qui ont fait leurs preuves. *La Santé de l'Homme,* 387, 17-20.

Develay, M. (2001). *Propos sur les sciences de l'éducation : Réflexions épistémologiques*. Paris : ESF.

Disselkamp, A. (1994). *L'éthique protestante de Max Weber*. Paris : Presses universitaires de France. 217 p.

Djouda Feudjo, Y. B., Nguendo Yongsi, & Socpa, A. (2015). *Offres, Recours & Accès aux soins de santé parallèles en Afrique.* Québec: Les Editions Différance Pérenne. 310 p.

Dorais, L. J. (2006). Discours et identité à Iqaluit après l'avènement du Nunavut. *Études/Inuit/Studies*, *30*(2), 163-189.

Douglas, M. K., Pierce, J. U., Rosenkoetter, M., Pacquiao, D., Callister, L. C., Hattar-Pollara, M., Purnell, L. (2011). Standards of Practice for Culturally Competent Nursing Care. *Journal of Transcultural Nursing*, 22, 317. doi : 10.1177/1043659611412965

Dreyer, P. (2012). *Être bénévole : motivation-engagement, reconnaissance.* Lyon : Chronique sociale. 288 p.

Dubar, C. (2010). *La socialisation, construction des identités sociales et professionnelles*. Paris : Armand Colin. 256 p.

Dubet, F. (1994). *Sociologie de l'expérience.* Paris : Seuil. 288 p.

Ducharme, F., Lévesque, L., Giroux, F., & Lachance, L. (2005). Follow-up of an intervention program for caregivers of a relative with dementia living in a long-term care setting: Are there any persistent and delayed effects? *Aging & mental health*, *9*(5), 461-469.

Dumez, H. (2012). *Qu'est-ce que la recherche qualitative ?* Récupéré de https://hal.archives-ouvertes.fr/hal-00657925.

Durand, M. J., & Chouinard, R. (2006). *L'évaluation des apprentissages: de la planification de la démarche à la communication des résultats*. Montréal: Hurtubise HMH.374 p.

Dussault, G. (1985). Les effectifs sanitaires au Québec. Dans J. Dufresne, F. Dumont & Y. Marin, *Traité d'anthropologie médicale : L'institution de la santé et de la maladie* (Chapitre 27, pp. 587-603). Québec : Presses Universitaires du Québec.

Eboko, F. (2003). Le sida en Afrique : La perspective globale d'un drame local. À partir de l'exemple du Cameroun. Dans I. Gobatto, *Les pratiques de santé un monde globalisé*. Paris :Karthala et MSHA.

Eisen, A. (1994). Survey of neighborhood-based, comprehensive community empowerment initiatives. *Health Education Quarterly*, *21*(2), 235-252.

Ela, J-M. (1999). Vers une économie politique du conflit au ras du sol. *Africa et Développement, 24*(3 - 4).

Elias, N. (1974). *La Société de cour* (Traduit de l'allemand par P. Kamnitzer). Paris : Calmann-Lévy. 330 p.

Elias, N. (1993). *Engagement et distanciation : Contribution à la sociologie de la connaissance*. Paris : Fayard. 258 p.

Elias, N. (1996). *Du temps.* Paris : Fayard, (Michèle Hulin, Traducteur). 223 p.

Enriquez, E. (2003). Chapitre VI. L'instance individuelle. *Sociologie d'aujourd'hui*, *4*, 117-134.

Esther (2008). *Éducation thérapeutique de la personne vivant avec le VIH : Enjeux, expériences et perspectives*. Rapport de conférence. Dakar.

Eymard, C. (2010). Des modèles de l'éducation et la santé à l'activité d'éducation thérapeutique. Dans J. Foucaud, M. Bury, M. Balcou-Debussche & C. Eymard (Eds.), *Éducation thérapeutique du patient : Modèles, pratiques et évaluation* (pp. 39-53). Paris : INPES.

Eymard, C., Peyron-Bonjan, C., Bonniol, V., & Perez, J. M. (2009). Éducation thérapeutique en question. *SDM, 12*, 1-9.

Fainzang S. (1997). Les stratégies paradoxales. Réflexions sur la question de l'incohérence des conduites des malades. *Sciences sociales et santé*. 15 (3), 5-23. DOI : 10.3406/sosan.1997.1399 www.persee.fr/doc/sosan_0294-0337_1997_num_15_3_1399

Fainzang, S. (2000). La maladie, un objet pour l'anthropologie sociale. *Ethnologies comparées,* 1, p.4.

Fainzang, S. (2000). La maladie, un objet pour l'anthropologie sociale : Ethnologie comparées. *Revue électronique semestrielle, 1*.

Fainzang, S. (2006). *La relation médecins-malades : Information et mensonge.* Paris: PUF.168 p.

Fassin, D. (2006). Souffrir par le social, gouverner par l'écoute. Poletix, 1 (73), p.137-157.URL : www.cain.info/revue-politix

Fédération internationale du diabète (FID). (2005). *Guide de prise en charge du diabète de type 2 pour l'Afrique sub-saharienne*. Bruxelles : FID.

Fédération internationale du diabète (FID). (2011). *Le plan mondial de lutte contre le diabète 2001-2021*. Bruxelles : FID.

Fischer, G. N. (1996). La relation sociale. In *Les concepts fondamentaux de la psychologie sociale* (Chapitre 2, pp. 30-33). Paris : Dunod.

Formarier, M., & Jovic, L. (2012). *Les concepts en sciences infirmières*. Paris : Mallet conseil. 291 p.

Fortin, M-F., Côté, J., & Filion, F. (2005). *Fondements et étapes du processus de la recherche*. Montréal, Québec : Éditions la Chenelière. 632 p.

Foucaud, J., Bury, J., Balcou-Debussche, J., & Eymard, C. (2010). *Éducation thérapeutique du patient : Modèles, pratiques et évaluation*. Saint-Denis : Éditions INPES. 414 p.

Foucaud, J., Versel, M., Laügt, O., & Taytard, A. (2005). L'éducation thérapeutique du patient atteint de BPCO: le discours du médecin généraliste: Résultats d'une étude d'analyse automatique du discours. *Revue des maladies respiratoires*, *22*(1), 55-62.

Fournier, C. (2002). L'éducation du patient. *Laennec, 50*(1), 15-24.

Fray, A. M., & Picouleau, S. (2010). Le diagnostic de l'identité professionnelle: une dimension essentielle pour la qualité au travail. *Management & Avenir*, (8), 72-88

Freidson, E. (1984). *La Profession médicale* (Traduit de l'américain par A. Lyotard-May et C. Malamoud). Paris : Payot. 369 p.

Freund, J. (1966). *Sociologie de Max Weber*. Paris : Presses universitaires de France. 257 p.

Friedberg, E. (1992). Les quatre dimensions de l'action organisée. *Revue française de sociologie*, 531-557

Froté, Y. (2011). *Sentiment d'impuissance et coping de l'aidant familial lors de l'hospitalisation du proche en milieu de soins aigus : étude descriptive corrélationnelle*. Mémoire de Master 2. Université de Lausanne.

Froté, Y. (2011). *Sentiment d'impuissance et coping de l'aidant familial lors de l'hospitalisation du proche en milieu de soins aigus : étude descriptive corrélationnelle*. Mémoire de Master 2. Université de Lausanne. Récupéré de http:// serval.unil.ch/ressource/serval.BIB-536C734F371E.P001/REF.

Fukuhara, S., Lopes, A. A., Bragg-Gresham, J. L., Kurokawa, K., Mapes, D.L., Akizawa, T., … Held, P. J. (2003). Health-related quality of life among dialysis patients on three continents: The Dialysis Outcomes and Practice Patterns Study. *Kidney International, 64*(5), 1903-1910.

Gagnayre, R. (2009). Le patient : un apprenant particulier. Dans D. Simon, P. Y. Traynard, F. Bourdillon & A. Grimaldi (dir.), *Éducation thérapeutique : Prévention et maladies chroniques* (2e éd., pp. 13-21). Paris: Masson. doi : 10-1016/B978-2-294-70467-3.00003-8

Gauthier, B. (2009). *Recherche sociale : De la problématique à la collecte des données*. Montréal, Québec : Presses universitaires du Québec.770p.

Ghiglion, R., & Matalon, B. (1998). *Les enquêtes sociologiques : théorie et pratique*. Paris : Armand Colin. 301 p.

Giddens, A. (1994). *Les conséquences de la modernité*. Paris : Harmattan. 121p.

Gilbert, Y. (2015). Penser l'empowerment, la participation ou l'activation : lente et difficile émergence du concept d'acteur en sociologie. *Sciences et actions sociales, 1.* Consulté le 11 janvier 2016 de https://doi.org/10.3917/sas.001.0154

Giordan, A. (1998). *Apprendre!* Paris: Belin.

Gning, S. B., Thiam, M., Fali, F., Ba-Fall, K., Mbate, P. S., & Fourcade, L. (2007). Le diabète sucré en Afrique Subsaharienne : Aspects épidémiologiques, difficultés de prise en charge. *Médecine tropicale*, *67,* 607-611.

Goffman E. (1973). La *mise* en *scène* de la *vie quotidienne*, *tome* II: *les relations en public*, Paris, Editions de Minuit. 251 p.

Goffman, E. (1968). *Asiles : étude sur la condition sociale des malades mentaux et autres reclus.* Paris : Éditions de Minuit. 451 p.

Goffman, E. (1973). *La mise en scène de la vie quotidienne: Tome 1. La présentation de soi* (Traduit par A. d'Accardo). Paris : Éditions de Minuit. 251 p.

Goffman, E. (1974). *Les rites d'interaction.* Paris: Éditions de Minuit. 230 p.

Goffman, E. (1975). Stigmate : les usages sociaux des handicaps (Traduit par A. Kihn). Paris : Éditions de Minuit.175 p.

Goffman, E. (1983). The interaction order : American Sociological Association, 1982 presidentialaddress. *American sociological review*, *48* (1), 1-17.

Golay, A., Lagger, G., Lassere Moutet, A., Chambouleyron, M., & Giordan, A. (2010). *Éducation thérapeutique des patients diabétiques*. Paris: Masson.

Goldmann, L. (1969). Économie et sociologie: à propos du traité d'économie politique d'Oscar Lange. *L'Homme et la société*, *14*(1), 49-62.

Gonthier, F. (2004). Weber et la notion de «compréhension». *Cahiers internationaux de sociologie*, (1), 35-54.

Goulinet-Fite, G. (2014). *Rôle socio-culturel des communautés virtuelles de patients dans le suivi des maladies chroniques : Vers un nouveau modèle d'éducation thérapeutique*. Synthèse d'un mémoire de master 2. Juin 2013. Université de Michel Montaigne- Bordeaux 3- UFR.

Grasset, B. (2006). L'humanisme biblique des pensées de pascal. *Science et esprit*, *58*(3), 251-264.

Grawitz, M. (2001). *Méthodes des sciences sociales* (11e éd.). Paris: Dalloz. 1076 p.

Grimaldi, A. (2009). L'éducation thérapeutique : Une partie qui se joue à quatre. *Cahiers de nutrition et de diététique, 44*(2), 62-66. doi : 10.1016/j.cnd.2009.03.003

Grimaldi, A. (2010). Les différents habits de l'«expert profane». *Les Tribunes de la santé, 2*(27), 91-100. doi : 10.3917/seve.027.0091

Grimaldi, A. (2012). L'éducation thérapeutique en question. *Le Journal des psychologues*, (2), 24-28.

Grimaldi, A. (2017). Si l'histoire de l'éducation thérapeutique du patient m'était contée.... *Médecine des Maladies Métaboliques*, *11*(3), 307-318.

Grimaldi, A., & Halimi, S. (2007). Prise en charge des personnes atteintes de maladies chroniques : éducation thérapeutique et/ou « disease management ? *Médecine des Maladies Métaboliques, 1*(2), 80-82. doi :10 1016/S1957-2557(07)88644-5.

Grimaldi, A., Simon, D., & Sachon, C. (2009). Réflexion sur l'ETP : L'expérience du diabète. *La Presse Médicale, 38*(2), 1774-1779. doi : 10.1016/J.Ipm2009.07.018

Gross, O. (2015). *Les caractéristiques de l'identité professionnelles du patient-expert*. Communication présentée lors du colloque 2015. Paris, France.

Gruénais, M.-E. (2001). L'État à la conquête de son territoire national : L'exemple de la réforme du système de santé dans la province de l'Extrême Nord du Cameroun. *Bulletin APAD, 21*. Consulté le 17 novembre 2015 de http://apad.revues.org/40

Guberman, N. (2010). Les aidants naturels: leur rôle dans le processus de réadaptation. Dans J-H. Stone & M. Blouin (Eds.), *International Encyclopedia of Rehabilitation*.

Guignot, C. (2006). Des patients enseignent leur vécu. *La Gazette Santé Social*, *22,* 34-35.

Gurvitch, G. (1950). *La vocation actuelle de la sociologie : Vers une sociologie différentielle*. Paris: Presses Universitaires de France. 607 p.

Halami, L., Bourdin, A., Ait-El Majhoub, B., & Godar, P. (2009). Éducation thérapeutique du patient asthmatique. *La presse Médicale, 38*(12), 1788-1796.

Hallowell, A. I. (1941). The Social Function of Anxiety in a Primitive Society. *American Sociological Review,* 6, p.181.

Halpern, C. (2006). Prendre soin des autres: un travail invisible. *Sciences humaines*, (177), 34-35.

Haute autorité de santé (HAS). (2007). *Éducation thérapeutique du patient : Définition, finalités et organisation.* Récupéré de http://www.has-sante.fr/portail/jcms/c_602687/fr/education-Thérapeutique-du-patient

Haute autorité de santé (HAS). (2007).*Structuration d'un programme d'éducation thérapeutique du patient dans le champ des maladies chroniques : Guide méthodologique*.

Haute autorité de santé (HAS). (2010). *Structuration d'un programme d'éducation thérapeutique dans le champ des maladies chroniques.* Consulté le 8 juillet 2010 dehttp://www.has-sante.fr/portail/jcms/

Haxaire, C. (2009). Éducation thérapeutique : Concepts et enjeux. *ADSP, 66*, 18-21.

Heinich, N. (2010). *La sociologie de Norbert Elias*. Paris : La découverte. 128p.

Henchoz, M. et Pouly, V. (2011). *Soutien aux proches aidants : un défi pour l'avenir ?* Mémoire de Licence. Université de Lausanne.

Herzlich, C. (1982). Représentations sociales de la santé et de la maladie et leur dynamique dans le champ social. Dans W. Doise & A. Palmonari, (1986), *L'étude des représentations sociales*. Genève : Delachaux et Niestlé.

Hesbeen, W. (2002). *La qualité du soin infirmier: Penser et agir dans une perspective soignante*. Paris : Masson. 208 p.

Hesbeen, W. (2007). Ambiance professionnelle, implication personnelle et qualité du service. *Perspective Soignante*, (30), 39-51.

Hesbeen, W. (2014). Pour une éthique du quotidien des soins. *Cancer(s) et psy(s), 1*(1), 173-177. Récupéré de http://www.cairn.info/revue-cancers-et-psys-2014-1-page-173.htm

Hinsberger, S. (2012). *Quelle place pour les proches à l'hôpital au cours des soins* ? Mémoire de Licence. Institut de Formation en Soins Infirmiers de Berk-Sur-Mer

Houssaye, J. (2000). *Théorie et pratiques de l'éducation scolaire : Le triangle pédagogique.* Berne: Éditions Peter Lang. 300 p.

Huard, P., & Schaller, P. (2011). Innovation organisationnelle et prise en charge des maladies chroniques : La coopération entre partenaires distants. *Pratiques et Organisation des Soins, 42*, 111-118. doi : 10.3917/pos.422.0111

Iguenace, J. (2007). Les principes généraux de l'éducation thérapeutique du patient. *Développement et santé*, *187*, 6-17.

Imbert, G. (2008). Vers une étude ethno-épidémiologique du diabète de type 2 et de ses complications. *Santé Publique, 20*(2), 113-124. doi : 10.3917/spub.082.0113.

Institut national de la statistique (INS). (2005). *Enquête Démographique et de Santé Cameroun*. Yaoundé : INS.

Institut National de la Statistique (INS). (2010). *Annuaire Statistiques du Cameroun 2010* (Chapitre 7). Yaoundé : INS.

International Conference on AIDS and Sexually Transmitted Infections in Africa (ICASA), & GIP-Ensemble pour une Solidarité Thérapeutique Hospitalière en Réseau (GIP

Jaffre, Y. (1999). La maladie et ses dispositifs. Dans Y. Jaffre & J. P. Olivier de Sardan, *La construction sociale des maladies* (pp. 41-68).Paris : Les Presses universitaires de France.

Jaunait, A. (2003). Comment peut-on être paternaliste? Confiance et consentement dans la relation médecin-patient. *Raisons politiques*, (3), 59-79.

Jennifer, P., Lagger, G., Bourgeois, O., Lasserre-Moutet, A., Chambouleyron, M., Ané, S., … Golay, A. (2015). Propositions pour une éducation thérapeutique en situation de pluripathologie. *EDP Sciences, 7*(2).

Jonnaert, P. (2009). *Compétences et socioconstructivisme. Un cadre théorique*. Bruxelles : De Boeck.1086 p.

Jouet, E., Flora, L., & Las Vergnas, O. (2009). Construction du savoir expérientiel des malades et rapport aux savoirs des adultes non scientifiques :
note de synthèse. *Recherche en communication, 32*.

Kalberg, S. (2010). Avant-propos. La vocation sociologique de Max Weber. *TAP/Bibliothèque du MAUSS*, 45-58.

Kamdoum, A. (1994). Planification Sanitaire et Ajustement Structurel au Cameroun. *Les dossiers du CEPED, 29*.

Kérouac, S., Pepin, J., & Ducharme, F. (2010). *La pensée infirmière* (3e éd.). Montréal, Québec : Chenelière éducation. 206 p.

Kérouac, S., Pepin, J., Ducharme, F., & Major, F. (2003). *La pensée infirmière* (2e éd.). Laval, Québec : Beauchemin.206 p.

Kivits, J., Gendarme, S., & Germaine, L. (2015). *Pratiques de professionnels et logiques d'acteurs en ETP : De l'échange d'expérience à la construction des connaissances*. Communication lors du colloque 2015. Paris. France.

Kleinman, A. (1988). *The illness narratives: Suffering, healing and the human condition*. New York: Basic Books. 304 p.

Kondji Kondji, D. (2008). *Stratégies d'action : Améliorer l'accès aux soins et services de santé au Cameroun.* Communication présentée lors des Journées Annuelles de Santé Publique. Québec du 17 -18 novembre 2008.

Kübler-Ross, E. (1969). Les étapes psychiques face à la maladie grave. Dans E. Kübler- Ross, *Death and dying.* Open to Hope articles. Récupéré de http://www.medical78.com/nat_fmc_annonce_ross.pdf

Kuhn, T. S. (1983). *La structure des révolutions scientifiques*. Paris : Flammarion. 284 p.

Lachenal, G., & Taithe, B. (2009). Une généalogie missionnaire et coloniale de l'humanitaire : Le cas Aujoulat au Cameroun, 1935-1973. *Le Mouvement Social, 2*(227), 45-63. doi : 10.3917/lms.227.0045

Lacroix, A. (2007). *Le contact en éducation thérapeutique : Sa place dans la démarche*. Communication présentée au Colloque du 25 janvier 2007, École Normale Supérieur.

Lacroix, A. (2007). Quels fondements théoriques pour l'éducation du patient ? *Santé publique, 19*(4), 271-281.

Lacroix, A., & Assal, J. P. (2003). *L'éducation thérapeutique des patients. nouvelles approches de la maladie chronique* (2e éd). Paris : Maloine.240 p.

Lacroix, A., & Assal, J-P. (1998). *L'éducation thérapeutique des patients : Nouvelles approches de la maladie chronique*. Paris: Vigot Maloine.205 p.

Lacroix, A., & Assal, J-P. (2011). *L'éducation thérapeutique des patients.* Accompagner les patients avec une maladie chronique *: Nouvelles approches* (3e éd.). Paris : Maloine. 220 p

Lagger. G., Chambouleyron, M., Lasserre-Moutet, A., Giordan, A., & Golay A. (2008). Éducation thérapeutique. 2e partie : Mise en pratique des modèles en 5 dimensions. *Médecine, 4*(6), 269-273.

Lahire, B. (1998). *L'homme pluriel : Les ressorts de l'action*. Paris : Nathan.

Lameul, G., Jezegou, A, Trollat, A.-F. (2009). Articuler dispositifs de formation et dispositions des apprenants. Éd. Chronique Sociale, 207 p. *Recherche et formation*, (63), 168-170

Lamour, P., & Gagnayre, R. (2008). L'éducation thérapeutique de l'enfant atteint de maladie chronique, et de sa famille. *Archives de pédiatrie, 15*(5), 744-746

Langley, A. (1997). Stratégies d'analyse de données processuelles. *Recherches Qualitatives*, *17*, 206-231.

Laplantine, F. (2003). Penser anthropologiquement la religion. *Anthropologie et sociétés*, *27*(1), 11-33.

Las Vergnas, O., Jouet, E., & Noel-Hureaux, E. (2014). *Nouvelles coopérations réflexives en santé : De l'expérience des malades et des professionnels aux partenariats de soins, de formation et de recherche*. Paris : Éditions des archives contemporaines. 270 p.

Lavoie, J-P., Guberman, N., Montejo, M-E., Lauzon, S., & Pépin, J. (2003). Problématisations et pratiques des intervenantes des services à domicile auprès des aidants familiales : Quelques paradoxes. *Gérontologie et Sociétés, 104*, 195-211.

Lawton, M. P. (1991). A multidimensional view of quality of life in frail elders. *The concept and measurement of quality of life in the frail elderly*, 3-27.

Lawton, M. P. (1991). A multidimensional view of quality of life in frail elders. *The concept and measurement of quality of life in the frail elderly*, 3-27.

Lebeau C. (2010). Patients experts" Le dispositif se développe. *Equilibre*, n° 274, p. 66-67

Lecimbre, E., Gagnayre, R., Deccache, A., & D'Ivernois, J-F. (2002). Le rôle des associations de patients dans le développement de l'éducation thérapeutique en France. *Santé Publique, 14*(4), 389-401. doi : 10.3917/spub.024.0389

Lefebvre, H. (1958). *Introduction, Critique de la vie quotidienne*. Paris : L'Arche. 272 p.

Lefèvre T. (2016). Complexité et éducation thérapeutique : Exemples de la polypathologie chronique et de l'intervention brève multiple en garde à vue. *Médecine des Maladies Métaboliques, 10*(3), 258-261.doi: 10.1016/S1957-2557(16)30059-1

Lefèvre, T. (2015). *Complexité et ETP : Exemples de la polypathologie chronique et des interventions brèves multiples en garde à vue*. Communication présentée lors du colloque « De la pratique à la recherche en ETP : Aspects méthodologiques du 29 janvier 2015 à Paris.

Lefèvre, T. (2015). *Complexité et ETP : Exemples de la polypathologie chronique et des interventions brèves multiples en garde à vue.* Communication présentée lors du colloque « De la pratique à la recherche en ETP : Aspects méthodologiques du 29 janvier 2015 à Paris.

Legendre, R. (2005). *Dictionnaire actuel de l'éducation* (3e éd.). Montréal : Québec : Itée. 1554 p.

Leininger, M. M. (1999). What is transcultural nursing and culturally competent care. *Journal of transcultural nursing, 10*, 9-9

Lemoine, M., Girard, P-M., Thursz, M., & Raguin, G. (2013). Dans l'ombre du VIH/SIDA : Les maladies oubliées de l'Afrique sub-saharienne. Quels enjeux sanitaires ? Quelle responsabilité des bailleurs de fonds ? *Face à face, 12.*

Leservoisier, O., & Vidal, L. (2007). *L'anthropologie face à ses objets : Nouveaux contextes ethnographiques.* Paris : Éditions des archives contemporaines. 295 p.

Letrilliart, L., Bourgeois, I., Vega, A., Cittée, J., & Lutsman, M. (2009). Un glossaire d'initiation à la recherche qualitative. Deuxième partie : de « Maladie » à « Verbatim ». *Exercer la revue française de médecine générale, 20*(88), 2106-112.

Levesque, C., &Murray, G. (2010). Comprendre le pouvoir syndical : Ressources et aptitudes stratégiques pour renouveler l'action syndicale. *La Revue de l'Ires, 2*(65)

Loiselle, C. G., Profetto-McGrath, J., Polit, D., & Beck Tatano, C. (2007). *Méthodes de recherche en sciences infirmières : Approche quantitative et qualitative*. Montréal, Québec : ERPI. 600 p.

Lombrail, P., Lang, T., & Pascal, J. (2004). Accès au système de soins et inégalités sociales de santé : que sait-on de l'accès secondaire ? *Dossier Inégalités Sociales de Santé, 2,* 71-81.

Mace, G., & Pétry, F. (2000). *Méthodes en sciences humaines : Guide d'élaboration d'un projet de recherche en sciences sociales* (4e éd.). Laval, Québec: Presses de l'Université Laval. 134 p.

Maela, P. (2007). Ce qu'accompagner veut dire. *Carriérologie, 9*(7), 1-2.

Magnon, R. (2003). *Les infirmières: Identité, spécificité et soins infirmiers. Le bilan d'un siècle.* Paris : Masson. 208 p.

Magnon, R., & Dechanoz, G. & Bec, J. (2005). *Dictionnaire des Soins Infirmiers* et *de la profession infirmière.* AMIEC. Elsevier Masson. 333 p.

Magnon, R., & Dechanoz, G. (Eds.). (1995). *Dictionnaire des Soins Infirmiers*. Lyon : AMIEC. 582 p.

Malinowski, B. (1968). *Une théorie scientifique de la culture*. Paris : F. Maspero. 182 p.

Malinowski, B., & Clinquart, P. (1968). *Une théorie scientifique de la culture et autres essais*. Paris : F. Maspero. 184 p.

Manedong, F. (2015, 19 février). Lutte contre le diabète et l'hypertension : Mtn- Sanofi

Marcadé, J. C. (Ed.). (1982). *Présence de FT Marinetti: actes du colloque international tenu à l'UNESCO L'Age d'homme*. (4).

Marcellini, A.& Miliani, M. (1999). « Lecture de Goffman », *Corps et culture*.

Marcellini, A., Turpin, J. P., Rolland, Y., & Ruffié, S. (2000). Itinéraires thérapeutiques dans la société contemporaine. Le recours aux thérapies alternatives : une éducation à un «autre corps»?. *Corps et culture*, (5).

Marcellini, A. Turpin, J-P. Rolland,Y. et Ruffié S. (2000) « Itinéraires thérapeutiques dans la société contemporaine », *Corps et culture*, 5 |

Maslow, A. H. (1943). A theory of human motivation. *Psychological Review, 50* (4), 370-396.

Massé, R. (1997). Les mirages de la rationalité des savoirs ethnomédicaux. *Anthropologie et sociétés*, *21*(1), 53-72

Massé, R. (1997). Les mirages de la rationalité des savoirs ethno-médicaux. *Anthropologie et sociétés*, *21*(1), 53-72.

Massé, R. (2010). Les nouveaux défis pour l'anthropologie de la santé. *Anthropologie & Santé. Revue internationale francophone d'anthropologie de la santé*, (1)

Massé, R., & Benoist, J. (2002). *Convocations thérapeutiques du sacré*. Paris : Karthala. 493p.

Mazzocato Claudia, Guisado Huguette, « La famille, un partenaire quelque peu négligé.... Congrès annuel de la Société suisse de médecine et de soins palliatifs», *Info Kara* 2/2002 (Vol.17), p. 63-65.

Mazzocato, C., & Guisado, H. (2002). La famille, un partenaire quelque peu négligé.... Congrès annuel de la Société suisse de médecine et de soins palliatifs. *Info Kara, 17*(2), 63-65.

Mbanya, Motalasha Ayesha, Sobngwui, Enoru Sostami et Assah (2010). Diabètes in sub-Saharan Africa. *The Lancet*, (375), 2254-2266

Médard, J-F. (2001). Décentralisation du système de santé publique et ressources humaines au Cameroun. *Bulletin de l'APAD, 21*.

Meillet, L., Combes, J., & Penformis, A. (2013). Prise en charge du diabète de type 2 : l'éducation thérapeutique. *La Presse Médicale, 42*(5), 880-885.

Mendo, E., Boidin, B., & Donfouet, H. P. (2015). Le recours aux micro-unités de soins informelles à Yaoundé(Cameroun) : Déterminants et perspectives. *Journal de gestion et d'économie Médicales, 33,* 73-90.

Mendo, E., Boidin, B., & Donfouet, H. P. P. (2015). Le recours aux micro-unités de soins informelles à Yaoundé (Cameroun): déterminants et perspectives. *Journal de gestion et d'économie médicale*, *33*(1), 73-90.

Mercier, M. (2002). Les nouveaux enjeux de l'éducation du patient : Approche éthique. *Éducation du Patient et Enjeux de Santé*, *21*(1).

Meyer, P. (2014). *Patient, Aidant, une paire indissociable*. Récupéré du site Couple aidant aidé.

Michaud, C. (2000). *Apprentissages de parents et d'infirmières lors de l'application du PRIFAM : Programme précoce d'interventions familiales à la naissance d'un enfant avec une déficience.* Thèse de doctorat, Université de Montréal/McGill University, Montréal.

Michaud, C. (2000). *Apprentissages de parents et d'infirmières lors de l'application du PRIFAM : Programme précoce d'interventions familiales à la naissance d'un enfant avec une déficience.* Thèse de doctorat, Université de Montréal/McGill University, Montréal.

Miles, M. B., & Huberman, M. A. (2003). *Analyse des données qualitatives* (2e éd.). Bruxelles : De Boeck. 626 p.

Miller, L.V., & Goldstein, G. (1972). More efficient care of diabetic patients in a country-hospital setting. *The New England Journal of Medicine*, *286*, 1388-1394. doi: 10.1056/NEJM197206292862605

Ministère de l'Economie du plan de l'Aménagement du Territoire (MINEPAT). (2009). *Document de Stratégie pour la Croissance et l'Emploi.* Yaoundé : MINEPAT.

Ministère de la santé publique (MSP). (2001). *Stratégie Sectorielle de Santé 2001-2015.* Yaoundé : MSP.

Ministère de la santé publique (MSP). (2001). *Stratégie Sectorielle de Santé 2001-2015.* Yaoundé : MSP.

Ministère de la Santé Publique (MSP). (2008). *Plan stratégique de renforcement du système d'information sanitaire 2009-2015.* Yaoundé : MSP.

Ministère de la Santé, accord parfait. *Le Messager.*

Mintzberg, H. (1998). Covert leadership: Notes on managing professionals. *Harvard business review*, *76*, 140-148

Monteillet, N. (2006). De la méthode de Jamot à la médecine de rue. Action mobile d'urgence et action sanitaire au Cameroun. *Politique africaines, 3*(103), 127-142.

Moreau, Danielle (2000), Prendre soin : une affaire d'éthique et d'équipe, 1er trimestre, Revue Soins Cadres n°33, 8 - 12

Morel, J. (2007). L'approche communautaire de la santé : une des stratégies d'intervention sur les déterminants socio-économiques, *Santé Conjuguée*, 40, 75-77.

Morin, E. (2005). *Introduction à la pensée complexe*. Paris : Seuil. 160 p.

Mosnier Pudar, H. (2007). Éducation thérapeutique du patient et diabète de type 2 : que nous apprend la littérature. *Médecine des Maladies Métaboliques, 1*(3), 80-87.

Mucchielli, A. (2005). Le développement des méthodes qualitatives et l'approche constructiviste des phénomènes humains. *Recherches qualitatives, Hors-série* (1), 41-60.

Muchielli, A. (2006). Les processus intellectuels fondamentaux sous-jacents aux techniques et méthodes qualitatives. Conférence au Colloque international « recherche qualitative : Bilan et prospective ». Béziers, 27- 29 juin 2006

Muchielli, A. (2006). *Les processus intellectuels fondamentaux sous-jacent aux techniques et méthodes qualitatives*. Conférence au Colloque international « recherche qualitative : Bilan et prospective », Béziers, 27-29 juin 2006.

Nadot, M., Busset, F., & Gross, J. (2013). *L'activité infirmière : Le modèle d'intermédiaire culturel, une réalité incontournable*. Bruxelles : De Boeck. 219 p.

Nagels, M., & Lasserre Moutet, A. (2013). Réflexions critiques sur la conception d'un référentiel de compétences en éducation thérapeutique du patient. *Recherches et éducations, 9*, 99-115.

Ndongo, J. S., & Ongolo-Zogo, P. (2010). *Renforcer le Système d'Information Sanitaire pour accélérer la Viabilisation du District de Santé*. Rapport du Centre de Développement des Bonnes Pratiques en santé.

Nemirovsky, B. (2012). Accompagnement par les pairs: 300 «patients experts» déjà formés par l'AFD. *Concours médical, 134*(6).

Nguyen-Vaillant, M-F. (2010). Le carnet de surveillance dans le diabète. Entre usage médical et traces de vie. *Revue d'anthropologie des connaissances, 4*(2), 380-408.

Nightingale, F. (1969). *Notes on nursing: What it is and what it is no.* London : Harisson and sons. 160 p.

Njamnshi, A., Assumpta, B. H., & Mbanya, J-C. (2006). De la recherche à la politique : Développement d'un programme national du diabète au Cameroun. *Diabètes Voice, 51*(3).

Nkoum, B. A. (2010). *De l'évaluation scolaire à l'évaluation des pratiques professionnelles en santé*. Paris : Harmattan. 286 p.

Nkoum, B. A., & Socpa, A. (2015). *L'hôpital du Cameroun à l'heure de l'innovation managériale*. Yaoundé : Presses de l'UCAC.
Okalla, R., & Le Vigouroux, A. (2001). Cameroun : De la réorientation des soins de santé primaires au plan national de développement sanitaire. *Bulletin de l'APAD, 21.*
Olivier de Sardan, J. P. (1995). *Anthropologie et développement : Essai en socio-anthropologie du changement social.* Paris : APAD-Karthala. 221 p.
Olivier de Sardan, J. P. (2008). *La rigueur du qualitatif : Les contraintes empiriques de l'interprétation socioanthropologique*. Paris : Harmattan. 368 p.

Organisation mondiale de la Santé (OMS (1981). Élaboration d'indicateurs pour la surveillance continue des progrès réalisés dans la voie de la santé pour tous d'ici l'an 2000. *OMS, Genève, 28.*
Organisation mondiale de la Santé (OMS) (1998). *Éducation thérapeutique du patient. Programmes de formation continue pour professionnels de soins dans le domaine de la prévention des maladies chroniques.* Recommandations d'un groupe de travail de l'OMS. Copenhague: Bureau régional pour l'Europe.
Organisation mondiale de la Santé (OMS), (2008). *Lutte contre les maladies non transmissibles : mise en œuvre de la stratégie mondiale*, Soixante et unième assemblée mondiale de la santé, PA 61/8, 18 avril 2008
Organisation mondiale de la Santé (OMS). (2004). *Quatrième forum mondial de l'OMS sur la prévention et le contrôle de maladie chroniques,* Ottawa, 3 novembre 2004.

Organisation mondiale de la Santé (OMS). (2005). *Preventing Chronic Diseases: A Vital Investment*.
Organisation mondiale de la Santé (OMS). (2013). Exécution du budget programme 2012-2013: rapport intérimaire: Rapport du Comité, du Programme, du Budget et de l'Administration du Conseil exécutif à la Soixante-Sixième Assemblée mondiale de la Santé
Organisation mondiale de la Santé (OMS). (2000). Rapport sur la santé dans le monde, 2000: Pour un système de santé plus performant.
Organisation mondiale de la Santé (OMS). (2010). *Gouvernement d'Australie méridionale : Déclaration d'Adelaïde sur l'intégration de la santé dans toutes les politiques, vers une gouvernance partagée en faveur de la santé et du bien-être*. Genève : OMS.
Paillé, P., & Mucchielli, A. (2012). *L'analyse qualitative en sciences humaines et sociales*. Paris : Armand Colin. 424 p.

Panayatis, C. (2015). *L'offre de programmes d'ETP en Île-de-France : Étude de l'articulation entre milieu hospitalier et structure ambulatoire au moyen du répertoire en ligne CARTEP*. Communication présentée lors du colloque 2015. Paris, France.

Paterson, J. G., & Zderad, L. T. (1988). *Humanistic nursing* (pp. 16-24). New York: National League for Nursing

Pelletier, R. (2003). *Tomber en vie, chemin de guérison et de vie d'un médecin*. Québec : Médias Paul.

Pelluchon, C. (2013). La liberté du patient souffrant d'une maladie chronique. *Médecine des Maladies Métaboliques, 7*(4), 299–306.

Peplau, H. (1995). *Relations interpersonnelles en soins infirmiers*. Paris : Inter Éditions. 338 p.

Perrenoud, P. (2000). D'une métaphore à l'autre: Transférer ou mobiliser ses connaissances? Dans J. Dolz & E. Ollagnier (dir.), *L'énigme de la compétence en éducation* (pp. 45-60). Bruxelles : De Boeck.

Pestel, M. (1972). Le cinquantenaire de la découverte de l'insuline. E. Gley, précurseur de FJ Banting et CH Best. *Nouv. Presse méd, 1*, 1527-1528

Phaneuf, M. (2002). *Communication, entretien, relation d'aide et validation*. Montréal, Québec : Éditions Chenelière/McGraw-Hill. 634 p.

Polleti, R. (1978). *Les soins infirmiers : Théories et concepts*. Paris : Ed. Centurion.176 p.

Pourtois, J-P., & Desmet, H. (2007). *Epistémologie et instrumentation en Sciences Humaines*. Bruxelles : Edition Mardaga. 236 p.

Quivy, R., & Campendthoud, L. V. (1995). *Manuel de recherche en sciences sociales*. Paris : Dunod. 379 p.

Rachad, A. (2007). *Ce que doit inclure un projet de mémoire ou de thèse*. Montréal, Québec: UQAM. Consulté le 05 Janvier 2015 de http:// http://classiques.uqac.ca/contemporains/antonius_rachad/directives _projet_these/directives.html

Ricoeur, P. (1988). L'identité narrative. *Esprit, 7/8*(140/141), 295-304.

Rivers, W. H. (1924). *Medicine, Magic and Religion.* London : Kegan Paul. 136 p.

Robert, A. D., & Bouillaguet, A. (1997). *L'analyse de contenu.* Paris : Presses universitaires de France. 127 p.

Rogers, C. (1970). *La relation d'aide et la psychothérapie*. Paris : Éditions Sociales Françaises. 235 p.

Rogers, C. (2008). *La relation d'aide et la psychothérapie*. (15éd) Paris : Éditions Sociales Françaises. 235 p.

Rogers, C. R., & Priels, J. M. (2008). Carl Rogers et le développement de l'Approche Centrée sur la Personne. *Approche Centrée sur la Personne. Pratique et recherche*, (2), 50-52

Roy, B. (2004). *Sang sucré, pouvoirs codés, médecine amère : Diabète et processus identitaire*. Laval : Presses de l'Université Laval. 264 p.

Saillant, F. Gagnon, E. (1999). "Présentation. Vers une anthropologie des soins? *Anthropologie et Sociétés,* 23 (2), 5–14.

Saint-Charles, D., & Martin, J.-C. (2001). De la perspective d' « aidant naturel » à celle de « proche aidant » : un passage nécessaire. *Santé Mentale au Québec, 26(2), 227-244.* Doi : 10/7202/S-

Sandrin-Berthon, B. (2000). *L'éducation du patient au service de la médecine*. Paris: Presses universitaires de France.198 p.

Sarbin, T. R., & Kitsuse, J. I. (1994). *Constructing the social*. London: Sage Publications.

Sartre, J. P. (1939). Une idée fondamentale de la phénoménologie de Husserl: l'intentionnalité. *Situations I*, 109-113.

Sartre, J-P. (1970). *L'existentialisme est un humanisme*. Paris : Nagel. 141p.

Savoie-Zajc, L. (2000). L'analyse de données qualitatives: Pratiques traditionnelle et assistée par le logiciel NUD.IST. *Recherches qualitatives, 20,* 99-123.

Scheen, A. (2012). Le diabète de type 2 : Voyage au cœur d'une maladie chronique. *Revue Médicale de Liège, 67*(5-6), 32-36.

Schwartz, S. H. (2006). Les valeurs de base de la personne : Théorie, mesures et applications. *Revue française de sociologie, 47*(4), 929-968. Setbon, M. (2000). La qualité des soins, nouveau paradigme de l'action collective ? *Sociologie du travail*, 42 (1), 51-68

Sillamy, N. (1999). *Dictionnaire de psychologie.* Paris : Larousse.295 p.

Simon, D., Traynard, P-Y., Bourdillon, F. B., Gagnayre, R., & Grimaldi, A. (2013). *Éducation thérapeutique : Prévention et maladies* (3e éd.). Paris : Elsevier Masson. 400 p.

Strauss, A. L. (1982). *La trame de la négociation : La sociologie qualitative et interactionnisme*. Paris: Harmattan. 319 p.

Taylor, E. B. (1873). Primitive Culture. (1889). *Article in Contemporary Review, 21*

Tesch, R. (1990). *Qualitative Research: Analysis Types & Software Tools.* Bristol, PA : Falmer Press. 330 p.

Tessier, S. (2012). *Les éducations en santé. Éducation en santé, éducation thérapeutique, éducation à porter soins et secours*. Paris : Maloine. 216 p.

Tijou, T. A. (2010). L'expérience dans la production de savoirs profanes sur le diabète chez des patients diabétiques à Bamako (Mali). *Sciences sociales et santé, 28*(4), 41-76.

Tönnies, F. (1977). *Communauté et société : Catégories fondamentales de la sociologie pure* Paris: Collection: Les classiques des sciences humaines. 285 p.

Touraine, A. (1981). Une sociologie sans société. *Revue française de sociologie*, (3)13

Tourette Turgis, C. & Thievenaz J. (2015). *Penser l'expérience du soin et de la maladie : Une approche par l'activité.* Louvain-la-Neuve, De Boeck, Coll. Éducation thérapeutique : soin et formation. 230 p.

Tourette-Turgis, C. (2015). *L'éducation thérapeutique du patient: La maladie comme occasion d'apprentissage*. Paris : De Boeck Supérieur. 166p.

Tournay, V. (2011). *Sociologie des institutions.* Paris: Presses Universitaires de France. 128 p.

Touraine, A. (1974). *Pour la sociologie*. Paris : Seuil. 256 p.

Traynard, P-Y. (2010). Le diagnostic éducatif : Une bonne idée pour évoluer. *Médecine des Maladies Métaboliques, 4*(1), 31-37. Tremblay, M-A. (1983). L'anthropologie de la santé: Une réponse aux innovations dans le système médical québécois. *Santé Culture, 1*(2), 14-21.

Tupin, F. (2006). *Les pratiques enseignantes et leurs contextes : Des curricula aux marges d'action. Approche sociologique, regards pluriels.* Note de synthèse rédigée sous la direction de M. Altet (Université de Nantes). 283 p.

Tylor, E. B. (1920). *Primitive culture: Researches into the development of mythology, philosophy, religion, language, art, and custom.* London: John Murray.

Uberman, N. (2010). Les aidants naturels: Leur rôle dans le processus de réadaptation. Dans J-H. Stone & M. Blouin (Eds.), *International Encyclopedia of Rehabilitation*.

Union Nationale des Associations Familiales (UNAF). (2013). *Charte Européenne de l'aidant familial*.

Van Ballekom, K. (2008). L'éducation du patient en hôpital. *Pratiques & politiques en Belgique, Royaume-Uni, France et Pays-Bas. Conclusions et recommandations pour la Belgique. Godinne*

Van Gennep, A. (1969). *Les rites de passage: étude systématique des rites de la porte et du seuil, de l'hospitalité, de l'adoption, de la grossesse et de l'accouchement, de la naissance, de l'enfance, de la puberté, de l'initiation, de l'ordination, du couronnement des fiançailles et du mariage, des funérailles, des saisons, etc* (Vol. 5). Johnson Reprint Corporation

Vial, M., & Mencacci, N. (2007). *L'accompagnement professionnel ? Méthode à l'usage des praticiens exerçant une fonction éducative*. Bruxelles : De Boeck. 340 p.

Vidal, L. (1999). La transmission. Le sida et ses savoirs. *L'Homme*, 59-83

Vidal, L. (2004). *Ritualités, santé et sida en Afrique: Pour une anthropologie du singulier*. IRD-Karthala, Coll. « Hommes et sociétés ». 209 p.

Wanlin, P. (2007). L'analyse de contenu comme méthode d'analyse qualitative d'entretiens : Une comparaison entre les traitements manuels et l'utilisation de logiciels. *Recherches qualitatives, Hors-Série*(3).

Watson, J. (1998). *Le caring. Philosophie et science des soins infirmiers*. (Traduit du français sous la dir. de J. Bonnet). Paris : Seli Arslan. 317 p.

Weber, M. (1921). Economie et société, Plon. *Recherche en Sciences Humaines, Paris*

Weber, M. (1959). *Le savant et le politique* (Traduit par J. Freund). Paris : Plon. 186 p.

Weber, M. (1964). *L'éthique protestante et l'esprit du capitalisme*. Paris : Plon. 341 p.

Weber, M. (2003). *Économie et société: Tome 1. Les catégories de la sociologie* (Traduit par J. Freund). Paris : Plon. 410 p.

Weber, M. (2006). *Sociologie de la religion. (*Traduit et présenté par Isabelle Kalinowski.). Paris : Flammarion. 512 p.

Wens, J., Sunaert, P., Nobels, F., Feyen, L., Van Crombruggen, P., Bastiaens, H., & Van Royen. P (2007). *Recommandations de Bonne Pratique : Diabète Sucré de Type 2*.

Yamedjeu Batchanya, M. C. (2014). *Pratiques de prise en charge de deux affections chroniques dans une structure hospitalière : Cas du diabète et de l'infection à VIH à l'hôpital central de Yaoundé* (Mémoire de master en Développement et mangement des projets en Afrique inédit). UCAC, Yaoundé.

Young, A. (1990). (Mis) applying medical anthropology in multicultural settings. *Santé culture*, 7(2-3), 197-208

Ziegler, J. (1980). *Retournez les fusils : Manuel de sociologie de position*. Paris : Le Seuil .300 p.

TABLE DES MATIÈRES

Structures éditoriales du groupe L'Harmattan

L'Harmattan Italie
Via degli Artisti, 15
10124 Torino
harmattan.italia@gmail.com

L'Harmattan Hongrie
Kossuth l. u. 14-16.
1053 Budapest
harmattan@harmattan.hu

L'Harmattan Sénégal
10 VDN en face Mermoz
BP 45034 Dakar-Fann
senharmattan@gmail.com

L'Harmattan Cameroun
TSINGA/FECAFOOT
BP 11486 Yaoundé
inkoukam@gmail.com

L'Harmattan Burkina Faso
Achille Somé – tengnule@hotmail.fr

L'Harmattan Guinée
Almamya, rue KA 028 OKB Agency
BP 3470 Conakry
harmattanguinee@yahoo.fr

L'Harmattan RDC
185, avenue Nyangwe
Commune de Lingwala – Kinshasa
matangilamusadila@yahoo.fr

L'Harmattan Congo
67, boulevard Denis-Sassou-N'Guesso
BP 2874 Brazzaville
harmattan.congo@yahoo.fr

L'Harmattan Mali
ACI 2000 - Immeuble Mgr Jean Marie Cisse
Bureau 10
BP 145 Bamako-Mali
mali@harmattan.fr

L'Harmattan Togo
Djidjole – Lomé
Maison Amela
face EPP BATOME
ddamela@aol.com

L'Harmattan Côte d'Ivoire
Résidence Karl – Cité des Arts
Abidjan-Cocody
03 BP 1588 Abidjan
espace_harmattan.ci@hotmail.fr

Nos librairies en France

Librairie internationale
16, rue des Écoles
75005 Paris
librairie.internationale@harmattan.fr
01 40 46 79 11
www.librairieharmattan.com

Librairie des savoirs
21, rue des Écoles
75005 Paris
librairie.sh@harmattan.fr
01 46 34 13 71
www.librairieharmattansh.com

Librairie Le Lucernaire
53, rue Notre-Dame-des-Champs
75006 Paris
librairie@lucernaire.fr
01 42 22 67 13

www.ingramcontent.com/pod-product-compliance
Lightning Source LLC
LaVergne TN
LVHW011156061026
849535LV00003B/757
* 9 7 8 2 1 4 0 2 7 2 8 0 6 *